颈椎脊髓损伤
外科救治策略及关键技术

主编　徐广辉
主审　禹宝庆

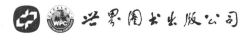

世界图书出版公司

上海·西安·北京·广州

图书在版编目(CIP)数据

颈椎脊髓损伤外科救治策略及关键技术/徐广辉主
编.—上海:上海世界图书出版公司,2018.9
ISBN 978-7-5192-4874-1

Ⅰ.①颈… Ⅱ.①徐… Ⅲ.①颈椎－脊髓损伤－外科
学 Ⅳ.①R681.5

中国版本图书馆 CIP 数据核字(2018)第 176657 号

书　　名　颈椎脊髓损伤外科救治策略及关键技术
　　　　　Jingzhui Jisui Sunshang Waike Jiuzhi Celüe ji Guanjian Jishu
主　　编　徐广辉
主　　审　禹宝庆
责任编辑　李　晶　芮晴舟
封面设计　徐立萍　王荣荣
出版发行　上海世界图书出版公司
地　　址　上海市广中路 88 号 9－10 楼
邮　　编　200083
网　　址　http://www.wpcsh.com
经　　销　新华书店
印　　刷　杭州恒力通印务有限公司
开　　本　787mm×1092mm　1/16
印　　张　17.25
字　　数　365 千字
版　　次　2018 年 9 月第 1 版　2018 年 9 月第 1 次印刷
书　　号　ISBN 978-7-5192-4874-1/ R·453
定　　价　120.00 元

编写人员名单

主　　编　徐广辉

主　　审　禹宝庆

副 主 编　李振环　董兴成

编 写 者　(按姓氏笔画排列)

　　　　　王智巍　海军军医大学附属长征医院

　　　　　支中正　复旦大学附属浦东医院

　　　　　刘晓东　上海市静安区闸北中心医院

　　　　　孙延卿　海军军医大学附属长征医院

　　　　　李振环　上海市静安区闸北中心医院

　　　　　宋　超　复旦大学附属浦东医院

　　　　　张成林　上海市宝山区中西医结合医院

　　　　　苑　博　海军军医大学附属长征医院

　　　　　禹宝庆　复旦大学附属浦东医院

　　　　　徐广辉　复旦大学附属浦东医院

　　　　　　　　　上海市静安区闸北中心医院

　　　　　董兴成　中国人民解放军三零三医院

学术秘书　苑　博　张成林

审 阅 者　敖荣广　李德见

◆序

颈椎脊髓损伤是脊柱外科最为严重的创伤之一，其死亡率高达 7%～18%。由于脊髓损伤所发生的错综复杂的病理生理学变化还没有被破解，临床脊柱外科医生常常被局限在当时的救治理论、临床认知与理解上治疗颈椎脊髓损伤。近年来，脊柱脊髓损伤发生率大幅提高。虽然医学外科技术在不断进步，但颈椎脊髓损伤的死亡率与致残率非常高，已经成为脊柱外科治疗的重点和难点。在颈椎脊髓损伤后早期恰当选择外科干预技术，可能有益于患者颈椎解剖结构重建、神经功能恢复及呼吸功能重建等综合治疗结果，如何根据患者具体伤情选择适当的外科治疗策略，目前国内外脊柱外科诊治学者包括基础研究都在不断地探讨。

在我国，自 20 世纪 70 年代起，经过近半个世纪的临床实践，在颈椎脊髓损伤临床救治方面积累了较多的经验，也造就了一批专业特色鲜明的专业人才。近年来，关于颈椎脊髓损伤的外科救治学术交流明显增多，很多的先进理论和技术也因此得到比较广泛的交流和传承。

本专著的主编及其编写团队，根据自己长期积累的临床经验，从临床实际需要出发，比较全面地介绍了不同损伤类型和不同损伤特点的颈椎脊髓损伤的外科救治的方法和关键技术。其中大部分内容是本书作者们的临床经验和总结，书中也包括了近年来脊柱外科的新理论和新技术，反映了国内脊柱外科在颈椎脊髓损伤方面的新进展。为使读者较全面的了解颈椎脊髓损伤外科救治的特点和难度，书中从不同角度阐述了颈椎脊髓损伤外科治疗方法，并配以临床实践的翔实图文资料，并且引用了大量的国外文献，将国外学者的最新理念呈现给读者。本书兼具科学性和实用性，相信本书的出版会对有关读者有所帮助。

脊柱外科理论与临床技术的发展日新月异，本专著也不断探索着未知的临床工作并加以总结，只有不断总结、学习和创新，才能不断取得发展和进步。只有外科技术的不断完善，才能减少患者的致残率和死亡率，提高患者的生存质量，维护家庭的稳定。作为老一辈骨科医师，我欣喜于看到本书出版，也相信在学者们的继续努力下，颈椎脊髓损伤的外科救治技术一定能够得到更快的发展。

作为本书作者们临床工作的亲历者和指导者，我见证过在许多颈椎脊髓损伤救治过程中，他们都满怀着人道主义精神，夜以继日，以忘我的精神努力工作着，把一位位患者从死亡线上挽救回来。他们在奋斗过程中也积累了丰富的救治经验。当我看到这部书稿时，内心充满了喜悦与兴奋，因为，我看到了青年一代奋发向上的精神，以顽强的毅力为我国医疗事业做出自己的奉献，这是难能可贵的。我更加相信这部专著的出版能够为脊柱外科临床医生提供参考，希望青年读者能够喜欢这部专著。

贾连顺

2018 年夏

◆ 前　言

　　《颈椎脊髓损伤外科救治策略及关键技术》系统介绍了颈椎脊髓损伤基础与诊治外科技术，全书共十二章，主要介绍颈椎脊髓损伤外科救治相关理论与诊治技术。内容涉及颈椎解剖学、颈椎脊髓损伤机制及外科救治关键技术等。主要涵盖颈椎脊髓损伤病因学、流行病学、手术技术及相关并发症等。重点阐述颈椎脊髓损伤外科救治的关键技术。本书是专题性著作，内容较新颖、系统，并有较强的实用性、指导性，将颈椎外科相关基础理论与临床外科救治有机结合在一起，荟萃了颈椎脊髓损伤的各种常规的、经典的诊疗方法和技术，详细介绍了近年来该领域的新理念、新技术，尤其重点介绍颈椎脊髓损伤外科手术技术及并发症处理，为脊柱外科医生应对颈椎脊髓损伤的外科救治提供参考。叙述言简意赅、完整有序、深入浅出。书中配有珍贵插图，以方便读者阅读和理解。

　　颈椎脊髓损伤的救治一直是困扰脊柱外科医师的难题。因为救治的难度高，风险大，在骨科创伤的救治中，其要求技术全面、复杂，而且变化莫测。海军军医大学附属长征医院闸北分院（静安区闸北中心医院）和复旦大学附属浦东医院骨科在多年的颈椎脊髓损伤的救治过程中积累了较为丰富的临床经验，特别是救治患者的难度和救治结果的优良率均达到了国内先进的水平，救治的患者近千例，领先于本市各级医院。在临床救治的同时，诊疗组不断积累经验，发表创新论文及课题研究，形成较为系统的基础理论、临床诊断和外科救治的策略和关键技术。本书是在十余年来我们在大量颈椎脊髓损伤外科救治的临床工作基础上，充分展示作者们在临床实践中取得的经验，集经典技术与前沿技术为一体，有常规技术，也有我们独特的外科关键技术，本着理论技术的科学性、系统性原则，更加突出临床上的实用性。本书重点突出颈椎脊髓损伤的发生机制、诊断要点、手术技术、气管切开及呼吸机使用、并发症处理等关键技术和要点的临床应用。

　　我们期待借助本书能够为全国脊柱外科医师在颈椎脊髓损伤的救治难题的解决上提供参考，帮助同仁更好地救治伤者，做出一点贡献和帮助，我们就心满意足了。在编写本书的过程中，受到复旦大学附属浦东医院和上海市静安区闸北中心医院各级领导的关注，同时本书的出版也得到了上海市科委西医引导项目（NO. 15411970400）和上海市静安区学科带头人（2016）、上海领军人才（046）、上海市浦东新区重点学科群（PWZ$_{xq}$2017-11）专项资助，同时无论在临床工作中，还是科学研究中，始终得到我国著名脊柱外科专家、我的导师贾连顺教授悉心指导和鼎力相助，在此一并表示衷心感谢。

由于临床科研工作及学术活动十分繁忙，精力、时间和水平都非常有限、观点偏颇、疏漏乃至错误之处在所难免，恳请同仁见谅并批评指正，我们不胜感激。

徐广辉

2018 年 5 月 7 日于上海

目 录

第一章　颈椎骨性结构及脊髓血管解剖

第一节　颈椎骨性结构

颈椎(cervical vertebra)是头部以下、胸椎以上的部位。是脊柱椎骨中体积最小,但灵活性最大、活动频率最高、负重较大的节段。颈椎共由7个椎骨组成,除第1、第2椎骨结构有所特殊外,其余颈椎与胸、腰段椎骨大致相似,均由椎体、椎弓、突起(包括横突、上下关节突和棘突)等基本结构组成。椎体上面周缘的两侧偏向后方,有脊状突起,称为钩突。钩突与相邻的上一椎体下缘侧方的斜坡对合,构成钩椎关节(亦称椎体半关节——Luschka关节)。此关节能防止椎间盘向侧后方突出,但当因退变而发生骨质增生时,增生的骨刺则可能影响位于其侧方的椎动脉血液循环,并可压迫位于其后方的神经根。钩椎关节退变可较早出现,该关节位于椎间边缘部,在颈椎作旋转等运动时,局部的活动度较大,两侧的钩状突起呈倾斜面,局部椎间隙较窄,颈椎活动所产生的压力和剪力常集中于此。椎弓根上、下缘的上、下切迹相对形成椎间孔,有颈脊神经根和伴行血管通过。通常颈脊神经仅占椎间孔的一半,在骨质增生或韧带肥厚时,孔隙变小、变形,神经根就会受到刺激和压迫。产生上肢疼痛、手指麻木等症状。颈椎的横突较短,其中间部有横突孔,椎动脉通过。当颈椎发生骨质增生等病变时,可导致椎动脉血流动力学方面的改变,影响大脑血液供应,产生眩晕、恶心等症状。

第1颈椎的特点:第1颈椎又叫寰椎,它没有椎体和棘突,由前后弓和侧块组成。前弓较短,其后(内)面中部有关节面与第2颈椎的齿突构成寰齿关节;前面中部有前结节,是两侧颈长肌的附着处。后弓较长,其后方有一结节而无棘突;此后结节突向上、后方,是两侧头小直肌的附着处。后弓上面两侧近侧块部各有一沟,为椎动脉沟;椎动脉上行出横突孔,绕过侧块,跨过此沟。侧块上方有椭圆形凹陷的关节面,朝向内、前、上方,与枕骨髁构成寰枕关节;侧块下方有较平坦的关节面,朝向前、下、稍内方,与第2颈椎的上关节面构成寰枢关节。侧块的外方有横突,能作为寰椎旋转运动的支点,比其他颈椎的横突长且大(图1-1,图1-2)。

第2颈椎的特点:第2颈椎又叫枢椎。它和一般的颈椎相似,但椎体上方有齿状的隆突称为齿突,具有独特的血运分布,此齿突可视为寰椎的椎体。齿突前面有一关节面与寰椎前弓构成寰齿关节。上关节面位于椎体和椎弓根连接处上方的粗大骨块上,朝向上、后、稍外方,与寰椎的下关节面构成寰枢关节。枢椎的椎板较厚,其棘突较其下位者长而粗大,在X线像上看到上部颈椎有最大棘突者即为第2颈椎。枢椎的横突较小,方向朝下,具有一个明显的后结节(图1-3,图1-4)[1,2]。

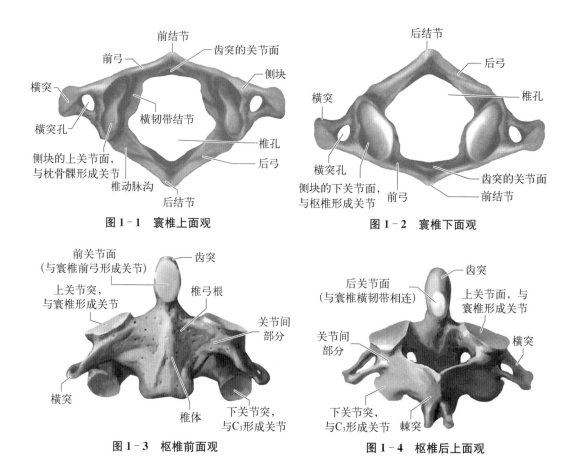

图 1-1 寰椎上面观

图 1-2 寰椎下面观

图 1-3 枢椎前面观

图 1-4 枢椎后上面观

第 3 至第 6 颈椎是普通颈椎,棘突分叉,具有横突孔,椎动脉走行于横突孔内。双侧关节突呈"半冠状位",有利于颈椎屈伸活动及限制旋转,但也增加了神经根受压风险。椎体较小,呈椭圆形,上面的横径凹陷,上位颈椎位于下位颈椎的凹陷处,互相嵌入增加了颈椎的稳定性(图 1-5)。

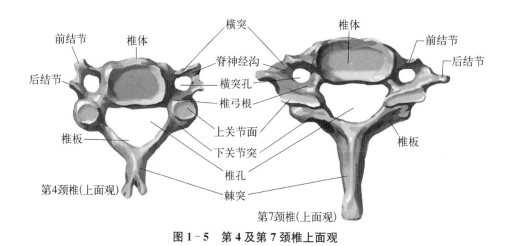

第4颈椎(上面观)

第7颈椎(上面观)

图 1-5 第 4 及第 7 颈椎上面观

第7颈椎的特点：第7颈椎也称为隆椎，是颈椎最下面的一个，棘突无分叉，无横突孔，伸向后方的棘突最长，隆突于皮下，随着颈部转动而转动，是临床上作为辨认椎骨序数的标志。我们在低头时看到和摸到颈部最高突起的部位，就是第7颈椎，这是第7颈椎的生理特点（见图1-5）。

第二节　颈椎脊髓血管解剖

一、脊髓的动脉

脊髓的动脉有两个来源，即椎动脉和节段性动脉。

左右椎动脉均在颈根部发自锁骨下动脉，沿前斜角肌内侧上行，入第6颈椎横突孔，在第6至第1颈椎横突孔内上行，在寰椎横突孔上面弯向后内，绕过寰椎后弓，穿过寰枕后膜及硬脊膜经枕骨大孔入颅，入颅后左、右椎动脉逐渐向中线靠近，多在脑桥下缘会合成基底动脉。椎动脉较细，且行程长而迂曲，当颈椎病或椎骨间关系改变时，转头或过度后仰均可压迫椎动脉引起脑干缺血[3]。此外，椎动脉绕过寰椎后弓时曲度较大，头部旋转时，寰椎与枕骨呈剪刀样活动压迫椎动脉，如对侧病变不能代偿时，即可出现脑干缺血。脊髓前动脉和脊髓后动脉由椎动脉发出。左、右脊髓前动脉在延脑腹侧合成一干，沿前正中裂下行至脊髓末端[4]；脊髓后动脉，绕延脑两侧向后，沿脊神经后根内侧平行下行，直至脊髓末端。脊髓前、后动脉借环绕脊表面的吻合支互相交通，形成动脉冠，由动脉冠再发分支进入脊髓内部。脊髓前动脉的分支主要分布于脊前角、侧角、灰质连合、后角基部、前索和侧索；脊髓后动脉的分支则分布于脊髓后角的其余部分、后索和侧索后部（图1-6）。

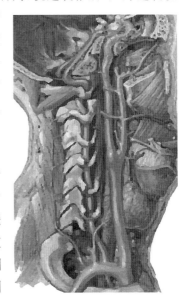

图1-6　椎动脉走行

节段性动脉：如颈升动脉、肋间后动脉、腰动脉和骶外侧动脉等，沿相应脊神经穿过椎间孔入椎管。脊髓前、后动脉在下行过程中，不断得到节段性动脉分支的补充加强，以保障脊髓足够的血液供应。由于脊髓动脉的来源不同，在某些节段因两个来源的动脉吻合薄弱，血液供应不够充分，易致脊髓受到缺血性损害，称为危险区。

颈段脊髓动脉供血主要来源于锁骨下动脉的分支和第一肋间动脉[5]。锁骨下动脉分子包括椎动脉、胸廓内动脉、甲状颈干的颈升动脉、肋颈干的颈深动脉。此外人体在胚胎期共发出31对根动脉，沿神经根穿过椎间孔进入椎管，分为前根动脉和后根动脉。根动脉共3种分布：① 供应神经根和硬脊膜；② 供应软膜和脊髓的周边；③ 供应脊髓实质内根髓动脉，根髓动脉到成人时大部分退化，前根髓动脉仅6~8支，后根髓动脉10~23支。

二、脊髓的静脉

脊髓的静脉较动脉多而粗,表面共有 6 条静脉,即行于脊髓前正中裂和后正中沟内的脊髓前、后正中静脉;行于两侧脊髓前、后外侧沟内的脊髓前外侧和后外侧静脉。这 6 条静脉彼此借交通支相连,它们收集脊髓内的小静脉,汇入椎内静脉丛[6]。

三、脊髓的位置和外形

脊髓全长粗细不等,有两处呈梭形膨大,分别称为颈膨大和腰骶膨大。颈膨大自第 4 或第 5 颈节到第 1 胸节,腰骶膨大(lumbosacral enlargement)自第 2 腰节起到第 3 骶节。颈膨大及腰骶膨大的形成,是由于此两处细胞和纤维数目的增多所致,分别与上肢和下肢的出现有关。颈膨大的出现是由于该节段脊髓内的神经细胞和纤维较多所致,膨大的成因则与肢体的发达有关。由于人类的上肢动作灵巧,解剖结构精细,所以支配上肢的臂丛神经就比较发达,颈膨大正相当于臂丛神经发出的节段。

脊髓表面有数条纵行的沟或裂。在腹面的中线上有一条较深的前正中裂,在背面的中线上有一较浅的后正中沟。这两条纵沟将脊髓分为左右对称的两半。每一半脊髓的前外侧面和后外侧面又各有一条沟,在颈髓上部,后正中沟与后外侧沟之间有一条较浅的后中间沟。前、后外侧沟中各有成排的神经根丝,出前外侧沟的是脊神经前根根丝,含运动性神经纤维,进入后外侧沟的脊神经后根根丝,含感觉性神经纤维。在后根上有一膨大的脊神经节,内含感觉神经元胞体。每一个脊髓节的前根和后根的外侧端在椎间孔处合成一条脊神经,经过相应的椎间孔离开椎管(图 1 - 7)。

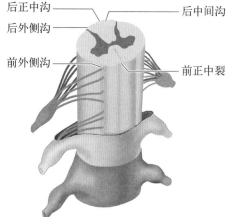

后正中沟 —— 后中间沟
后外侧沟 ——
前外侧沟 —— 前正中裂

图 1 - 7 脊髓的外形及神经根的走形

四、脊髓内部结构

脊髓各节段中,内部结构的特点虽不尽相同,但总的特征是基本一致的。在脊髓的横切面上,可见中央管、灰质和白质。中央管(central canal)位于脊髓的中心部,纵贯脊髓全长,向上通脑室,向下达脊髓圆锥处扩大成终室(terminal ventricle),管内含脑脊液,成人的中央管常有不同程度的闭合或闭塞。中央管周围是呈 H 形的灰质,它主要由神经细胞体和纵横交织的神经纤维构成。灰质的外面是白质,主要是纵行排列的纤维束。

（一）灰质

纵贯脊髓全长,呈 H 形的垂直柱,横断面上伸向前外侧的部分称为前角(anterior horn),伸向后外侧的部分称为后角(posterior horn),前、后角之间是中间带(intermediate zone)。从第 8 颈节到第 3 腰节,中间带向外突出形成侧角(lateral horn)。前、后角之间的外侧部分为灰、白质混杂交织而成的网状结构,在颈髓特别显著。围绕在中央管周围的灰质称为中央灰质,其在中央管的前方和后方分别称灰质前连合(anterior gray commissure)和灰质后连合(posterior gray commissure)。在灰质内功能相同的神经元聚集,形成核团或分层结构(板层),后角神经元与躯体感觉及内脏感觉有关,前角为躯体运动神经元,侧角是内脏运动神经元的低级中枢。前角短宽,在颈膨大和腰骶膨大处特别发达。前角内含有前角运动神经元,前角运动神经元可分内外两群:内侧群支配颈部、躯干的固有肌,见于脊髓的全长;外侧群仅见于脊髓颈膨大和腰骶膨大,支配四肢肌。

（二）白质

脊髓白质位于灰质的周围,主要由上、下行的神经纤维束构成。白质被脊髓表面的纵沟分成三个索:前正中裂与前外侧沟之间为前索(anterior funiculus),前外侧沟与后外侧沟之间为外侧索(lateral funiculus)。后外侧沟与后正中沟之间为后索(posterior funiculus)。颈髓和胸髓上段后索又被后中间沟分为内侧的薄束和外侧的楔束。在中央管前方,左右前索间的白质部分称为白质前连合(anterior white commissure)。白质中的纵行纤维参与组成脊髓与脑之间的上行、下行神经传导通路。常常是起始、终止、走行和机能相同的纤维集聚在一起,形成纤维束或传导束。脊髓的纤维束包括长距离的上行纤维束(tracts of ascending fibers)、下行纤维束(tracts of descending fibers)和短距离的固有束(proper fasciculus),上行、下行纤维束位于外周,固有束则紧贴灰质的边缘。上行纤维束(上行传导束)又称感觉传导束,将相应的感觉信息传至脑。下行纤维束(下行传导束)又称运动传导束,将来自脑不同部位的神经冲动传至脊髓。

1. 固有束

紧贴灰质的表面,在白质的三个索内均有,即前固有束、外侧固有束和后固有束,分别位于前索、外侧索和后索。固有束主要由后角细胞的轴突构成。它们的行程不超越脊髓,往往在同侧或对侧灰质边缘集聚,升、降一定距离后,又返回灰质内而终止。固有束具有联系脊髓不同节段的作用,脊髓借固有束可完成节段或节间反射(图 1-8)。

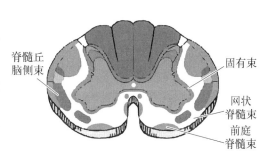

图 1-8　固有束

2. 上行纤维束

来自躯干和四肢的感觉信息都经脊神经后根传入脊髓。后根纤维进入脊髓外侧两部分。内侧部较大,纤维粗,沿后角内侧进入后索,主要传导精细触觉和本体感觉,它们的升支组成薄束、楔束,降支进入灰质后角。外侧部较小,纤维细,进入灰质后角后方形成背外侧束(dorsolateral fasciculus)(即 Lissauer 束),上行或下行 1 个至数个节段后,进入灰质后角。外侧部纤维主要传导痛、温觉和内脏感觉信息。

(1) 薄束(fasciculus gracilis)和楔束(fasciculus cuneatus)：位于后索，是后根内侧部纤维在后索的直接延续。薄束成自同侧 T_5 节段以下的脊神经节细胞中枢突，楔束成自同侧 T_4 节段以上的脊神经节细胞中枢突。这些节细胞的周围突分别分布到肌、腱、关节的本体感受器和皮肤的精细触觉感受器。薄束和楔束在脊髓后索上行，止于延脑同侧的薄束核和楔束核。薄束和楔束的功能是向大脑传导本体感觉(来自肌、腱和关节等处的位置觉、运动觉及振动觉)和精细触觉(如辨别两点距离及物体的纹理粗细等)。薄束、楔束中的纤维按照骶、腰、胸、颈的顺序由内向外排列进入脊髓。薄束传导下半身的相应感觉，在第5胸节以下占据全部后索。楔束传导上半身的相应感觉，与薄束共行于脊髓后索，所以在颈髓和 $T_{1\sim4}$ 节段的后索中可以看到位于薄束外侧的楔束。

(2) 脊髓小脑后束(posteror spinocerebellar tract)和脊髓小脑前束(anterior spinocerebellar tract)：位于脊髓侧索的边缘部分。脊髓小脑后束主要起于同侧背核，故仅见于脊髓 L_3 以上节段，上行经小脑下脚终于小脑。脊髓小脑前束位于脊髓小脑后束的前方，主要起于脊髓腰骶膨大节段的两侧中间内侧核和后角基底部，上行终于小脑。

脊髓小脑前、后束传导来自躯干下部和下肢的肌、腱及关节的反射性本体感觉(非意识性本体感觉)冲动。脊髓小脑前、后束损伤的患者站立时身体摇晃倾斜，易跌倒，即使患者睁眼站立，也不能纠正自己的姿势。

楔束的部分纤维或直接来自同侧颈髓和上部胸髓节段后根粗纤维，至延髓楔束副核等中继后发出纤维形成楔小脑束(cuneocerebellar tract)，经小脑下脚终于小脑，可能主要传导上肢和躯干上部的反射性本体感觉冲动。

(3) 脊髓丘脑侧束(lateral spinothalamic tract)：位于外侧索的前部，脊髓小脑前束的内侧，其纤维主要起于对侧后角固有核，经白质前连合交叉，上行止于丘脑(经丘脑中继后传到大脑皮质感觉中枢)，其机能是传导痛觉和温度觉。来自躯体不同部位的痛、温觉纤维在脊髓丘脑侧束中有较明确的定位，从此束的前外侧向背内侧依次为来自骶、腰、胸、颈神经的相应感觉纤维。因此，脊髓内发生病变时，痛、温觉障碍由病变节段逐渐向身体下部发展；而髓外发生病变时，痛、温觉障碍则由身体下部逐渐向上扩延。

(4) 脊髓丘脑前束(lanterior spinothalamic tract)：位于前索，在脊髓丘脑侧束的前内侧，其纤维亦主要起于对侧后角固有核，经白质前连合交叉，上行止于丘脑(经丘脑中继后传到大脑皮质感觉中枢)，其机能是传导粗略触觉和压觉。此束的纤维排列定位与脊髓丘脑侧束基本相同。脊髓丘脑侧束和脊髓丘脑前束上行到延髓后合并成一束，称为脊髓丘脑束，又称脊髓丘系(图1-9)。

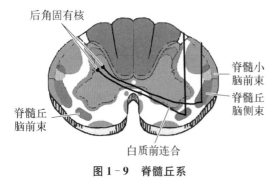

图1-9 脊髓丘系

3. 下行纤维束

脊髓内的下行纤维束来自脑的不同部位，直接或间接止于脊髓前角或侧角。管理骨骼肌运动的下行纤维束分别属于锥体系和锥体外系,属于锥体系的有皮质脊髓束和皮质核束,属于锥体外系的有红核脊髓束、前庭脊髓束、顶盖脊髓束、网状脊髓束和内侧纵束等。

(1) 皮质脊髓束(corticospinal tract):是人类脊髓中最大的下行纤维束。此束起于大脑皮质运动中枢,经过脑干下行到延髓的下端,大部分纤维经过交叉,在对侧脊髓外侧索下行,为皮质脊髓侧束(lateral corticospinal tract)。未经过交叉的小部分纤维,入同侧前索,为皮质脊髓前束(anterior corticospinal tract)。皮质脊髓束的纤维除直接止于前角运动细胞外,尚有一部分止于脊髓的中间神经元,经过中继之后,再传到前角运动神经元。皮质脊髓束的主要机能是控制骨骼肌的随意运动。

皮质脊髓侧束纵贯脊髓全长,在外侧索后部,脊髓小脑后束的内侧。在脊髓 L_3 节段以下,因无脊髓小脑后束,皮质脊髓侧束则占据了外侧索的后外侧部。此束的纤维排列由外向内依次为支配骶、腰、胸、颈的纤维。

皮质脊髓前束位于脊髓前索的前正中裂两旁,此束一般只下降到胸部,其纤维在下行过程中,大部分逐节经白质前连合交叉,止于对侧的前角运动神经元(图 1 - 10)。

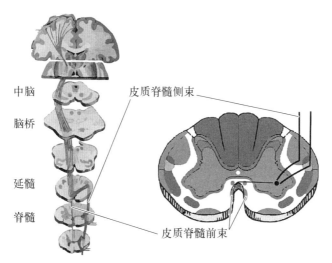

中脑
脑桥
延髓
脊髓

皮质脊髓侧束

皮质脊髓前束

图 1 - 10　皮质脊髓前束与皮质脊髓侧束

(2) 红核脊髓束(rubrospinal tract):位于皮质脊髓侧束的腹侧,脊髓小脑后束的内侧。此束起于中脑红核,纤维发出后立即交叉,下行入脊髓外侧索,进入后角,经中继后再到前角神经元。此束在人类较小,只达脊髓上部,其机能主要是调节(兴奋)屈肌的活动和肌张力。

(3) 前庭脊髓束(vestibulospinal tract):此束与脊髓丘脑前束相混杂,起于脑干的前庭神经外侧核,纤维入同侧的脊髓前索下行至腰、骶髓。其机能与调节伸肌的肌紧张(同侧伸肌肌张力增高)、维持体位和平衡有关。

(4) 顶盖脊髓束(tectospinal tract):一部分位于前索,皮质脊髓前束的前方;另一部分位于侧索前方的深部,与网状脊髓束混杂在一起。此束主要起自中脑上丘,下行只达脊髓上胸段,引起颈部、上肢的反射性姿势活动,参与完成视觉和听觉防御反射。

(5) 网状脊髓束(reticulospinal tract):位于脊髓前索和侧索的深部,靠近固有束,与邻近的纤维束混杂。此束起自脑干网状结构,下行止于前角和中间带,中继后至前角运动神经元,调节肌张力和协调肌肉运动。由脑下行的内脏运动纤维有一部分混杂在侧索中的网状脊髓束内。

(6) 内侧纵束(medial longitudinal fasciculus):位于前正中裂底的两侧,白质前连合的前方,是一复杂的运动传导束,其纤维主要起自前庭神经核及中脑的 Cajal 中介核等。在脑干此束含升、降纤维,与多个脑神经元运动核联系,到脊髓仅含下行纤维,止于颈髓灰质。此束与平衡反射有关,协调头与眼球的运动(表 1 - 1)。

表 1 - 1　上行和下行传导束

数　目	路　径	功　能	躯体部位
1	皮质脊髓侧束	技巧性运动	对侧
2	前庭脊髓束	易化伸肌肌群	同侧
3	皮质脊髓外侧束	技巧性运动	同侧
4	背外侧纤维束	痛觉及湿度觉	双向
5	固有纤维束	短节段脊髓内连接	双向
6	薄束	位置觉/精细触觉	同侧
7	楔束	位置觉/精细触觉	同侧
8	脊髓丘脑外侧束	痛觉及湿度觉	对侧
9	脊髓丘脑前束	轻触觉	对侧

第三节　脊　神　经

脊神经(spinal nerve)共 31 对,每对借前根(anterior root)和后根(posterior root)与脊髓相连。前根属运动性,后根属感觉性,两者在椎间孔附近汇合成一条脊神经干。汇合前在后根上椎间孔附近,有一膨大的脊神经节(spinal ganglia)。31 对脊神经由 8 对颈神经、12 对胸神经、5 对腰神经、5 对骶神经和 1 对尾神经组成。第 1 颈神经在寰椎与枕骨之间出椎管,第 2～7 颈神经在同序数椎骨上方的椎间孔穿出,第 8 颈神经在第 7 颈椎下方的椎间孔穿出,胸、腰神经在同序数椎骨下方的椎间孔穿出,第 1～4 骶神经由相应的骶前、后孔穿出,第 5 骶神经和尾神经由骶管裂孔穿出。由于脊髓短而椎管长,所以各节段的脊神经根在椎管内走行的方向和长短不同。颈神经根较短,行程略近水平,胸部脊神经根斜行向下,而腰骶部的神经根较长,近乎垂直下行,形成马尾(cauda equina)。在椎间孔内脊神经的毗邻关系:前方是椎间盘和椎体;后方是椎间关节及黄韧带,因此脊柱的病变常累及脊神经,出现感觉或运动障碍。脊神经干很短,出椎间孔后,立刻分为脊膜支、交通支、后支、前支。脊膜支(meningeal branch)经椎间孔返入椎管,分布于脊膜。交通支(communicating branch)为连于脊神经与交感干之间的细支。其中发自脊神经连至交感干的为白交通支;来自交感干连于每条脊神经的为灰交通支。后支(posterior branch)一般都细小,其分布具有明显的节段性。它们分布于项、背、腰骶部深层的肌肉和皮肤,其中第2颈神经后支的皮支粗大,称枕大神经,穿斜方肌腱至皮下,分布于枕和项部皮肤。前支(anterior branch)粗大,分布于躯干前外侧及四肢的皮肤和肌肉。在人类中,胸神经前支保持着明显的节段性,其余脊神经的前支则先交织成丛,再分支分布。脊神经丛有颈丛、臂丛、腰丛和骶丛。

一、颈丛

颈丛(cervical plexus)由颈神经1~4的前支构成,位于中斜角肌和肩胛提肌的前方,胸锁乳突肌上部的深面,由丛发出皮支和肌支。浅支均为皮支,较粗大,自胸锁乳突肌后缘中点附近穿出深筋膜进入浅筋膜内,其穿出之处是颈部皮肤浸润麻醉的一个阻滞点。主要的皮支有:① 枕小神经(lesser occipital nerve)(C$_2$)沿胸锁乳突肌后缘向上方走行,布于枕部和耳郭后面上1/3的皮肤;② 耳大神经(great auricular nerve)(C$_{2\sim3}$)沿胸锁乳突肌表面向上走行,至耳郭及其周围的皮肤;③ 颈横神经(transverse nerve of neck)(C$_{2\sim3}$)越过胸锁乳突肌,横行向前,分布于颈前部的皮肤;④ 锁骨上神经(supraclavicular nerve)(C$_{3\sim4}$)2~4支,行向前、下、外方,分布于颈前区、第二肋以上的胸壁、锁骨上窝和肩部的皮肤(图1-11)。

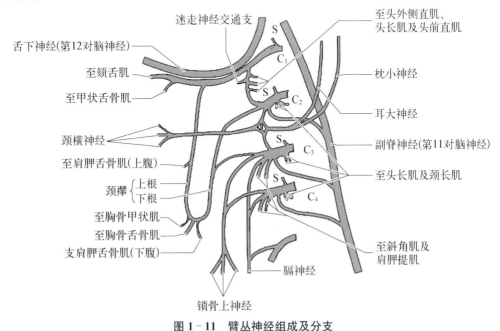

图1-11　臂丛神经组成及分支

颈丛的深支多为肌支,支配颈部深肌、肩胛提肌、舌骨下肌群和膈。最重要的神经为膈神经。膈神经($C_{3\sim5}$)主要起自第 4 颈神经,也常接受第 3 及第 5 颈神经的小支。其中含有大量运动纤维,有少量感觉纤维;并与交感神经节间有交通支。因此膈神经内亦有无髓的交感性纤维加入。此种无髓纤维可来自同侧的星状神经节及第 2 胸神经节;在腹部也可能有腹腔神经节的纤维参加。但来自迷走神经的交通支则极少。第 5 颈神经的纤维,有时经锁骨下肌神经而来,此神经有时可能下降到胸腔内,才与膈神经连接。膈神经先位于前斜角肌上端的外侧,继沿该肌前面降至其内侧,然后于锁骨下动、静之间进入胸腔,在胸腔内,经肺根前方,心包的外侧下行达膈肌。膈神经的运动纤维支配膈肌,其感觉纤维分布于胸膜、心包和膈下面的部分腹膜。右膈神经的感觉纤维尚分布到胆囊和肝外胆道等。膈神经损伤可致同侧膈肌瘫痪,腹式呼吸减弱或消失,严重者可有窒息感。膈神经受刺激时可发生呃逆[7]。

二、臂丛

臂丛由下位 4 个颈神经($C_{5\sim8}$)的前支与第 1 胸神经前支的大部分所组成。偶尔也有第 4 颈神经和第 2 胸神经分支参加。臂丛的 5 个神经根,从椎间孔穿出后,经过由颈椎横突前、后结节形成的沟槽,行经椎动脉后侧及前后横突间肌之间向外侧行,再于前、中斜角肌间的斜角肌间隙穿出。在此第 5、第 6 颈神经于中斜角肌侧缘处合成上干;第 7 颈神经单独成中干;第 8 颈神经与第 1 胸神经,于前斜角肌后侧,合成下干。此 3 干向外下方在锁骨后侧经过,各干又分为前、后两股,3 干共分成 6 股。上干与中干的前股合成 1 束,叫外侧束,位于腋动脉的外侧。上、中、下 3 干的后股合成 1 束,叫后束,此束位于腋动脉的上侧。而下干的前股独自成为 1 束,叫内侧束,此束先在腋动脉后侧,然后转到它的内侧。

以锁骨为界,可把臂丛的分支分为锁骨上分支和锁骨下分支两类。锁骨上分支是一些短的肌支,发自臂丛的根和干,主要分支有肩胛背神经、肩胛上神经及胸长神经。锁骨下的分支发自臂丛的 3 个束,多为长支,主要分布于上肢。包括肌皮神经、正中神经、尺神经、桡神经、胸背神经、肩胛下神经、胸内、外侧神经、臂内侧皮神经以及前臂内侧皮神经。

三、脊髓的被膜

脊髓的表面包有 3 层由结缔组织构成的被膜,由外向内依次为硬脊膜、蛛网膜和软脊膜,有支持、固定、保护脊髓的作用。硬脊膜由致密纤维结缔组织构成,厚而坚韧。上端附着于枕骨大孔边缘,与硬脑膜相延续;下端平第 2 骶椎水平向下变细,包裹终丝,附着于尾骨。硬脊膜在椎间孔处与脊神经的外膜相延续。硬脊膜与椎管内面骨膜之间的狭窄间隙称硬膜外隙,内含疏松结缔组织、脂肪、淋巴管和静脉丛,呈负压,有脊神经根通过,向上不与颅腔相通。在硬脊膜与脊髓蛛网膜之间有潜在的硬膜下隙。脊髓蛛网膜为半透明的薄膜,位于硬脊膜与软脊膜之间,与脑蛛网膜相延续。脊髓蛛网膜与软脊膜之间有蛛网膜下隙,两层间有许多结缔组织小梁呈网状相连,隙内充满的脑脊液。蛛网膜下隙在脊髓下端至第 2 低椎水平扩大称终池,其内无脊髓,只有马尾浸泡在脑脊液中,故临床上常在第 3、第 4 或第 4、第 5 腰椎间进行蛛网膜下隙穿刺,抽取脑脊液或注入药物而不会损伤脊髓。脊髓蛛网膜下隙向上与脑蛛网膜下隙相通。软脊膜薄而富有血管,紧贴脊髓表面,并伸入脊髓的沟裂中,在脊髓下端移行为终丝。软脊膜在脊髓两侧脊神经前、后根之间形成齿状韧带,该韧带呈齿状,其三角形突起的尖端附着于硬脊膜,起着固定脊髓的作用,常作为椎管内手术时识别脊神经前、后根的标志。齿状韧带、蛛网膜下隙内的脑脊液和硬膜外隙内的脂肪组织、推内静脉丛等包裹在脊髓的周围,形成保护性的弹性垫,使脊髓不易受外界震荡的损伤。

脊髓有 3 层膜保护:软脊膜、蛛网膜和硬脊膜。软脊膜与蛛网膜被蛛网膜下隙分隔,该腔充满脑脊液。因适应臂丛和腰丛的结构要求,脊髓在颈部及腰部增大。在脊髓的内部有上行的感觉神经纤维和下行的运动神经纤维。这些传导束在颈髓部分位于中央,在胸腰和骶部逐渐位于外周。这就解释了临床上的脊髓中央综合征和空洞。

第四节　颈椎手术入路的应用解剖

一、颈椎后侧入路的外科应用解剖显露途径

枕颈部肌肉及血管均丰富、结构复杂、骨性结构深在,为连接头颅和颈椎的重要解剖部位,因此显露时必须谙熟该区解剖特点。为适应头部灵活转动的需要,与颅骨相连接的寰枢椎,形态和结构有其自身的特殊性。在寰枢椎的后面,除有其他的项部肌肉外,还出现了专司寰枕、寰枢关节特殊运动的 4 对枕下小肌。头后大直肌,起于枢椎棘突止于枕骨下项线外侧部下面,其一侧收缩合头转向同侧,双侧收缩使头后仰。头后小直肌起于寰椎后结节,止于枕骨下项线内侧部,其收缩可使头后仰。头上斜肌起于寰椎横突上面,止于枕骨上下线之间的外侧部,其一侧收缩使头转向对侧,双侧收缩使头后仰。头下斜肌起于枢椎的棘突,止于寰椎横突后下部,使头向同侧屈曲并旋转。4 对小肌协同作用使头颅完成旋转、屈曲及旋转等功能,另一方面以起到从后方保护该段椎管及颈段脊髓的作用。在行枕颈部显露寰椎后弓及枢椎椎板及棘突时须切断这些小肌的起点,在行枕颈部手术能够最终保留枢椎棘突时缝合重建小肌的起点能够有助于恢复头颈部活动。枕颈部有 2 根较粗的皮神经,枕大神经及第三枕神经,它们在枕颈部较外侧向上走行并支配枕颈区大片皮肤,严格沿中线显露、骨膜下剥离向外侧分离组织以避免损伤该神经。椎动脉是枕下三角区最重要的结构,它是供应脑和脊髓的主要血管,向上出寰椎横突孔后转向内行,经寰枕关节后方椎动脉沟,继穿寰枕后膜外侧角入椎管。因此在显露寰枕部时不可向外侧分离过多,以免损伤此动脉。寰椎侧后方有丰富的静脉丛,显露过程中应仔细止血。小脑、延髓和脊髓交界部,在先天性畸形和损伤等病理条件下,其形态、位置及骨性结构同步发

生变化,术前必须对影像学征象充分研究,术中才能准确无误地显露。在施行显露时,务必保持操作动作轻柔和准确。枕颈部后路显露途径能暴露枕骨大孔后缘、寰椎后弓和后结节、C_2 棘突、椎板和关节突关节等后部结构,主要用于上颈椎损伤寰椎后弓切除减压、枕颈融合和内固定、寰枢椎后路植骨融合和内固定,以及枕颈部发育性畸形枕骨大孔扩大术和枕骨大孔区及上颈段椎管内肿瘤等手术。

1. 麻醉

麻醉采用全身麻醉或局部浸润麻醉。

2. 体位

体位取俯卧位,根据所施行手术的需要,采用不同的俯卧位支持物,以保持胸腹部免受压迫而影响呼吸,一般头额部置于可调式马蹄形支架上,胸两侧垫以八字形软枕即可。如对枕颈部减压和植骨融合,可应用术前预制的头颈胸腹石膏床(图 1-12),使头颈部保

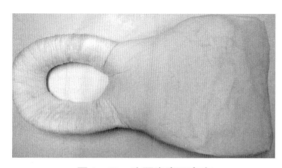

图 1-12 头颈胸腹石膏床

持中立位;国外学者喜欢应用 Halo-头盆支架施行手术。应用长条状宽胶布将双侧肩颈部皮肤向下拉,尽量将颈后皮肤皱褶拉平以利于手术操作。良好的体位是枕颈部手术成功的关键之一。无论采用石膏床或支架,在麻醉后摆俯卧位体位的过程中应注意,患者是在仰卧位行插管麻醉,成功后在转动体位过程中应保持头颈部轴位转动,避免颈部受扭力,患者俯卧后应检查其双眼有无受压,涂眼膏保护双眼,将双侧颧骨部、下颌部及双髂下、双侧髂前上棘等受压部位增加棉垫以保护,临床工作中上诉骨突起部位在术后常有皮肤及皮下组织压迫坏死发生,若双颧骨部软组织坏死易出现面容损坏,坏死组织较难恢复。双眼或单侧眼球受压造成失明的病例临床中偶有发生,结果导致患者伤残及医疗纠纷。因此术前充分的准备,为患者制作个体化的石膏床等支具或支架,麻醉成功准备体位完毕后要仔细观察,减少手术并发症。

3. 手术操作

(1) 切口

切口自枕骨粗隆部至第 3 颈椎棘突作正中直线切口(图 1-13)。依手术操作的需要;切口可以上下延长、缩短。如果单纯施行寰枢椎手术,其切口以显露枕骨大孔后缘及寰椎后弓和枢椎椎板即可,如果对枕骨大孔、枕骨及包括寰枢椎以下椎节施行手术,其切口可延伸到 $C_{6\sim7}$ 棘突。患者俯卧后应首先判断枕颈部体表标志,在颅骨正中线的上项线中点可触及枕外隆突。枢椎棘突虽然是颈椎近段中最大的棘突,但只能触到该部位有硬物,不能触清楚此棘突。寰椎无棘突且部位较深,术前定位不能触到。根据手术要求于体表预置定位线,有助于手术切口准确以减少手术创伤。

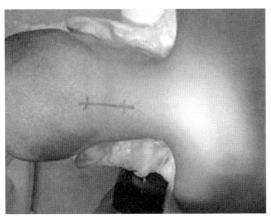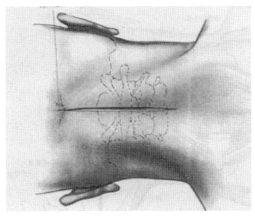

图 1 - 13　切口及示意图

（2）显露

枕颈区显露分三步进行，即第 2 颈椎棘突和椎板、枕骨和枕骨大孔后缘，以及两者之间的寰椎后弓。同时切开剥离和显露，范围大、出血多，有顾此失彼之感。故皮肤切开后，宜选择枕部，或第 2 颈椎以下的部位先行显露，待枕骨和第 2 颈椎充分显露后，再作寰椎后弓的剥离，分段显露对于判断寰椎后弓形态和位置极为有益，不易损伤寰枢椎之间的硬膜和脊髓。尤其寰椎前脱位时，由于后弓部位深在，与枢椎棘突之间隙较大，两者之间的硬膜可能突向后方而易受到损伤。

第 2 颈椎显露切开皮肤、皮下组织达项韧带。后中线皮肤及皮下组织的深面为项韧带，其浅层纤维连于枕外隆突与第 7 颈椎棘突之间，深层附着于寰椎后结节及全部颈椎棘突。项韧带为弹性组织纤维隔，与棘突韧带及棘突共同作为神经界面分隔左右椎旁肌于两侧。该区的肌肉分 3 层浅层为斜方肌，中层为头夹肌和头半棘肌，深层为位于枕下三角区的 4 对枕下小肌。项韧带自第 7 颈椎开始向下部脊椎段移行为棘上韧带，故颈椎无棘上韧带。将项韧带正中切开，亦可不作切开，而将其自棘突连接部切开而不切断，推向一侧连同肌肉一并剥离。自骨膜下将附着在枢椎的头长肌、头半棘肌等剥离，显露椎板和棘突。在枕外隆突下方及枢椎棘突平面路线旁开约 1 cm，有枕大神经及第 3 枕神经分别突出斜方肌，在显露的过程中应保持于正中纵行切开并剥离组织，避免损伤该神经。

枕骨区显露枕骨部皮肤切开后，沿中线切开，并在骨膜外或者骨膜下切割枕肌，直接达枕骨大孔后缘。根据需要，有时沿切口方向将枕肌连同骨膜一并切开，用骨膜剥离器向两侧推开。直抵至枕骨大孔后缘时，先用手指触及大孔边界，再仔细剥离。施行显露时，务必保持操作动作轻柔和准确，不可用力过猛。对于该区深层解剖要注意，在枕下三角区枕下小肌的深面为寰枢椎的后部，寰枕后膜及寰枢后韧带，它们分别封闭了寰枕及寰枢后间隙，覆盖于颈髓的后面，在枕下三角区的外侧部、寰椎后弓的上方，可见由外向内走向的椎动脉横过寰枕关节的后方；因此枕骨区的显露要密切注意解剖层次，在寰枕间隙暴露时切勿损伤环枕后膜而突入椎管，造成致命性椎动脉或颈段脊髓损伤。因骨科显露技术的不断进步,现临床中较广泛应用电刀显露,因枕颈部位置特殊,重要结构延髓和颈髓交界部,椎管内容积较小,电传导迅速剧烈,因此采用电刀显露时不能将参数预置过高,参数大小以能够满足切开组织及凝血需要为宜,尽量减少电传导以减少热量过高造成脊髓损伤。

寰椎后弓显露确定寰椎后弓的位置,沿枢椎上方切开头长肌部分附着点,即显露寰椎后部结构,确定寰椎后弓结节,沿寰椎后弓的后结节及后结节两侧,做锐性切割分离。后弓显露范围不能超过后结节两侧各 1.5 cm,避免损伤椎动脉。因为后弓一般有畸形或病变,部位深在,因此在操作过程中不可用力按压或摇动寰椎后弓,以避免损伤脊髓。术中使用宽头骨膜剥离器或神经剥离子剥离椎旁肌以免不慎进入椎管。注意寰枢椎之间的椎间小关节比枢椎与第 3 颈椎之间的小关节深约 2 cm。若手术需要,则可向上剥离至枕骨基底部,以显露寰椎后弓的上缘。也可将寰枢椎间的黄韧带切除,并将寰椎与枕骨间的寰枕后膜切除。通常在需行 Gallie 等手术时需用钛缆或钢丝穿入寰椎后弓下固定植骨块时需切开此膜。显露过程中动作要轻柔,采用双极电凝仔细止血,特别是对于寰枢椎畸形的患者,其解剖结构常出现变异,术前要仔细分析影像学检查,避免术中误伤血管或神经(图 1-14)[8]。

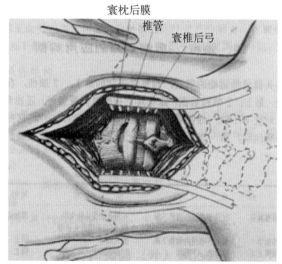
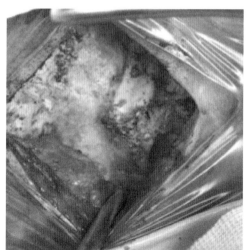

图 1-14 深部分离及显露

二、颈椎后路正中切口全椎板显露途径

颈后正中入路是颈后部最为常用的手术入路,能迅速而安全地到达所有颈椎的后部。其适用于下列手术:颈椎后路固定融合术,椎板切除减压术,突出的颈椎间盘摘除术,颈椎管内肿瘤摘除术,处理颈椎椎间小关节脱位,颈神经根探查术。颈后部肌肉丰富,皮下组织厚,手术中出血多,给显露过程带来一定困难,按正常程序操作可取得良好效果。下位颈椎后路显露范围包括 $C_3 \sim T_1$ 后部结构,如棘突、椎板和关节突关节等。显露过程同时也是观察和判断颈部后部结构病变和损伤状况的过程,显露的范围和节段依手术需要

不同而异。

1. 麻醉

麻醉采用气管插管全身麻醉或局部浸润麻醉。

2. 体位

体位取俯卧位,头部稍有屈曲,以使棘突间隙张开,头额部置于可调式马蹄形头架上,胸前两侧垫以八字形软枕,或应用术前制备的石膏床前片,以保持胸腹部免受压迫而影响呼吸。根据手术需要,头颈部的位置可取屈曲位、中立位和伸展位。

3. 手术操作

(1) 切口

切口根据所需显露范围大小决定切口的长短,通常取自发际上 1.0 cm 至第 1 胸椎棘突连线的正中纵形直线切口(图 1 - 15)。颈后皮肤比颈前厚且移动性小,术后形成的瘢痕通常较宽,但后发际常可将瘢痕的上段遮没。棘突是最突出的体表标志。枢椎棘突像第 7 颈椎和第 1 胸椎棘突一样,是颈部最大的棘突之一。这 3 个棘突沿后正中线均易于触及。由于手术中有时难以区分第 7 颈椎和第 1 胸椎,在作切口之前,以标记物及 X 线机透视颈椎侧位像,准确定位切口的平面。有时还需要在 C_7 及 T_1 棘突平面做分段标记,因为各颈椎椎间小关节之间的间距很小,依靠侧位 X 线透视像或摄片判明各颈椎棘突,可以避免剥离范围太广,软组织损伤程度加重。

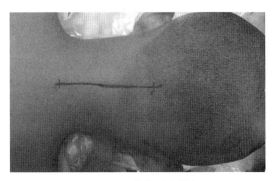

图 1 - 15　正中纵形直线切口

(2) 肌层的处理

肌层的处理,切开皮肤和皮下组织,显露深筋膜。沿正中线在左、右椎旁肌之间的神经界面进入是安全的,此入路不伤及神经,椎旁肌由颈神经左、右后支按节段支配。切开颈后组织至深筋膜后要准确判断颈后正中线,至深筋膜后正中达项韧带,对项韧带处理有两种方式:其一,将项韧带自上而下做正中切开,从正中线切开颈项诸肌、斜方肌、头夹肌、头颈棘肌和项头棘肌等联合部;其二,从已显露的筋膜开始,将项韧带侧方切开但不切断,推向一侧,连同肌肉自棘突、椎板做骨膜下剥离。部分患者项韧带有钙化或骨化灶,因此术中触及纵行条状质硬物有助于判断中线位置,骨化灶较大时予以切除,但因骨化灶与周围组织间存在丰富的静脉血管网,切除过程中会有较多的出血,术中要注意止血。

当切开深筋膜及项韧带加深至棘突时,穿越中线的静脉丛可有少量出血,可电凝止血。根据需要将椎旁肌从颈椎后部做骨膜下剥离。可使用一圆头骨膜剥离器(cobb 氏骨膜剥离器)将肌肉从骨面拨开而不容易使其损伤。剥离过程中要使剥离器由棘突骨面向椎板方向移行,椎板连接部因肌肉附着,若要剥离出血较多,以电刀凝切剥离出血较少,但因电刀工作时致热,热量向椎管内传导对脊髓有刺激或损害,因此电刀电流应减小。

在将颈部椎旁肌剥离超越椎间小关节时,其节段性血管可被拉断或被撕裂。被牵开的肌肉常收缩,少量出血可自行停止,在自动撑开拉钩撑开后可对椎旁肌加压进而止血。如在手术中见到被撕断的血管,则应将其电灼凝固止血。颈后部肌肉的血管甚为丰富,电凝止血很重要,充分的止血可创造无血的手术野。在显露的过程中有时可将棘突或椎板的滋养动脉切断,骨面滋养孔可出现较多的出血,可在骨面涂擦骨蜡或将电凝器直接置于骨孔处行电凝而易于控制出血。

(3)显露椎板和关节突关节

显露椎板和关节突关节,根据棘突分叉的特点,切削肌肉附着点时按其形态进行,既可减少出血,又很少遗留肌肉组织。在每椎节椎板剥离后立即用干纱条填塞止血,椎板剥离范围一般不超过关节突内侧缘,以避免损伤椎动脉。两侧椎板显露后,用自动拉钩固定,将残留肌纤维组织做彻底切除。如要显露椎板,椎间小关节及横突的起始部,则应尽可能向外侧剥离。但椎旁肌在靠外侧与关节突之间有丰富的静脉丛在剥离过程中出血较多,往往出现大范围的渗血,因此边剥离边电凝止血。有时因手术要求需向外侧显露,横突间并贴近椎间小关节的节段动脉有时会被切断,出血较迅速且量多,可采用双极电凝止血。椎动脉在骨性管道内经横突孔走行。如在横突上剥离,也不至伤及骨管内的椎动脉,但如横突已被感染,肿瘤或外伤所被坏,则应非常小心谨慎,切勿用任何器械进入横突孔,术前应分析病变的部位及对横突的破坏程度,对横突孔受累及的病变要非常谨慎,避免术中因解剖结构破坏而误伤及椎动脉。临床工作中,偶尔会出现在显露分离过程中误伤椎动脉,出血迅猛,此时应及时压迫止血,缝合动脉是非常困难的,必要时结扎受损椎动脉,但单侧椎动脉结扎后会严重影响颅内血供,个别患者会因结扎单侧椎动脉而意识不清,但抢救患者生命是第一位的。

颈后路全椎板整个显露过程中,切口居中,即使不切开项韧带也应在其边缘切割,这样可以减少出血。浅表分离是十分安全的,但若离开中线而切入肌肉,可发生相当多的出血,则需迅速电凝止血。因此术中判断中线的位置非常重要。

术前应仔细评价影像学检查片,因有时患者颈椎发育异常,可出现椎管闭合不全等骨性结构及椎管内结构的异常,在显露的过程中要时刻注意,术前未充分掌握影像学表现,术中盲目显露,则可能进入椎管而伤及硬膜或神经组织,硬膜破裂会造成脑脊液漏,增加术后感染及切口不愈合的风险,神经损伤则出现相应神经支配功能的障碍。

根据手术需要可延长皮肤切口以扩大显露。此外,可向近侧或远侧再显露出一个节段颈椎的后部椎板及关节突,也可将椎旁肌肉向外侧显露超过椎间小关节直到横突上而扩大侧方的显露范围,这样也不致引起伤害。有时,不需扩大皮肤切口而扩大显露范围以扩大近侧及远侧的椎板切除范围,改善脊髓及神经根的显露情况。

根据手术需要,应用同法,可作短节段部分椎节如 $C_{2\sim3}$ 节段的棘突、椎板和关节突关节的显露。

三、颈椎后路半侧椎板显露途径

颈椎后路半侧椎板显露途径有效地保留颈椎大部分后结构,两侧关节突关节、棘突和棘间韧带均得以完整无损地保存下来,保证了术后颈椎的动力和静力学稳定,有效并持久地保持了扩大的椎管容积。由于只显露半侧椎板,创伤小、出血少。显露的范围和节段依手术需要不同而异。半椎板显露途径的术前准备及麻醉、体位、颈后切口与全椎板显露途径相同,其主要的区别在于显露的范围不同,显露过程中的技术要点及注意事项相近。

1. 麻醉

麻醉采用气管插管全身麻醉或局部浸润麻醉。

2. 体位

体位取俯卧位,头额部置于可调式马蹄形头架上,胸前两侧垫以八字形软枕,或应用术前制备的石膏床前片,以保持胸腹部免受压迫而影响呼吸。根据手术需要,头颈部的位置可取屈曲位、中立位和伸展位。

3. 手术操作

(1)切口根据所需显露范围大小决定切口的长短,通常取自发际上1.0 cm至第1胸椎棘突连线的正中纵形直线切口。

(2)肌层的处理切开皮肤和皮下组织,显露深筋膜。将手术侧项韧带从棘突表面侧方切开但不切断,推向另一侧,沿确定显露椎板侧的棘突和椎板切割,用骨膜剥离器自内向外连同肌肉自棘突、椎板做骨膜下剥离,减少出血。

(3)显露半侧椎板和关节突关节切削肌肉附着点时按棘突分叉的特点进行,既可减少出血,又很少遗留肌肉组织。在每椎节椎板剥离后立即用干纱条填塞止血,椎板剥离范围一般不超过关节突内侧缘,以避免损伤椎动脉。半侧椎板完全显露后,用自动拉钩固定在外侧肌肉和项韧带上,将残留肌纤维组织做彻底切除,显露下颈椎后路半侧结构。

四、前外侧入路的外科应用解剖

(一)上颈椎侧方显露途径

上颈椎侧方显露困难,手术操作复杂,可适用于上颈椎椎管内脊髓前方和侧前方的病灶清除、$C_{1\sim3}$椎体病灶清除、椎动脉畸形或异常以及无法后路寰枢椎融合或融合失败而需行前路融合等。

1. 麻醉

麻醉采用经对侧鼻腔气管插管全身麻醉,而不影响下颌骨的位置。

2. 体位

体位侧卧位。枕颈段要尽可能过伸,用胶带将下颌骨尽可能向前上方牵拉,保证不影响颈部手术野的显露。下颌可以向对侧旋转10°,把耳垂暂时缝到耳前的皮肤上保证不阻碍耳后的切口。

3. 手术操作

（1）切口在胸锁乳突肌前缘作切口，下至环状软骨下方 1 cm 的平面，上端向后弯行于颅骨底部 3～4 cm，横过胸锁乳突肌起点及乳突尖部。

（2）分离颈深筋膜切开皮肤、皮下组织，显露颈阔肌和深筋膜，沿切口在胸锁乳突肌前缘切开颈阔肌时，注意避免损伤腮腺。显露胸锁乳突肌、头夹肌和枕大神经、枕下神经以及颈外静脉分支。

（3）切开胸锁乳突肌把枕大神经牵向头端，分离胸锁乳突肌起点的内侧缘和外侧缘，然后在乳突下方接近胸锁乳突肌以及头夹肌起点在颅骨底部切开，保留肌止点的一些腱性部分以便缝合。然后把该肌向下翻转，在其内侧分离可见副神经在乳突下 3 cm 处进入该肌。向上向内追踪副神经，牵开切开的肌肉，但需要注意牵拉时注意防止过度牵拉而损伤副神经。

（4）上颈椎侧结构的显露 C_1 的横突尖可以在乳突尖的前方和下方各 1 cm 处扪及，副神经位于 C_2 横突的前方，将神经向前牵开，就可扪得 C_2 横突。C_2 的横突短小容易和 $C_{2,3}$ 的关节突关节相混淆，而小关节一般位于 C_2 横突下后方。从 C_1 的横突尖部切开深筋膜，平行于副神经的走行垂直向下。细心分离并结扎附着于 C_1 横突上粗大的提斜角肌和细小的头夹肌，显露深面的椎动脉，将残留的 $C_{1\sim2}$ 横突之间以及连接到 C_2 横突尖部的肌肉纤维分离结扎，C_1 的部分前后弓和 C_2 的部分椎板就显露出来了。

（5）显露椎管内结构剥离器分开 C_2 椎板和 C_1 下方附着的肌肉，C_1 侧块上附着的肌肉可以用有角度的刮匙分开。保持操作平面位于骨膜下，防止损伤椎动脉，肌肉止点一般可以切开到后正中线。电钻或磨钻去除显露出来的 C_1 后弓以及 C_2 椎板。C_1 后弓切除时要注意椎动脉伴行段下的后弓骨质不能全层去除而只能除去下方骨质，防止损伤椎动脉。这样就暴露出上颈椎椎管内的内容物。

在显露上颈椎侧方结构时，切口显露过程中要处理许多神经及血管结构，手术中熟悉解剖结构、手术中仔细细心操作是手术的关键。手术中显露出 C_1 的横突尖作为整个显露的参考点是关键。手术中牵拉适度、分离软组织时层次分明防止出现副神经和椎动脉损伤。

（二）上颈椎侧前方咽后显露途径

感染、手术野窄小深在，腭部功能失调，暴露受限，解剖复杂和难以控制的血管和出血是经口腔途径的缺点。侧前方咽后显露途径适用于前路上颈椎清创，并且有利于稳定性手术放置植骨块，和经口腔显露途径不一样，它是黏膜外操作，少有感染和神经功能损害等并发症。

1. 麻醉

麻醉用表面和局部麻醉辅助经鼻气管插管，不作口咽部插管。允许下颌骨可以尽量伸向前上方而不会影响手术野的显露，利用纤维支气管镜辅助插管可以防止因过度伸屈颈椎而加重病情。插管成功后行气管内全麻。

2. 体位

体位仰卧位,头部用纱布或海绵垫支持于马蹄形头架上,并向手术对侧旋转 30°,颈处于仰伸位置,从而抬高下颌骨使手术者能够看清手术野的灯光和切口。应用有骨牵引的活动支架,牵引钳或 Halo 装置牵引。在手术中应用诱发电位监测脊髓功能以减少手术损伤。

3. 手术操作

(1) 切口的选择取决于需要暴露的枕颈段水平。颌下右侧横行皮肤切口,切口位于下颌骨下方 2 cm 并平行于下颌骨下缘,在下颌角处向乳突中线拐过。垂直切口用于需要暴露 C_4 椎体下缘时,长度需根据暴露范围而确定。如果不需要延伸到低于第 5 颈椎以下水平,将不会有损伤喉返神经的可能性[9]。

切口的侧别选择取决于病理改变,对于偏中央的病变选择在病变的同侧,对于中央的病灶选择根据手术者的习惯。如果有单侧下位颅神经受损症状,则从受损侧操作,防止增加神经功能受损。

(2) 颈阔肌切开皮肤、皮下组织和颈部浅筋膜,在切口两侧的颈阔肌浅面形成一个皮下组织瓣,固定皮下组织瓣并向两侧牵开。保持切开深度不深于下颌后静脉,注意避开下颌骨下缘的面神经下颌缘支,此神经支配下唇的表情肌,在下颌后静脉注入颈内静脉时结扎下颌后静脉。从颈前正中线切口中央剪开颈阔肌,剪刀钝性分离颈阔肌深部的软组织后打开颈阔肌,从下颌骨下缘到甲状软骨上缘的结节上下游离颈阔肌瓣,共可以显露 6 cm。

(3) 颌下腺通过切开颈深筋膜的浅层来牵开胸锁乳突肌的前缘,并保护颈动脉鞘内的结构。显露颌下腺筋膜,在颌下腺下缘提起并在切口正中剪开筋膜。面动静脉横跨切口的侧后方,结扎面静脉,向颈动脉鞘方向游离面动脉增加侧方的显露,面动脉可以作为显露的解剖标志。向上方游离并牵开颌下腺,切除颌下腺体结扎其腺体导管,防止形成涎瘘。

(4) 二腹肌是一个白色的结缔组织条索状结构,平行于切口方向,位于颌下腺下缘下方。沿着肌腱的方向剪开二腹肌和舌骨大结节之间悬吊的筋膜,游离并向下颌骨方向牵拉二腹肌的两个肌腹。分清二腹肌和茎突舌骨肌并作标记,在肌腱处切开。过度向上牵拉茎突舌骨肌可能会损伤面神经。

(5) 舌下神经位于二腹肌的下方深部,平行于二腹肌,沿着舌下神经的走行向后侧方游离并保护舌下神经降支,以此作为颈动脉鞘的另一个解剖标志。除非必须暴露 C_4 椎体的下缘,没有必要牵拉颈动脉鞘的内侧缘。向上牵拉舌下神经暴露舌下肌,可见舌骨大角。舌骨和下咽部向中线牵开,防止损伤食道、下咽部和鼻咽部,分清舌下神经并轻轻向上牵拉。

(6) 咽后间隙颈动脉鞘是后方显露的最大障碍,手术中清晰触及颈动脉搏动后,沿舌骨切开表面的筋膜,直到颈动脉鞘,用有角度的拉钩向侧方拉开。咽缩肌用拉钩向中线牵开,钝性分离疏松结缔组织就打开了咽后间隙,不需要切开或结扎任何肌肉、神经和血管,就可以扪及上颈椎椎体前方。继续在颈动脉鞘和咽喉之间切开咽后间隙,通过结扎颈动脉和颈内静脉的分支来增加显露,这些血管阻止了颈动脉鞘向侧方的显露。

(7) 喉上神经位于切口的侧下方,走行于颈内动脉深面并沿着咽中缩肌向甲状软骨的上角走行。虽然顺着舌骨大角和上咽缩肌进入咽后间隙不易损伤到喉上神经,但喉上神经对于牵拉尤其是切口下方软组织的牵拉十分敏感而容易损伤。增加切开筋膜的宽度将有利于保护喉上神经。如果要用本显露途径暴露 C_4 或更下方的颈椎节段,就需要识别并保护喉上神经,一般将喉上神经向上牵开。

(8) 上颈椎侧方及前方结构的显露 C_1 前弓前结节就可以扪及并可以用来作为头侧的解剖标志。然后充分向侧方牵开颈动脉鞘,纵向分开疏松结缔组织和椎体前筋膜显露颈长肌,维持头部的位置,并且确定两侧颈长肌及头长肌之间的椎体的中线。将颈长肌和头长肌从其中线附着点分开,从 C_1 前弓和 C_2 椎体骨膜下切除颈长肌,防止损伤椎动脉。暴露出 C_1 前弓,寰椎前结节和枢椎侧块关节突,用一个深长窄小有角度的牵开器垂直牵开软组织,分离肌肉到颅底的咽突,$C_{1,2}$ 侧块和枕骨大孔的前缘和邻近的枕骨基底部就显露出来了。枕骨大孔前缘是位于寰椎前弓上方的标志,枕骨基底可以在颈长肌和头长肌的附着处触摸到,咽突是最头端的解剖标志。在此步骤中应用手术显微镜和电凝刀对手术的顺利进行和精确操作十分重要。

本显露途径的要点是要足够显露各层颈筋膜平面,充分暴露的关键是锐性切开颈部各层筋膜时有足够的向两侧分离的范围。在各层筋膜切开前识别相应的解剖标志并以此来引导手术进行,每一个解剖标志都在其相应的平面切开分离,但要保持其解剖和功能。用牵拉的方法保持手术切口的筋膜紧张将有利于辨别切开的筋膜平面。切开和牵开后,将细小的纤维组织切开,筋膜的透光性可以允许看清其内容物。按顺序有条理地打开每一层筋膜,将确保充分显露深部结构,同时保存其中的重要组织[10]。

(三) 中下颈椎侧结构显露途径

中下颈椎侧结构显露,主要用于诊断明确的混合型颈椎病、神经根型颈椎病和椎动脉型颈椎病,以颈脊神经根或与椎动脉受压症状为主者。本手术难度较大,操作时需小心谨慎。此显露途径可以到达椎动脉,并且可以用来切除颈椎哑铃状神经纤维瘤,切断前斜角肌还可以显露臂丛神经。

1. 麻醉

麻醉采用气管插管全身麻醉或局部浸润麻醉。

2. 体位

体位同颈椎前路手术。

3. 手术操作

(1) 切口根据病变选择切口侧别,如果两侧均有病变则取症状严重的一侧,切口选择注意点、切口高低和切口范围同颈椎前外侧横行显露途径。

（2）分离颈深筋膜、颈动脉鞘与颈内脏鞘间隙分离、喉返神经和血管的处理、椎体和椎间盘的显露和定位同前所述。

（3）颈长肌的处理附着于颈椎椎体外侧缘及横突前方的纵行肌肉群为颈长肌，两侧对称。外侧为较细的上斜、下斜与长头肌群，起附于诸椎体的横突前结节，内侧为阔而长的纵行肌组。在确定手术部位节段，先用手指在颈长肌外侧触及横突前结节并以此为分界标志，用剥离器自内向外将颈长肌从横突前和椎体旁剥离，不宜超过横突前结节外缘，以免误伤脊神经根及根部血管丛，并注意保护椎动脉。在颈长肌下方伸入一根弯血管钳，并仔细分离、贯穿结扎后切断，缝线暂不剪断作牵引用。颈长肌血供丰富极易出血，操作时也可用小圆针分次贯穿结扎，再加以切断，以减少出血，缝合结扎后血仍不止者，可用吸收性明胶海绵或可吸收的止血纱布压迫止血。在此过程中，会碰到起源于横突上的肌肉组织，可以牵拉和切除。前斜角肌起源于 $C_{3\sim6}$ 的横突，提斜角肌从 $C_{3\sim4}$ 的横突上起源，椎动脉从 $C_{1\sim6}$ 的横突孔中穿行，但从 C_7 的横突前方绕过。

（4）显露侧结构将切断的颈长肌再向上下作少许分离即可显露椎间盘上下各一个横突，病变侧的钩椎关节和椎体外侧缘也同时显露。进一步显露椎动脉、骨赘、椎间盘组织和神经根，根据需要切除全部或部分横突及钩椎关节。椎体静脉丛常常紧密黏附在横突孔骨膜上，其出血可以用电凝器或从椎动脉上剥离并且应用止血药处理[11]。横突孔可以用咬骨钳去除，必要时用电钻磨除。

（四）下颈椎椎间孔、椎动脉或根管肿瘤侧方显露途径

1. **椎动脉的解剖**

椎动脉的上颈椎段一般指第 3 段，或者说是枕骨下段。椎动脉第 1 段自起始处至穿 C_6 横突孔以前；第 2 段穿经上 6 个颈椎横突孔；第 4 段为颅内部分；因此第 3 段起于 C_2 的横突孔，穿寰枕后膜入椎管，再经枕骨大孔止。此段可分为三部分：垂直部分是 C_1 到 C_2 横突孔之间的一段；水平部分在寰椎后弓椎动脉沟内和侧块后的部分；上内斜部分起于寰椎椎动脉沟的内侧端到枕骨大孔硬膜止。在第 2 段和第 3 段之间，椎动脉被一层内含静脉丛的筋膜鞘所包绕。术中应注意防止损伤静脉丛而出现的处理棘手的出血[12]。因此，术中基本原则首先是从筋膜鞘中暴露所需的椎动脉，其次是如果要控制椎动脉则必须打开筋膜鞘。第 3 段椎动脉是移动性最大的一段，随着头部的运动，特别是头部的旋转，其外形作相应的变化。因此，椎动脉的解剖关系随着头部位置的变化而变化。在手术时，应考虑到患者体位对椎动脉变异的影响。实际上，此段也有两处位置保持不变，横突处和枕骨大孔处。此外，椎动脉也存在变异，这点术中应引起注意[13]。

2. **术中椎动脉的确认**

在后三角内，肌肉的外侧部分的分离可能会误伤静脉丛而出现处理很棘手的出血。因为病灶压迫了颈静脉球，这些静脉增粗作为静脉回流的侧支循环，如果这些静脉阻塞可能会对患者非常危险。椎动脉外被一层骨筋膜鞘所包绕，内有与硬膜外静脉丛相交通的静脉丛。必须记住，动脉壁的厚度比起血管直径要小得多，这使得它在静脉分离过程中易

于损伤。椎动脉应该凭附近的解剖标志而不是凭触摸其搏动来证实,因为搏动有时不甚明显。C_1 和 C_2 之间,椎动脉位于肩胛提肌上附着部的后方,头下斜肌下缘的尾侧。椎动脉出 C_2 的横突孔后,再从后外侧方进入 C_1 的横突孔,与 C_2 神经根腹支相遇,出寰椎横突孔后转向内,沿后弓表面的椎动脉沟转向后,位于头上斜肌深处,寰枕关节附近穿寰枕后膜入椎管。椎动脉在寰枢椎之间变异较多,为便于找到椎动脉,可使头颈处于中立位,此时局部解剖关系没有变化而易于找到动脉。

切开动脉鞘,电凝周围静脉丛,暴露动脉,如果要显露寰枢椎腹侧硬膜外的病变,可将横突孔咬开并把动脉牵出横突孔。骨质暴露范围包括枕颈、$C_{1,2}$、寰椎横突孔和寰枢椎单侧半椎板。依据病灶实际情况,分别以同样的方法向头尾侧延长。

3. 颈椎椎间孔、椎动脉或根管肿瘤侧方显露途径

椎动脉和椎间孔有密切的相关性,显露的间隙是胸锁乳突肌的前方和颈动脉鞘的后方间隙,和传统的前方手术途径(从胸锁乳突肌和颈动脉鞘前方)相比,保持了手术切开平面前方的主要血管结构,因此血管结构就不会穿过手术的操作部位。

(1)麻醉

麻醉气管内插管全麻,同颈椎前外侧横行显露途径。

(2)体位

体位患者取侧卧位,头部置于圆形气垫圈上,颈部以沙袋固定,腋窝及胸部下垫薄枕,固定胸部和骨盆。

(3)手术操作

① 切口如果仅仅需要暴露 $C_{5\sim7}$ 椎体,可以在颈部的基底部作一个斜行的切口,平行于锁骨并位于锁骨的上方 1 cm,如果需要进一步暴露上方的颈椎,包括 C_3,就需要顺着胸锁乳突肌的前缘行斜行切口。

② 分离颈深筋膜顺着皮下组织切开直到颈阔肌,顺着颈阔肌的纤维方向切开,放置自动拉钩。识别颈部浅筋膜,并顺着胸锁乳突肌的中线切开。必要时可以切开穿过切口的静脉和神经。

③ 肌肉的处理,钝性分离胸锁乳突肌和肩胛舌骨肌之间的间隙,向侧方牵开胸锁乳突肌并向中间牵开带状肌后,就暴露出颈部中层筋膜,肩胛舌骨肌在 $C_{6,7}$ 水平从近中央向外下方穿过颈中筋膜,需要时可以从其腹部切开。

④ 血管神经的处理,识别颈动脉鞘以及部分气管筋膜钝性分离其后方边缘,并向前方牵开其内容物:颈动脉、颈内静脉和迷走神经。切口后方分离的边缘是前斜角肌,而臂丛就位于前斜角肌的后方。除了颈动脉鞘,位于前斜角肌前方的是交感神经干、甲状颈干、颈动脉、颈浅动脉、肩胛上动脉和膈神经。甲状腺下动脉,从 $C_{6,7}$ 水平走行于颈动脉鞘后方,可以在颈部的下方结扎。如果向下延伸切口到 $C_{6,7}$ 水平,要小心防止损伤锁骨下动脉和椎动脉。如果向上延长切口到 $C_{3,4}$ 水平,可以结扎甲状腺上动静脉,并连同喉上神经牵开[14]。

⑤ 显露椎动脉在颈动脉鞘的后方就可以扪得颈椎的横突尖,不要将横突误当作颈椎的前方,在此区域切开过深将损伤颈长肌和交感神经干以及椎动脉,术前放置的胃管有利于手术中辨别食道的位置。将颈动脉鞘、食道、气管和前方的带状肌向前方牵开,将胸锁乳突肌向侧方牵拉,定位需要手术节段后,用锐利的骨膜起子将横突上的筋膜以及颈长肌掀开,钝性或锐性分离手术侧颈长肌纤维并结扎切断,并向上下方牵开显露深面的横突以及椎体和椎间盘。用磨钻或枪式咬骨钳去除横突孔前壁的骨质,就可以显露椎动脉[15]。操作中防止拖拽连接在骨膜上的纤维结缔组织,以免损伤神经根和根动脉[13,16]。

⑥ 硬膜内肿瘤单纯硬膜内肿瘤,暴露整段的动脉并无必要。根据病灶的大小,暴露相应节段单侧的半椎板,切除部分或全部小关节突关节。从侧方作一切口,分离肌肉即可暴露脊髓前方完整的术野而不必牵拉脊髓。紧沿着 C_2 神经根后缘在硬膜囊侧方线状切开,它在进入硬膜囊之前位于动脉的头侧,因此,术中可在动脉前方自由操作。硬膜外静脉有时会大量出血,可用填塞或头位抬高而控制。硬膜边缘可用丝线固定后牵开,分离齿状韧带。脊髓不应有任何形式的压迫,用双极电凝、显微剪和髓核钳等将肿瘤逐渐去除。通常术野中没有足够的空间放置超声吸引器,因激光会产生大量热量,也不能使用。关节囊切除后,切除硬膜腹侧的附着物。硬膜应仔细缝合,常需筋膜移植物,并应在显微镜下缝合。

在哑铃状的神经鞘瘤,椎间孔常常已经增宽,磨去附近关节突关节的剩余物,这样椎管内外的肿瘤可同时暴露。用此暴露可在保留神经根丝的情况下而比较容易的去除肿瘤。

⑦ 硬膜外肿瘤大多数硬膜外肿瘤,累及椎体,呈一定程度的膨胀性生长,侵犯关节突关节和椎动脉。这种膨胀性生长的肿瘤,常因侧方显露不足,同时经咽喉部容易对血管结构造成污染,而不宜采用前路直接经口腔入路。在寰枢椎对于这样的肿瘤,用更外侧的手术入路更为适宜。虽然经外侧入路暴露椎弓前方的整个术野是不能达到的,但此入路确实能够暴露一侧的椎弓,并且当需要从肿瘤上分离椎动脉或者重建时显得尤为适宜。

一旦椎动脉暴露完整,除非有硬膜、附近颅神经或其他血管侵犯,肿瘤是能够比较方便的去除的。周围的骨突可以大量磨去直至有健康的骨质显露。如肿瘤侵犯至对侧,可同时采用对侧入路或正中入路。如切除关节突关节、椎弓根或部分椎体,应该术后行某种程度的制动。虽然骨移植块可经侧方塞入前方的空隙内,内固定器械最好还是经后方入路操作。

经外侧或后外侧入路处理位于枕颈交界前方的椎管内外的肿瘤是比较适合的。必须了解的是,外侧和后外侧入路并没有绝对的区别。虽然前外侧入路已有学者报道,但外侧和后外侧入路对于上颈椎是最适合的,因为颈动脉、颈内静脉和颅底的下组颅神经在前外侧入路时都阻碍了他们前移[14]。此处好发的硬膜外肿瘤包括脊髓瘤、软骨肉瘤,不但侵犯椎体、侧块、椎动脉和硬膜外组织。对位于中线的肿瘤,单纯前入路是比较理想的。然而,肿瘤常常有侵犯生长的倾向。骨质切除依据肿瘤范围而定,如果切除范围广泛,术后应采用制动方法。

上颈椎侧方的显露,使外科医师更易于切除肿瘤,而常规的前、后入路常常显露欠佳,而且此入路本身并没有增加手术的风险。

参考文献

[1] 侯黎升,贾连顺,谭军,等. 枢椎各结构的解剖学部位研究[J]. 中国临床解剖学杂志,2005(01):44-48.

[2] 侯黎升,贾连顺,谭军,等. 枢椎前结构的临床解剖学测量[J]. 第四军医大学学报,2004(21):1988-1991.

[3] 陈尔齐,邢卫星,杨亚安. 脊髓颈段血供特点与颈椎病的关系[J]. 中国血液流变学杂志,2002(04):301-302.

[4] Kanat A, Yilmaz A, Aydin M D, et al. Role of degenerated neuron density of dorsal root ganglion on anterior spinal artery vasospasm in subarachnoid hemorrhage:experimental study[J]. Acta Neurochir (Wien), 2010, 152(12):2167-2172.

[5] 林永绥,王万明,郑和平,等. 下颈椎血供的解剖研究及其临床意义[J]. 中国临床解剖学杂志,2012(03):247-250.

[6] 赵馨扬,于胜波. 颈椎静脉丛的解剖特点及其临床意义[J]. 中国临床解剖学杂志,2017(05):593-595.

[7] 周许辉,张咏,严望军,等. 副神经移位膈神经重建高位颈髓损伤后呼吸功能的相关解剖学研究[J]. 中国临床解剖学杂志,2007(01):54-56.

[8] 马维虎,刘观燚,孙韶华,等. 经后路寰枢椎椎弓根螺钉内固定治疗 $C_{1\sim2}$ 不稳[J]. 中国脊柱脊髓杂志,2009(01):47-51.

[9] Ebraheim N A, Lu J, Skie M, et al. Vulnerability of the recurrent laryngeal nerve in the anterior approach to the lower cervical spine[J]. Spine (Phila Pa 1976), 1997, 22(22):2664-2667.

[10] 单建林,姜恒,李放. 颈椎椎前筋膜的解剖特点及其与周围结构的关系[J]. 中国临床解剖学杂志,2011(01):13-16.

[11] 黄显华,戴建强,张亮达. 颈椎前路手术后并发椎管内硬膜外血肿的研究[J]. 局解手术学杂志,2016(12):894-898.

[12] Cheung J P, Luk K D. Complications of anterior and posterior cervical spine surgery[J]. Asian Spine J, 2016, 10(2):385-400.

[13] Al-Habib A, Albadr F, Ahmed J, et al. Quantitative assessment of vertebral artery anatomy in relation to cervical pedicles:surgical considerations based on regional differences [J]. Neurosciences (Riyadh), 2018, 23(2):104-110.

[14] 关良,刘保国,王芙昱. 前外侧入路治疗颈椎病的应用解剖学研究[J]. 中国微侵袭神经外科杂志,2003(09):410-412.

[15] Lunardini D J, Eskander M S, Even J L, et al. Vertebral artery injuries in cervical spine surgery[J]. Spine J, 2014, 14(8):1520-1525.

[16] Hsu W K, Kannan A, Mai H T, et al. Epidemiology and outcomes of vertebral artery injury in 16582 cervical spine surgery patients:An AOSpine North America Multicenter Study[J]. Global Spine J, 2017, 7(1 Suppl):21S-27S.

第二章 颈椎脊髓损伤外伤机制及损伤类型

第一节 颈椎脊髓损伤外伤机制

一、脊柱骨折的发病机制

脊柱骨折多为高处坠落所致,患者自高处落下,足或臀部着地,脊柱猛烈前屈;或当弯腰工作时重物冲击头、肩或背部,脊柱骤然前屈致伤,这种屈曲型损伤多发生在第1、第2颈椎、下颈段、胸腰段和第4、第5腰椎部位,绝大多数的脊柱骨折脱位属屈曲型。患者由高处仰面跌下,背或腰部受阻,使脊柱过度后伸或前额遭受外力,迫使颈部过伸引起过伸型脊柱损伤(图2-1)。由于脊髓位于脊椎骨构成的椎管中,各类脊柱骨折都容易损伤脊髓。脊髓具有将外周神经冲动传递给大脑的重要功能,从脊髓不同平面发出的神经,又分别支配有关肢体的感觉、运动和反射,一旦脊髓受到损伤,肢体的感觉运动均发生障碍,反射也减弱或消失,肛门和膀胱括约肌的功能受损,从而发生四肢及躯体的运动感觉障碍等一系列表现。

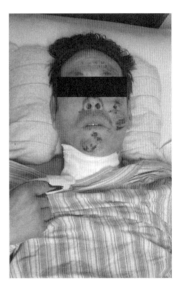

图2-1 颈椎过伸伤患者
面部体征

二、脊柱骨折的临床表现

脊柱骨折绝大多数由外伤引起,伤情严重,并发症多,预后不良,其至危及生命。脊柱骨折表现为局部疼痛及活动受限,重者神经受压,出现瘫痪。若受伤平面以下,双侧胸、腹部以下对称性感觉、运动、反射完全消失,膀胱、肛门括约肌功能完全丧失者,称完全性截瘫;还有一部分功能存在的,称为不完全性截瘫。颈段脊髓损伤后,双上肢也有神经功能障碍者,为四肢瘫痪。如为完全性截瘫,受伤脊髓神经所支配的平面以下发生双侧感觉、运动功能丧失,膝反射消失;膀胱括约肌功能丧失,发生尿潴留;肛门括约肌功能丧失,产生便秘。患者腰背部肌肉痉挛,不能起立,翻身困难,感觉腰背部软弱无力,而且由于腹膜后血肿,刺激自主神经,使肠蠕动减慢,常出现腹胀、腹痛等症状。如为不完全性截瘫,则受伤脊髓神经所支配的于面以下,感觉、运动、反射以及膀胱、肛门括约肌的功能部分丧失,此种情况预后较好。如颈椎骨折损伤了脊髓,除四肢瘫痪外,全身各脏器均表现一些症状。如损伤平面以下有血管扩张的表现;血压降低,心率变慢;由于肋间肌瘫痪而致呼吸困难,并出现腹式呼吸,呼吸道的分泌物不易排出,容易发生肺部感染。瘫痪早期自主神经也受影响,肠蠕动减弱,致肠胀气,影响膈肌运动,使呼吸困难,也影响消化吸收。由于大小便功能障碍,尿潴留,而易引起泌尿系感染。早期颈椎骨折时,患者有头颈疼痛,不能活动,常用双手扶头部,此时即应妥善处理,颈部制动,避免颈脊髓二次损伤。

三、颈椎脊髓损伤原因

颈椎脊髓损伤是指由于外界原因,直接或间接因素导致脊髓损伤,在损伤的相应节段出现各种运动、感觉和括约肌功能障碍、肌张力异常及病理反射等相应改变。颈脊髓损伤多伴发于颈椎外伤。其损伤原因多见于如下。

1. 交通事故

是现代脊髓外伤的首要原因,由于交通发达、速度快,发生交通意外时,常致成员发生脊柱脊髓外伤,成员系安全带时,躯干固定,头颈随车速移动,碰在挡风玻璃或前座背时,常发生颈脊髓损伤;而未系安全带者,整个躯干随车速移动,发生胸腰椎脊髓损伤较多。或者伤者在车外,被车轮撞击躯干致脊髓损伤;或被车辆碾压致脊髓损伤,常不伴有明显骨折脱位的脊髓损伤。

2. 工伤事故

重物坠落致头颈砸伤。该损伤多见于矿山作业和建筑作业,伤者站立或屈曲位工作,重物掉落至脊髓损伤。地震等自然灾害亦可引起此该类型损伤。

患者从高处坠落。例如楼房建筑施工时,患者从高处掉落,该类型损伤是脊髓外伤的第二位原因。头向下落地可发生头颅外伤和颈椎脊髓损伤。足落地摔伤,可发生跟骨骨折和脊柱脊髓损伤,臀部着地多发生胸腰椎骨折伴或不伴有脊髓损伤。

运动损伤如骑马摔伤,从马头处掉下常导致颈部着地,致颈脊髓损伤。或者跳水及体操等运动时,头部撞击水底或地面致颈脊髓损伤,该类型损伤引起的脊髓损伤常较为严重,重者全瘫,甚至出现呼吸功能障碍而危及生命。

3. 其他损伤

(1)撞击损伤 多见于中老年人不慎跌倒或撞击前方障碍物;酒后步态不稳、乘车时急刹车致颈部挥鞭样损伤等都可导致颈部脊髓损伤。

(2)火器伤 多见于战争中脊柱受投射物损伤,直接或间接由于投射物高速冲击波致脊髓损伤,该类型损伤常合并其他外伤,损伤严重,预后较差。

(3)锐器伤 生活中多见于锐利生活用品等刺伤,从椎间隙中刺入脊髓,可为完全脊髓横断,亦可为脊髓半侧损伤。

根据病因不同,又可分为闭合伤和开放伤。

(1)闭合伤 多见于和平时期。因外力作用使颈椎发生过度伸展、屈曲、扭转,造成颈椎骨折、脱位。颈椎附件的损伤或韧带及脊髓供血血管的损伤,进而造成闭合性损伤,主要见于车祸伤、坠落伤、运动性扭伤、脊柱扭伤、过重负荷等。

(2)开放伤 多见于战时的火器伤或锐器伤。锐器伤(如刀刺伤)由于椎板的阻挡,损伤常偏于一侧,多引起脊髓的半断性损伤。火器伤按弹体径路与脊髓的关系可分为椎管贯通伤、椎管非贯通伤、椎管切线伤(以上多合并脊髓的严重损伤,多造成脊髓裂断)、椎体伤和椎旁伤(间接造成脊髓损伤,且脊髓部分损伤较多)。火器性脊髓损伤,程度差别很大,可为脊髓震荡、挫伤、出血、骨折压迫直到脊髓部分或全部裂断。开放伤使硬脊膜穿破,与外界相通,极易造成颅内感染或其他软组织感染。

四、病理机制

1. 颈脊髓损伤的病理过程可以分为三期[1,2]

(1)急性期伤后立即改变为组织破裂、出血,数分钟水肿即开始,1～2 h 肿胀明显。出血主要在灰质,健存的毛细血管内皮细胞肿胀,损伤节段血流灌注减少、缺血、代谢产物蓄积。白细胞从血管移行出变为吞噬细胞,轴突退变,脱髓鞘和一系列持续的或继发的生化改变。24 h 胶质细胞增多,5～7 d 胶质纤维产生,神经纤维损伤中断后,近端传入纤维、远端传出纤维发生退变。

(2)中期特点是反应性改变与碎块移除,中心坏死区碎块被吞噬细胞吞噬,常遗留多囊性空腔,胶质细胞与胶质纤维增生,其可穿过囊腔,亦有些病例完全由角质化所代替。

(3)终末期胶质细胞与纤维持续进行,大约半年达到终期,多囊腔常被胶质细胞衬里,上下行通道的 Wallerian 变性在继续进行,神经根再生已开始。

2. 病理上按损伤轻重分[3,4]

(1)伤后即时病理改变 受伤后立即发生损伤平面以下的运动及感觉功能丧失,有以下病理改变。

① 脊髓震荡:系脊髓受暴力冲击而产生的暂时性功能超限抑制所致,但其外观似无改变,临床表现为脊髓休克,其症状与脊髓全部截断不易辨别,但可于数天或 3～4 周后完全恢复。

② 脊髓挫裂伤:常由异物、骨折片、脱位椎体直接损伤脊髓,引起挫裂伤或横断伤。损伤的脊髓组织发生水肿、出血或软化坏死。脊髓功能部分或全部丧失。

③ 脊髓受压:突入椎管内的骨折片、移位的椎体、脱出的椎间盘均可挤压脊髓引起瘀血、缺血、水肿或软化坏死。如果能及早发现,及时手术解除压迫,肢体功能可迅速恢复。如挤压时间过久,则不易恢复。

(2)伤后延迟病理改变 受伤后起初神经症状尚轻,以后逐渐加重,其病理改变如下[5,6]。

① 脊髓内出血:损伤引起脊髓内小血管破裂出血形成血肿,主要发生在血管丰富的颈髓灰质内。小的血肿可以吸收,大血肿可以向上下蔓延数个节段,若挤压延髓重要生命

中枢(呼吸、循环)可致死亡。

②脊髓水肿：受伤局部的脊髓组织发生水肿，由于挤压性骨折所造成的局部畸。

第二节 脊髓损伤类型

脊髓损伤是指由于外界直接或间接因素导致脊髓损伤，在损害的相应节段出现各种运动、感觉和括约肌功能障碍，肌张力异常及病理反射等的相应改变。脊髓损伤的程度和临床表现取决于原发性损伤的部位和性质。在中医学属外伤瘀血所致"腰痛""痿证""癃闭"等病症范畴。脊髓损伤可分为原发性脊髓损伤与继发性脊髓损伤。前者是指外力直接或间接作用于脊髓所造成的损伤。后者是指外力所造成的脊髓水肿、椎管内小血管出血形成血肿、压缩性骨折以及破碎的椎间盘组织等形成脊髓压迫所造成的脊髓的进一步损害。

实验研究证明，原发性脊髓损伤常常是局部的、不完全性的，而损伤后在局部有大量儿茶酚胺类神经递质如去甲肾上腺素、多巴胺等的释放和蓄积，使脊髓局部微血管痉挛、缺血，血管通透性增加，小静脉破裂，产生继发性出血性坏死。这种脊髓损伤后脊髓中心部分大面积出血性坏死的自毁现象简称为出血性坏死，是脊髓损伤后继发的重要病理过程。脊髓损伤是脊柱骨折的严重并发症，由于椎体的移位或碎骨片突出于椎管内，使脊髓或马尾神经产生不同程度的损伤。颈段脊髓损伤后，双上肢也有神经功能障碍，为四肢瘫痪，简称"四瘫"。其临床症状有：①脊髓损伤。在脊髓休克期间表现为受伤平面以下出现弛缓性瘫痪，运动、反射及括约肌功能丧失，有感觉丧失平面及大小便不能，2～4周后逐渐演变成痉挛性瘫痪，表现为肌张力增高，腱反射亢进，并出现病理性椎体束征。颈段脊髓损伤表现为四肢瘫，上颈椎损伤的四肢瘫均为痉挛性瘫痪，下颈椎损伤的四肢瘫由于脊髓颈膨大部位和神经根的毁损，上肢表现为弛缓性瘫痪，下肢仍以痉挛性瘫痪。脊髓半切征指损伤平面以下同侧肢体的运动及深感觉消失，对侧肢体痛觉和温觉消失。脊髓前综合征指颈脊髓前方受压严重，有时可引起脊髓前中央动脉闭塞，出现四肢瘫痪，下肢瘫痪重于上肢瘫痪，但下肢和会阴部仍保持位置觉和深感觉，有时甚至还保留有浅感觉。脊髓中央管周围综合征多数发生于颈椎过伸性损伤。颈椎管因颈椎过伸而发生急剧容积变化，脊髓受皱褶黄韧带、椎间盘或骨刺的前后挤压，使脊髓中央管周围的传导束受到损伤，表现为损伤平面以下的四肢瘫，上肢于下肢，没有感觉分离。具体损伤机制见后。②脊髓损伤后各种功能丧失的程度可以用截瘫指数来表现。"0"代表功能完全正常或接近正常。"1"代表功能部分丧失。"2"代表功能完全丧失或接近完全丧失。一般记录肢体自主运动、感觉及两便的功能情况。相加后即为该患者的截瘫指数，如某患者自主运动完全丧失，而其他两项为部分丧失，则该患者的截瘫指数为 $2+1+1=4$，三种功能完全正常的截瘫指数为 0，三种功能完全丧失则截瘫指数为 6。从截瘫指数可以大致反映脊髓损伤的程度,发展情况,便于记录,还可比较治疗效果。

一、脊髓损伤分类

在美国有 25 万患者因严重的外伤导致脊柱脊髓损伤,每年约有 1.7 万新发病例。它目前仍是与创伤相关疾病高发病率和死亡率的首要原因[7]。颈椎损伤约占脊柱损伤的 50%,而几乎一半的颈椎损伤都伴有脊髓损伤。下颈椎损伤是颈椎损伤最主要的组成部分。所有颈椎损伤中 65% 的骨折和 75% 的脱位都源自下颈椎[8,9]。

从功能的角度来看,颈椎可分为两个不同的区域:颅颈交界区(枕~C_2)和下颈椎区($C_{3~7}$)。颅颈交界区拥有独特的解剖结构。它的稳定性主要依靠韧带附着,而关节则为了提供充足的运动范围降低了自身维持稳定的特性。下颈椎具有较高的节段间稳定性。由于解剖结构的不同,每个区域的损伤形态都有不同的特点。

1970 年,弗兰克·霍尔兹沃思(Frank Holdsworth)[10]基于 2 000 多例患者的诊治经验提出了第一个脊柱损伤综合分型系统,他指出了后方韧带复合体对脊柱稳定性的重要作用。1982 年,Allen 等基于 X 线片上损伤后脊柱的情况反映出的损伤机制提出了一种下颈椎损伤的分型系统。他将损伤分为六类:屈曲压缩型、垂直压缩型、屈曲牵张型、压缩伸展型、牵张伸展型、侧方屈曲型。哈里斯(Harris)对这一分型系统进行了修改,在屈曲和伸展中加入了旋转因素。六种修改后的损伤机制分为:屈曲型、屈曲旋转型、过伸型、过伸旋转型、垂直型、垂直压缩型、侧方屈曲型[11]。为了区分组织损伤程度和不稳定程度,每一种损伤机制又被细化。两种分型系统都很全面,但由于过于复杂,难以将各种分型与损伤严重程度相关联,所以并没有被广泛应用。

(一) SLIC 分型系统(表 2-1)

上颈椎损伤分型系统(SLIC)能更好地描述并区分损伤的模式、治疗原则及预后[12,13,14],它由 3 个部分组成:① 损伤形态;② 椎间盘韧带复合体(DLC)的完整性;③ 神经功能。损伤形态由影像学决定。

1. 损伤形态

SLIC 系统中,损伤形态被划分为 3 种类型:压缩型、牵张型、移位或旋转型。压缩型损伤是由部分或整个椎体损伤或经终板的断裂引起椎体高度的丢失。包括:传统压缩型骨折和爆裂骨折,矢状面和冠状面骨折,泪滴形骨折或屈曲压缩骨折。无移位或轻度移位的侧块和关节突骨折可能由于侧方压缩导致,也可归为压缩型损伤。

牵张型损伤:是垂直轴向上解剖结构的分离。该型损伤破坏性更大,稳定性更差。该损伤通常会伴随累及椎间盘或关节突关节的韧带断裂损伤。由颈椎过伸引起的前纵韧带断裂、椎间盘前部高度增加也是一种牵张型损伤。

移位或旋转型损伤:在影像学上会表现为水平面上椎体间的相对移位。按照定义,颈椎前后方结构都已造成了破坏,表现为极度不稳定。椎体间相对旋转角度 >11° 定义为旋转损伤。单侧和双侧小关节骨折脱位、侧块骨折分离或出现"浮动侧块"、双侧椎弓根骨折也都是移位损伤。

2. 椎间盘韧带复合体

DLC包括前纵韧带、后纵韧带和后方韧带（黄韧带、棘间韧带、棘上韧带以及关节突的关节囊）。通常认为DLC的完整性与脊柱的稳定性呈正比[15]。

关节突关节囊是脊柱后方强度最高的解剖结构，而前纵韧带是前方强度最高的解剖结构。因此关节突关节的序列异常，即定义为关节对合<50%或分离>2 mm，可认为是DLC受损的表现。中立位或拉伸位椎间盘前部高度的异常增宽则为另一种DLC受损的表现。

棘间韧带是颈椎最薄弱的韧带。因此影像学上单纯棘突间距扩大并无意义，只有在屈曲侧位片显示关节突关节结构异常或相应椎间隙成角>11°时才能作为DLC功能受损的证据。

3. 神经功能状态

患者的神经功能状态是脊柱损伤程度的一个指标，能够影响患者治疗方式的选择，特别是当出现新的神经功能损伤时。在SLIC系统，神经功能状态被分为4级：无损伤、根性损伤、完全脊髓损伤、不完全性脊髓损伤。患者存在持续性脊髓压迫是患者存在完全性或不完全性脊髓损伤时的一个补正因素。当患者存在移位或旋转型损伤时，应在骨折复位之后再进行脊髓压迫情况的评价。

表 2-1 SLIC 评分系统

形 态	评 分
无异常	0
压缩骨折	1
爆裂骨折	+1=2
牵张性损伤	3
旋转性损伤	4
间盘韧带复合体	评分
无损伤	0
不确定损伤	1
连续多节段损伤	2
神经功能状态	评分
无损害	0
根性损害	1
完全脊髓损伤	2
不完全脊髓损伤	3
连续多节段损伤	+1

（二）AOspine 机制分型

AOspine 的下颈椎损伤分型系统基于以下 4 个方面：损伤形态、关节面损伤、神经功能和其他特殊情况。

1. 损伤形态

类似于 AOspine 的胸腰椎骨折分型系统,此处的分型系统也是基于 3 种基本分型描述损伤形态。A 型损伤:骨折导致椎体压缩,但是张力带结构完整;B 型损伤:损伤导致前方或后方张力带结构损伤,但是仍可维持脊柱轴向序列的连续型,无分离或移位;C 型损伤:损伤导致一个椎体相对于另一个椎体产生任何方向上的分离或移位。

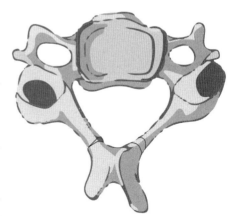

A 型:压缩损伤,前方压缩骨折或者轻微应力下的棘突骨折(例如棘突或椎板骨折)。A 型又分为以下五型:

A0 型:无或轻微骨损伤,例如单纯椎板或棘突骨折。无相关骨折的脊髓中央综合征也属于 A0 型(图 2-2);

图 2-2　单纯椎板或棘突骨折

A1 型:压缩骨折累及一侧终板,但未累及椎体后壁(图 2-3);

A2 型:劈裂骨折累及两侧终板,但未累及椎体后壁(图 2-4);

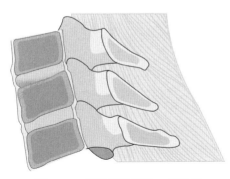

图 2-3　压缩骨折累及一侧终板

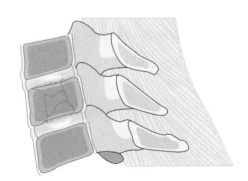

图 2-4　骨折累及两侧终板

A3 型:爆裂骨折累及一侧终板,并累及椎体后壁(图 2-5);

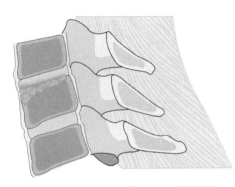

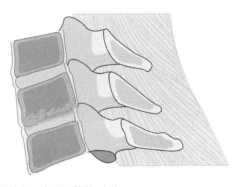

图 2-5　骨折累及一侧终板,并累及椎体后壁

A4 型：爆裂骨折或者劈裂骨折累及两侧终板，并累及椎体后壁（图 2-6）。

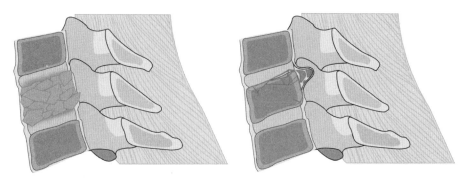

图 2-6　骨折累及两侧终板和椎体后壁

B 型：张力带损伤，损伤影响前方或者后方张力带。B 型又分为以下三型：

B1 型：后方张力带损伤（骨性），仅有骨性结构的分离，前方结构（如椎间盘或者纤维环）的损伤也属于 B1 型（图 2-7）；

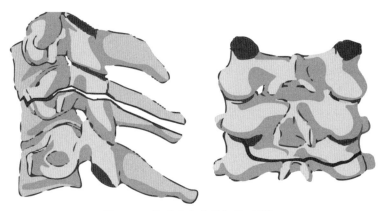

图 2-7　前后方张力带损伤（骨性）

B2 型：后方张力带损伤（骨性、关节囊韧带性、韧带性），后方关节囊韧带或者骨性关节囊韧带结构的完全断裂，前方结构（如椎体或椎间盘）的损伤也属于 B2 型（图 2-8）；

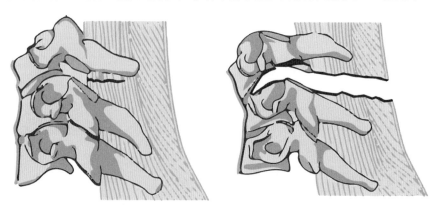

图 2-8　前后方张力带损伤（骨性，关节囊韧带性，韧带性）

B3 型：前方张力带损伤，前方结构（如骨性或者椎间盘）的断裂或分离（图 2 - 9）。

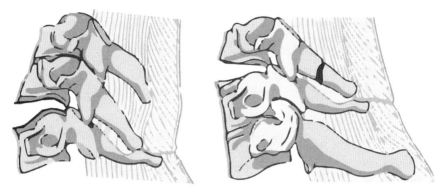

图 2 - 9 前方（如骨性或者椎间盘）张力带损伤

C 型：任何方向的移位损伤，损伤导致一个椎体相对于另一个椎体产生分离或移位（图 2 - 10）。

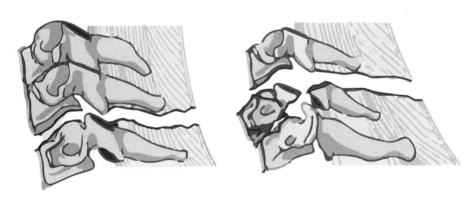

图 2 - 10 任何方向的移位损伤

2. 小关节损伤

用以描述小关节复合体的多种损伤。如果同一小关节有多种损伤（例如微小骨折和脱位），只描述最高等级的损伤（脱位）。如果同一椎体的双侧小关节损伤，先描述右侧小关节。BL 用以描述双侧小关节具有同一种损伤分型。

F1 型：无移位的小关节骨折（上关节突或下关节突），断片<1 cm，<40%侧块；

F2 型：潜在不稳定的小关节骨折（上关节突或下关节突），断片>1 cm，>40%侧块或移位；

F3 型：侧块漂浮，椎弓或者椎板断裂导致上下关节突分离；

F4 型：小关节病理性脱位或半脱位。

3. 神经功能状态

N0：神经功能完整；

N1：瞬时神经功能丧失，损伤 24 h 内完全恢复；

N2：根性症状；

N3：不完全脊髓损伤；

N4：完全脊髓损伤；

NX：神经功能无法判断，通常用于患者因头部外伤或者其他部位损伤导致进行神经学检查，例如醉酒、多发伤、插管状态。

"＋"用于不完全神经功能缺失或神经损伤存在进行性脊髓压迫。

4. 患者特殊情况：影响临床决策的其他特殊情况

M1：后方关节囊韧带复合体损伤，但未完全断裂。此型患者多通过 MRI 或相关后方压痛等临床体格检查可以明确，骨性结构角度出发是稳定的，但是存在后方韧带结构的未完全断裂的损伤；

M2：严重的椎间盘突出，损伤节段髓核向后方突出；

M3：硬化性或代谢性骨病，例如弥漫性特发性骨肥厚症（DISH），强直性脊柱炎，后纵韧带骨化症，黄韧带骨化症；

M4：椎体动脉损伤。

（三）根据受力机制分型

1. 压缩和爆裂损伤

下颈椎的压缩和爆裂损伤通常由轴向负荷导致。这些损伤可导致终板和椎体损伤，但不一定伴有 DLC 的断裂。如果患者有神经症状或者残存的脊髓压迫需要及时处理。

对于骨折块进入椎管引起神经损伤的爆裂性骨折，前路椎体次全切除内固定术是首选的治疗方法。

2. 牵张型损伤

过伸牵张型损伤通常发生在关节僵硬或脊柱强直的患者，并且非常不稳定。牵张损伤首先发生在前柱，然后依次传导到中、后柱。影像学上该损伤的典型表现是前柱的牵张性损伤，通常伴有椎间隙的裂开。后方结构的骨折通常是由于椎板或关节突关节的压缩损伤所致。由于该损伤通常很不稳定，经常会伴有不完全性中央脊髓损伤。椎间隙的增宽可能是 X 线片上的唯一表现，CT 检查可发现双侧椎弓根骨折。强直性脊柱炎患者是这种损伤模式的范例，这种损伤也可出现在继发强直的晚期退行性颈椎病患者中（图 2-11，图 2-12）。

3. 屈曲型损伤

与牵张型损伤相反，屈曲型损伤始发于后柱结构的断裂分离，损伤向前传导累及前柱。其中，棘上韧带和棘间韧带断裂、关节突关节损伤可导致无移位的单侧关节突骨折侧块分离，甚至双侧关节突骨折脱位。

4. 不伴有力学失稳的颈椎过伸伤导致的脊髓损伤

不伴有力学失稳的颈椎过伸伤导致的脊髓损伤单独作为下颈椎损伤的一种类型在此进行简要讨论。该损伤与前文所述的牵张型损伤不同。最重要的特点是患者有急性神经

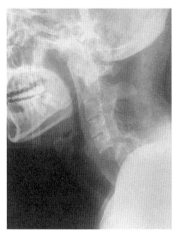

图 2-11 X 线示前方椎间隙裂开

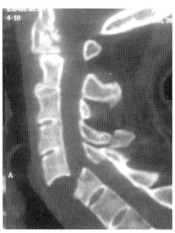

图 2-12 CT 示双侧椎弓根骨折伴脱位

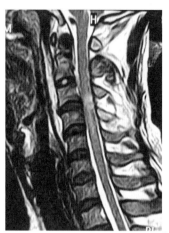

图 2-13 颈椎过伸伤磁共振示椎间血肿及脊髓信号增高

功能障碍,但没有力学不稳(图 2-13)。该损伤通常出现在退行性颈椎疾病、椎管狭窄的老年患者,由低能量损伤如平地跌倒或坠落楼梯引起。

尽管此类情况可引起多种脊髓损伤,但最常见的是中央脊髓综合征,上肢的神经症状重于下肢。该综合征通常继发于前方椎间盘骨赘复合物和后方肥厚的黄韧带和关节囊的挤压造成的脊髓压迫症。患者可出现不稳定的神经症状或功能障碍,并不存在颈椎力学的失稳[16~18]。

5. 无骨折脱位颈椎不稳脊髓损伤的发病机制

该类型脊髓损伤机制复杂多样,可归纳为:脊髓损伤信号存在,但在 MRI 上未见到明显脊髓受压征象,表明脊髓受过一过性的暴力损伤。当颈椎受过伸位暴力时,颈椎间盘破裂并伴有部分韧带损伤,颈椎间不稳定,过伸位暴力剪切力较大,容易造成椎体间的移位,此情况通常在 X 线上表现为相邻椎体间位移>3 mm 或相邻椎间成角>11°。此时椎管前后壁均可构成对脊髓的一过性挤压。同时上位椎体后缘、后纵韧带及黄韧带均可参与这种挤压。颈椎管狭窄或颈椎后纵韧带骨化患者更易发生此类型损伤。有研究认为下位颈椎退行性变使其顺应性下降而导致其滑动损伤脊髓。C_3、C_4、C_5 椎体小关节面相对水平的解剖学特点以及此处应力集中的生物力学特点构成了易损的解剖学及生物力学基础。各种原因的颈椎损伤不仅对脊髓有压迫损伤,而且损伤脊髓血液循环,而出现脊髓缺血、水肿变性、软化,甚至出现脊髓空洞等迟发性损伤。

二、脊髓损伤分级

脊髓损伤可采用美国脊髓损伤协会(ASIA)提出的脊髓损伤神经学分类国际标准(ISCSCI)进行评价。该标准可用外伤性脊髓损伤患者的评价和神经损伤的分级。不仅可以作为损伤分类的基本框架,也可对神经系统损伤后功能恢复以及远期预后进行预测评估。ASIA 标准只适用于外伤性脊髓损伤，不可用于非创伤性脊髓损伤的评价。

ASIA 评分对神经功能的评价包括身体左右两侧 28 个皮节的感觉检查及身体两侧 10 个肌节的肌力检查。感觉平面指身体两侧保留完整感觉功能的最低脊髓节段。同样，运动平面指身体两侧保留 3 级以上肌力的最低肌节平面，运动平面以上肌力正常。神经损伤平面是运动和感觉都完好的最低脊髓节段。无神经损伤的患者评分 100 分（5 级肌力，10 个肌节，左右两侧）。

应用 ASIA 损伤分级可将 SCI 分为 A～E 的 5 个级别，字母越靠后级别越高损伤程度越低。完全性 SCI（ASIA A）定义为脊髓自头向骶尾部最低的节段感觉运动功能的完全丧失。相比之下，不完全性 SCI（ASIA B～E）定义为神经损伤平面以下节段感觉和运动功能有部分保留。ASIA B 定义为神经损伤平面以下节段有感觉但运动功能完全丧失。ASIA C 定义为神经损伤平面以下运动功能有保留，多数关键肌肌力小于 3 级。ASIA D 定义为神经损伤平面以下有运动功能保留，多数关键肌肌力大于 3 级。感觉和运动功能完全正常定义为 ASIA E。

对鞍区 S_4～S_5 节段功能的检查是应用此标准对神经损伤程度评价的关键。鞍区感觉功能评价即肛门皮肤黏膜交界处的针刺或轻触觉检查，以及直肠指检对深感觉的检查。鞍区感觉存在而运动功能丧失（鞍区保留）提示不完全性脊髓损伤，预示神经功能预后良好。鞍区运动存在是指直肠指检时肛门外括约肌存在主动收缩。脊髓内神经元联系的完整性可采用球海绵体肌反射进行评价。正常情况下，挤压龟头或者牵拉尿管可引起的肛门括约肌不自主的收缩反应（正常或球海绵体肌反射存在）。球海绵体肌反射消失提示该平面所属脊髓下行神经传导的中断，提示脊髓休克。

脊髓休克是在损伤后出现的一段过渡时期，在此期间无法对完全性 SCI 或不完全性 SCI 进行鉴别。脊髓休克表面为损伤平面一下迟缓性瘫痪、感觉反射完全消失。随后出现肌张力增高和肌肉痉挛，运动和感觉功能逐步恢复。脊髓休克通常持续 24～72 h，可以通过球海绵体反射监测脊髓休克的情况。

脊髓休克初期由于上位神经中枢失去了对 α 和 γ 运动神经元、中间神经元、交感节前神经元兴奋性刺激，同时对脊髓抑制通路的抑制减少，最终导致神经功能障碍的出现。失去上位神经控制的脊髓神经元保留了反射传入和中间神经元的突触联系，随着时间的推移，通过神经元的出芽，可获得新的联系。这就是脊髓休克后期出现肌肉痉挛、反射亢进的原因。

球海绵体反射的恢复通常是脊髓休克初期结束的标志。因此在脊髓休克期间无法对完全性 SCI 或非完全性 SCI 进行鉴别，神经功能的预后评价也需等到脊髓休克结束之后进行。有时球海绵体肌反射可不恢复（脊髓圆锥损伤或 S3 以下反射弧的直接损伤），这时损伤 72 h 就可认为脊髓休克结束。

脊髓休克应与神经源性休克鉴别。神经源性休克是由于大脑或脊髓内交感神经通路中断，无法对抗迷走神经紧张和血管扩张，全身血管阻力随之降低而引起。在这种情况下,可出现低血压、心动过缓和体温降低。这种自主神经功能障碍常见于 T_6 水平以上的脊髓损伤。

三、脊髓损伤综合征

1. 脊髓中央综合征

脊髓中央综合征(CCS)是最为常见的非完全性 SCI。表现为对称性的不完全四肢瘫痪,且上肢症状重于下肢,伴有不同程度的感觉障碍,尿潴留常见。

CSS 常出现于存在潜在颈椎退变性疾病的颈椎过伸性损伤的患者。脊髓压迫源于后方增厚褶皱的黄韧带,或前方骨赘,可伴有脊柱结构的骨折和断裂。前后方的共同压迫造成了脊髓实质中央部的严重损伤。

该综合征的病理生理学机制与髓内皮质脊髓束的躯体定位有关。皮质脊髓束中支配骶部的神经束分布在最外侧,而腰、胸、颈部的神经依次由外向内排列的神经束支配。脊髓受到冲击后会引起脊髓实质的损伤,轴浆淤积也会引起脊髓的水肿,这些都可导致髓内轴突的损伤。对 CCS 患者尸检研究发现脊髓的中央部分存在出血,这是神经功能预后不良的一种表现,然而,最近的组织病理学研究表明 CCS 的损伤重要表现为白质损伤。

CCS 的早期手术治疗研究仍存在争议。一些研究表明,对于 MRI 影像上存在脊髓压迫或脊髓内异常信号的患者应尽量早期手术治疗。对于没有结构性损伤或 MRI 异常信号患者,非手术治疗便有良好的神经功能预后,6 周左右能出现显著改善。老年患者和存在多处重度神经损伤的患者往往预后较差。

2. Brown-Séquard 综合征

Brown-Séquard 综合征(BSS)表现为同侧偏瘫,同侧本体感觉丧失及对侧痛觉和温度觉丧失。BSS 通常由脊髓半侧横断的穿透性损伤造成,这种综合征也可由钝性创伤或其他脊柱疾病进展所致,导致包括血肿、脊髓空洞、肿瘤、脊髓炎、脱髓鞘疾病和椎间盘突出。

BSS 的典型神经系统表现是由于脊髓内 3 个独立的神经通路中断所致。下行的皮质脊髓侧束和上行的背侧束在延髓交叉,两者的损伤会分别导致同侧偏瘫和同侧本体感觉丧失。神经纤维从背根进入上行的脊髓丘脑侧束后在 3 个节段内的交叉到对侧走行,损伤后会导致对侧痛觉和温度觉丧失。

BSS 通常采用非手术治疗,主要是康复治疗。如果患者存在脊柱不稳或者脊髓压迫应采用手术治疗。经系统性康复治疗的患者通常预后较好,许多患者 3~6 个月后运动功能几乎完全恢复。

3. 前脊髓综合征

前脊髓综合征(ASCS)表现为完全性运动瘫痪及痛温觉丧失,本体感觉和振动觉存在。运动功能的受损程度往往下肢重于上肢。ASCS 通常是由于过度屈曲和轴向载荷过大引起的损伤造成。也可见于中央型椎间盘突出、骨折脱位损伤、血管病变或脊髓前动脉损伤、压缩性骨折和其他引起椎管腹侧压迫的病变。

ASCS 主要由脊髓前 2/3 的损伤引起,导致皮质脊髓束和脊髓丘脑束功能受损引起运动麻痹和痛温觉丧失。脊髓后 1/3 包含脊椎,一般不会累及。所以本体感觉和振动觉功能正常脊髓前部损伤可发生于脊髓本身的直接损伤或脊髓前动脉及其分支的损伤引起的供血不足。

ASCS 在各种脊髓综合征中预后最差,只有 10%～15% 的患者出现神经功能恢复。预后良好的指征包括痛温觉不完全受损和神经功能在第一个 24 h 出现逐渐恢复的情况。如果影像学显示持续性脊髓受压或脊柱不稳,需采用手术治疗。一些研究表明,早期手术减压并不会比延期手术得到更好的治疗效果。

4. 后脊髓综合征

后脊髓综合征(PSCS)表现为损伤平面以下运动、痛温觉正常,本体感觉和振动觉丧失。PSCS 是最为罕见的脊髓综合征。脊髓后部的损伤可出现在脊髓的直接损伤或者继发于脊髓后动脉的损伤。虽然患者通常可以行走,但由于本体感觉和振动觉的丧失,行走时需要视觉的辅助。因此,患者通常无法在黑暗中行走。脊髓结核是一个罕见的病因,通常是由于脊髓后部感染引起,如梅毒等。

参考文献

[1] Akdemir H, Pasaoglu A. Histopathology of experimental spinal cord trauma. Comparison of treatment with TRH, naloxone, and dexamethasone[J]. Res Exp Med (Berl), 1992, 192(3): 177-183.

[2] Tator C H, Koyanagi I. Vascular mechanisms in the pathophysiology of human spinal cord injury [J]. J Neurosurg, 1997, 86(3): 483-492.

[3] Koyanagi I, Tator C H, Theriault E. Silicone rubber microangiography of acute spinal cord injury in the rat[J]. Neurosurg, 1993, 33(2): 285-290.

[4] Koyanagi I, Tator C H, Lea P J. Three-dimensional analysis of the vascular system in the rat spinal cord with scanning electron microscopy of vascular corrosion casts. Part 2: Acute spinal cord injury[J]. Neruosurg, 1993, 33(2): 285-290.

[5] 鲍远程. 现代中医神经病学[M]. 北京：人民卫生出版社, 2003: 674-685.

[6] 陈镜合, 周海平. 中西医结合急症诊治[M]. 北京：人民卫生出版社, 2003: 743-750.

[7] Shank C D, Walters B C, Hadley M N. Current topics in the management of acute traumatic spinal cord injury[J]. Neruocrit Care, 2018, doi: 10. 1008/s12028-018-0537-5.

[8] Kwon B K, Vaccaro A R, Grauer J N, et al. Subaxial cervical spine trauma[J]. J Am Acad Orthop Surg, 2006, 14(2): 78-89.

[9] Lowery D W, Wald M M, Browne B J, et al. Epidemiology of cervical spine injury victims[J]. Ann Emerg Med, 2001(38): 12-16.

[10] 于圣会, 盛伟斌, 陈浩贤, 等. SLIC 评分系统在下颈椎损伤治疗中的应用[J]. 中华创伤骨科杂志, 2010(12): 425-428.

[11] 马君, 贾连顺, 邵将, 等. 下颈椎损伤分型临床应用的可靠性与有效性的评价[J]. 中华创伤骨科杂志, 2011(2): 106-109.

[12] 易龙, 孙天胜, 张志成. SLIC 评分系统在无骨折脱位型颈脊髓损伤治疗中的应用[J]. 中国矫形外科杂志, 2014, 22(4): 304-307.

[13] Vaccaro A R，Hulbert R J，Patel A A，et al. Thesubaxial cervical spine injury classification system：a novel approach to recognize the importance of morphology，neurology，and integrity of the disco-ligamentous complex[J]. Spine，2007，21：2365 - 2374.

[14] 孙天胜，张志成. 下颈椎损伤分类评分系统的评估及临床应用[J]. 中华创伤杂志，2009，5：403 - 407.

[15] 金根洋，陈伟南，骆宇春，等. 颈椎过伸性损伤患者椎间盘韧带复合体损伤的影像特点及其临床意义[J]. 中国脊柱脊髓杂志，2012，11：1016 - 1021.

[16] Bose B，Northrup B E，Osterholm J L，et al. Reanalysis of central cervical cord injury management[J]. Neurosurgery，1984，15(3)：367 - 372.

[17] Aarabi B，Koltz M，Ibrahimi D. Hyperextension cervical spine injuries and traumatic central cord syndrome [J]. Neurosurg Focus，2008，25(5)：E9.

[18] Song J，Mizuno J，Inoue T，et al. Clinical evaluation of traumatic central cord syndrome：emphasis on clinical significance of prevetebral hyperintensity，cord compression and intramedullary high-signal intensity on magnetic resonance imaging[J]. Surg Neurol，2006，65(2)：117 - 123.

第三章　颈脊髓损伤早期内环境紊乱及有效治疗

内环境紊乱是指由于机体内外各种因素造成内环境的化学组成成分和整个内环境的理化性质发生变化，从而导致机体组织细胞的功能障碍，甚至引起器官系统的功能障碍，严重时危及生命[1]。作为颈脊髓损伤后，尤其完全性损伤时的常见并发症之一，内环境紊乱往往会使患者病情进一步加重。因此临床上要高度重视颈脊髓损伤后的内环境紊乱问题，此类患者入院后应及时补充电解质，尽快完善相关血液学检查，做到早发现早诊治。检测内环境主要通过血浆进行，目前尚不能直接检测组织间液。相关指标应涵盖电解质、渗透压及酸碱平衡等。了解酸碱平衡的主要手段为动脉血气分析，其中最常用的检测指标为pH、氧分压、二氧化碳分压、标准及实际碳酸氢根离子浓度、碱剩余、阴离子间隙（AG）、二氧化碳结合力等。

第一节　酸碱平衡紊乱

一、呼吸性酸中毒

（一）病因

（1）颈脊髓损伤患者，尤其是完全损伤患者，呼吸中枢活动抑制、传导通路受损、肋间肌麻痹、胸式呼吸消失，呼吸功能主要依靠腹式呼吸即膈肌的运动来维持。因此，患者常感呼吸费力，容易疲劳；而且颈髓损伤患者长期处于平卧位，大部分患者并不适应平卧时咳痰，导致痰液难以排出，堵塞呼吸道，进一步加重了呼吸困难，甚至发生急性呼吸窘迫综合征[2]。上述原因导致患者肺通气功能障碍，体内二氧化碳蓄积，产生呼吸性酸中毒。除此之外，麻醉剂、镇静剂（吗啡、巴比妥钠）等一些临床常用药物均有抑制呼吸的作用，大剂量或长时间使用时也可引起肺通气不足。乙酰唑胺等一些碳酸酐酶抑制剂能抑制红细胞中的碳酸酐酶，使得红细胞中二氧化碳释放减少，从而引起动脉血二氧化碳升高，导致呼吸性酸中毒。

（2）呼吸机相关因素：机械通气的目的是在颈脊髓损伤后维持适当的通气量，使肺泡通气量满足机体的需要。任何可引起肺通气量减少的因素均可导致二氧化碳潴留，使$PaCO_2$升高，引起呼吸性酸中毒[3]。

① 呼吸通道阻塞：包括患者呼吸道及呼吸机管路的通道阻塞。机械通气时，气流不经上呼吸道而直接进入主支气管，尤其是湿化不足时，气道水分丢失严重，分泌物浓稠、干结，形成痰栓堵塞小气道甚至大气道，造成通气障碍。此时二氧化碳潴留，动脉血二氧化碳升高，导致呼吸性酸中毒。如呼吸机的呼出气管道滤器被湿润的呼出气打湿，使呼出气不能顺利排出，此时气道峰压升高，肺内二氧化碳潴留，动脉血二氧化碳升高，同样引起呼吸性酸中毒。

② 限制性通气功能障碍：肺间质纤维化、胸外伤胸廓活动受限等会引起限制性功能障碍，肺或胸壁的顺应性降低，潮气量减少，分钟通气量下降，引起肺内二氧化碳潴留，动脉血二氧化碳升高，导致呼吸性酸中毒。

③ 呼吸机使用不当：呼吸机在容量切换模式时，是通过潮气量和每分呼吸频率来设置分钟通气量的，潮气量和每分呼吸频率的乘积即为分钟通气量。在定压型模式时，潮气量的大小是由气道压力所决定的。完全控制通气，呼吸频率恒定时，潮气量或气道压力不足可引起分钟通气量减少，导致肺内二氧化碳不能及时排出；若呼吸频率设置不当，如吸气时间过长、呼气时间过短、呼吸时间比不当等，也可导致肺内二氧化碳不能及时排出；临床工作中，机械通气时常用的呼气末正压也是引起二氧化碳潴留的主要原因之一。呼气末正压能够增加肺容积、增大平均气道压力、改善氧合能力，但同时也增加了功能残气量，过高的呼气末正压可引起二氧化碳潴留，$PaCO_2$ 升高。

④ 允许性高碳酸血症：例如急性呼吸窘迫综合征等情况发生时，应用呼吸机小潮气量通气策略，不可避免地引起二氧化碳潴留，$PaCO_2$ 升高，导致呼吸性酸中毒。

（二）代偿机制

呼吸性酸中毒是由呼吸功能障碍所引起的，因此不能利用呼吸来代偿。H_2CO_3 增加主要通过人体的非碳酸氢盐缓冲系统进行缓冲，并生成 HCO_3^-。但这种缓冲是有限度的。

1. 细胞内外离子交换和细胞内缓冲的调节作用

细胞内外离子交换和细胞内缓冲是急性呼吸性酸中毒的主要代偿调节。

细胞内外离子交换是指细胞外液中 H^+ 升高时，H^+ 进入细胞内，置换出 K^+ 等，从而缓解细胞外液过高 H^+ 的状态。这与代谢性酸中毒时的离子交换的机制是一致的。

细胞内缓冲是指进入细胞内的 H^+ 被细胞内缓冲物质如蛋白质（Pr^-）等所缓冲，以及二氧化碳弥散进入红细胞内的反应。呼吸性酸中毒时，由于二氧化碳的蓄积而使 PCO_2 急速升高，二氧化碳通过红细胞膜进入红细胞内的正常过程被加强。二氧化碳与 H_2O 在红细胞内的碳酸酐酶的催化下生成 H_2CO_3，随后 H_2CO_3 解离为 H^+ 与 HCO_3^-。H^+ 由血红蛋白缓冲，HCO_3^- 则被转移至血浆中，使血浆 HCO_3^- 呈代偿性增加，如此时 $NaHCO_3/H_2CO_3$ 仍能保持在正常范围内，则为代偿性呼吸性酸中毒。由于急性呼吸性酸中毒通常发展迅速，肾脏代偿缓慢，故常为失代偿性的。

2. 肾脏代偿的调节作用

肾脏代偿是慢性呼吸性酸中毒的主要代偿措施，但它的调节活动却比较缓慢，约6～

12 h显示其作用,3～5 d才能达到最大效应。慢性呼吸性酸中毒指持续24 h以上的二氧化碳蓄积,它也有急性呼吸性酸中毒时的细胞内外离子交换和细胞内缓冲,但肾脏却可发挥其产NH_3↑、排H^+↑及重吸收$NaHCO_3$↑的功能,使代偿更为有效。

慢性呼吸性酸中毒时,血浆$[HCO_3^-]$与PCO_2二者关系如下式所示:

$$\Delta[HCO_3^-]=\Delta PCO_2 \times 0.4 \pm 3$$

例如,$P(CO_2)$每升高1.33 kPa(10 mmHg),血浆$[HCO_3^-]$浓度可升高4 mmol(mEq)/L左右。这相比于急性呼吸性酸中毒的代偿要有效得多,能在一定时期内维持pH于正常范围,呈代偿性呼吸性酸中毒。

失代偿性呼吸性酸中毒时,血浆中反映酸碱平衡的指标发生会如下改变:

pH↓ CO_2 C. P. ↑

S. B. 不变(有代偿性增加时可略↑)

A. B. ↑

B. B. 不变(有代偿性增加时可略↑)

B. E. 不变(有代偿性增加时可呈正值↑)

此种酸中毒是由于Cl^-进入红细胞增多(HCO_3^-自红细胞转移至细胞外),故血浆Cl^-降低。

(三)对机体的影响

呼吸性酸中毒对机体的影响,就其体液H^+升高的危害而言,与代谢性酸中毒是一致的。但呼吸性酸中毒特别是急性者因肾脏的代偿性调节比较缓慢,故常呈失代偿时表现得更为严重。

呼吸性酸中毒时可有二氧化碳麻醉现象,这导致其神经系统症状更为严重。初期症状表现为头痛、视觉模糊、疲乏无力,进一步加重则表现为精神错乱、震颤、谵妄、嗜睡直至昏迷。高浓度二氧化碳麻醉时二氧化碳扩张脑血管,患者颅内压升高,视神经乳头可有水肿。此外,由于二氧化碳为脂溶性,极易通过血脑屏障,同时HCO_3^-为水溶性,通过此屏障缓慢,因此患者脑脊液pH下降较其他细胞外液更多。

呼吸性酸中毒时心血管方面的变化和代谢性酸中毒一致,同样存在微循环容量增大、血压下降、心肌收缩力减弱、心输出量下降和心律失常等表现。这是由于这两类酸中毒时H^+升高并能导致高钾血症。

呼吸性酸中毒患者可能伴有缺氧,这也是使病情加重的一个因素。

(四)治疗原则

1. 寻找引起的呼吸性酸中毒的病因,积极防治原发病。

2. 改善肺泡通气,排出过多的二氧化碳。根据患者具体情况,可行气管切开术、人工呼吸、解除支气管痉挛、祛痰、给氧等措施。

人工呼吸要适度,因为呼吸性酸中毒时$NaHCO_3/H_2CO_3$中H_2CO_3原发性升高,

$NaHCO_3$ 呈代偿性继发性升高。如果过度通气,则血浆 PCO_2 迅速下降,而 $NaHCO_3$ 仍在高水平,患者将转化为细胞外液碱中毒,脑脊液的情况也是如此,从而引起低钾血症、血浆 Ca^{2+} 下降、中枢神经系统细胞外液碱中毒、昏迷甚至死亡。

(1) 应用呼吸机前,需要评估患者上机后所需的合适潮气量和分钟通气量,这都基于患者体重、基础状况、初始血气分析等结果。容量控制模式时,潮气量初始设定可为 $8\sim12\ mL/kg$,如可能存在 ARDS,则应用小潮气量通气以避免加重肺损伤。压力控制模式时,气道压根据气道阻力和肺顺应性而定。要获得合适的分钟通气量,需要上机后根据实测潮气量调整气道压,但要注意监测气道峰压,以防气压伤发生。另一个防止二氧化碳潴留的重要措施是设置合适的呼吸频率($12\sim16$ 次/min)和吸呼比($1:2\sim3$ 以上)。如患者呼吸频率过快,则容易导致吸气及呼气时间均不足,必要时可应用镇静药物以打断患者本身的呼吸节律,同时注意复查血气以适时调整呼吸机参数。如果 $PaCO_2$ 进行性升高,在排除气道堵塞等因素后,可通过增加潮气量(容量控制)或气道压(压力控制)或延长呼气时间进行调整。

(2) 控制过高的外源性呼气末正压,在能维持合适的氧合下,可逐渐下调外源性呼气末正压。对于 ARDS,可采用允许性高碳酸性血症,但建议 $PaCO_2\leqslant65\sim75\ mmHg$,$pH>7.3$。

(3) 对于慢性阻塞性肺疾病(简称慢阻肺)慢性呼吸衰竭患者,机械通气期间需注意维持适当的高碳酸血症,避免 $PaCO_2$ 下降过快,$PaCO_2$ 可略高于本次发病前的水平,同时补充电解质。

(4) 加强气道的护理,保持气道通畅。应用湿化器可有效补充气道水分,减少痰栓。同时也要及时清理呼吸道痰液。每日检查呼吸滤器,定期更换。

3. 酸中毒严重时如患者昏迷、心律失常,可给 THAM 治疗以中和过高的 H^+。$NaHCO_3$ 溶液亦可使用,不过必须保证在有充分的肺泡通气的条件下才可作用。因为给 $NaHCO_3$ 纠正呼吸性酸中毒体液中过高的 H^+,能生成二氧化碳。如不能充分排出,会使二氧化碳深度升高。

二、代谢性酸中毒

血浆 HCO_3^- 原发性减少是代谢性酸中毒的特征。根据 AG 是否增加,代谢性酸中毒又可分为两类:一类是 AG 增加类代谢性酸中毒,患者血浆 Cl^- 水平正常,也称为正常血氯性代谢性酸中毒。另一类是 AG 正常类代谢性酸中毒,即患者血浆 Cl^- 水平升高,又称为高血氯性代谢性酸中毒。

(一)病因

1. 乳酸堆积

较为常见的一种酸中毒。缺氧时糖酵解过程加强,乳酸生成增加,因氧化过程不足而积累,导致血乳酸水平升高。颈脊髓损伤后,呼吸中枢活动受抑制,呼吸肌麻痹,胸式呼吸消失,导致患者呼吸、咳痰困难;痰液堵塞气道,进一步加重呼吸困难。这些因素均导致通气性呼吸障碍,组织缺氧。此时,血液中乳酸浓度升高,乳酸$^-$/丙酮酸$^-$比值增大(正常血浆乳酸浓度约 1 mmol/L,丙酮酸浓度约 0.1 mmol/L,两者比值为 10∶1),AG 增大,血氯正常,属于 AG 增加类正常血氯性代谢性酸中毒。此种酸中毒血浆乳酸浓度常可超过 6 mmol/L,严重者可高达 12 mmol/L。

2. 酮症酸中毒

颈脊髓损伤患者的酮症酸中毒是糖原消耗补充不足,机体进行大量脂肪动员所致,如饥饿等。本体脂肪大量动用的情况下,脂肪酸在肝内氧化加强,酮体生成增加并超过了肝外利用量,因而出现酮血症。酮体包括丙酮、β-羟丁酸、乙酰乙酸,后两者是有机酸,导致代谢性酸中毒。这种酸中毒也属于 AG 增加类正常血氯性代谢性酸中毒。

3. 肾外失碱

肠液、胰液和胆汁中的[HCO_3^-]均高于血浆中的 HCO_3^- 水平。当颈脊髓损伤患者出现肠道菌群失调时,腹泻可致大量 HCO_3^- 丢失,从而引起 AG 正常类高血氯性代谢性酸中毒。

4. 酸或成酸性药物摄入或输入过多

(1)颈椎外伤患者因排痰能力减弱,需使用大量祛痰剂。氯化铵等祛痰剂在肝脏内能分解生成氨和盐酸,日久量大可引起酸中毒,属于 AG 正常类高血氯性代谢性酸中毒。

(2)颈脊髓损伤患者往往伴有电解质紊乱,补钙时,长时间使用氯化钙亦能导致此类酸中毒。其机制是 Ca^{2+} 在肠中吸收少,而 Cl^- 与 H^+ 相伴随而被吸收,其量多于 Ca^{2+},Ca^{2+} 能在肠内与缓冲碱之一的 HPO_4^{2-} 相结合,使 HPO_4^{2-} 吸收减少;Ca^{2+} 也能与 $H_2PO_4^-$ 相结合生成不吸收的 $Ca_3(PO_4)_2$ 和 H^+,而 H^+ 伴随 Cl^- 而被吸收。

(3)颈脊髓损伤患者往往长期卧床,易引发深静脉血栓,所需的抗凝药物水杨酸制剂如阿司匹林(乙酰水杨酸)在体内可迅速分解成水杨酸,它是一个有机酸,消耗血浆的 HCO_3^-,引起 AG 增加类正常血氯性代谢性酸中毒。

(4)酸性食物如蛋白质代谢最终可形成硫酸、酮酸等,当颈脊髓损伤患者肾功能低下时,高蛋白饮食是导致代谢性酸中毒的原因之一。这也属于 AG 增加类正常血氯性代谢性酸中毒。

(5)颈脊髓损伤患者在加强肠外营养时,输注氨基酸溶液或水解蛋白溶液过多,亦可引起代谢性酸中毒,特别是氨基酸的盐酸盐,在代谢中会分解出 HCl。此外,这些溶液制备时 pH 均调至 7.4,但其盐酸盐能在代谢中分解出盐酸这一点仍需注意。针对这一点,临床上通常给患者补充一定量 $NaHCO_3$。

5. 稀释性酸中毒

大量输入生理盐水,可以稀释体内的 HCO_3^- 并使 Cl^- 增加,因而引起 AG 正常类高血氯性代谢性酸中毒。

6. 呼吸机相关因素

在呼吸机通气期间,任何因素引起原发性 H_2CO_3 减少,pH 降低,均可出现代谢性酸中毒。

(1) 正压通气后未及时纠正的低血压,可引起组织有效灌注不足;早期出现的碱中毒可使氧离解曲线左移,影响血红蛋白释放氧。以上两点因素可造成组织缺氧和糖酵解增强,乳酸生成增多。尽管细胞外 HCO_3^- 能中和乳酸提供的 H^+,结合形成 H_2CO_3,但如果组织缺氧严重,乳酸大量急剧增加亦可同时导致乳酸性酸中毒发生。

(2) 呼吸机正压通气时,肾血流量、肾小球滤过率和尿量可减少,尤其加用呼气末正压时更为明显。这与心输出量减少、肾交感神经活动增强有关,最终使得 H^+ 排出减少,导致酸中毒。

(二) 机体的代偿调节

机体发生代谢性酸中毒时,上文所提到的一整套调节机构将发挥代偿调节作用。如能保持 pH 在正常范围内则称代偿性代谢性酸中毒,pH 低于正常下限则为失代偿性代谢性酸中毒。

(1) 细胞外液缓冲酸中毒时细胞外液 H^+ 升高,立即引起缓冲化学反应。以缓冲碱中 HCO_3^- 这一数量最多的为例,反应如下:

$$H^+ + HCO_3^- \rightarrow H_2CO_3 \rightarrow H_2O + CO_2 \uparrow$$

CO_2 通过加强呼吸而排出,HCO_3^- 减少。

(2) 呼吸代偿 H^+ 升高时,刺激延髓呼吸中枢、颈动脉体和主动脉体化学感受器,引起呼吸加深加快,肺泡通气量加大,排出更多 CO_2。

(3) 细胞外离子交换 H^+ 进入细胞,K^+ 出至细胞外。H^+ 在细胞内与缓冲物质 Pr^-、HPO_4^{2-}、Hb^- 等结合而被缓冲。

(4) 肾脏代偿不是肾脏功能障碍引起的代谢性酸中毒,可由肾脏代偿。通过肾脏排酸的三种形式均加强。

① 排出 H^+ 增多,HCO_3^- 重吸收加强:酸中毒时肾小管上皮细胞的碳酸酐酶活性增高,生成 H^+ 及 HCO_3^- 增多,H^+ 分泌入管腔,换回 Na^+ 与 HCO_3^- 相伴而重吸收。这是一种排酸保碱过程。

② NH_4^+ 排出增多:酸中毒时肾小管上皮细胞产生 NH_3 增多,可能是由于产 NH_3 的底物如谷氨酰胺此时易于进入线粒体进行代谢的缘故。NH_3 弥散入管腔与 H^+ 结合生成 NH_4^+,再结合阴离子从尿排出。这是肾脏排 H^+ 的主要方式,故代偿作用大。此过程伴有 $NaHCO_3$ 重吸收的增多。

③ 滴定酸排出增多:酸中毒时肾小管上皮细胞 H^+ 分泌增多,能形成更多的酸性磷酸盐。

$$Na_2HPO_4 + H^+ \rightarrow NH_2PO_4 + Na^+（排出）（伴 HCO_3^- 重吸收）$$

Na_2HPO_4 多带一个 H^+ 排出,同时也有碳酸氢钠重吸收的增加。Na_2HPO_4 即是可滴定其量的酸性物质。

失代偿性代谢性酸中毒时反映酸碱平衡的指标变化如下：

$pH \downarrow CO_2C. P. \downarrow$

S. B. ↓ B. B. ↓

A. B. ↓ B. E. 负值增大

A. G. 未测定负离子增多者 A. G. 增加

未测定负离子不增者 B. G. 不增加

（三）对机体的影响

代谢性酸中毒对心血管和神经系统的功能也有明显影响。特别是发展迅速的严重酸中毒，可由于这两大重要系统的功能障碍而导致死亡。此外，慢性酸中毒还能影响骨骼系统。

1. 心血管系统功能障碍

H^+ 离子浓度升高时，心血管系统可发生以下变化：

（1）毛细血管前括约肌对儿茶酚胺类的反应性降低，因而松弛扩张；但微静脉、小静脉敏感性低于毛细血管前括约肌，能在一定 H^+ 限度内保持原口径。这种前松后不松的微循环血管状态，导致毛细血管容量不断扩大，血液瘀滞，回心血量减少，血压下降，严重时可发生休克。

（2）心脏收缩力减弱，搏出量减少。正常时 Ca^{2+} 与肌钙蛋白的钙受体结合是心肌收缩的重要步骤，但在酸中毒时，H^+ 与 Ca^{2+} 竞争性地与肌钙蛋白结合，从而抑制了 Ca^{2+} 的结合，心肌收缩性减弱。减少的心搏出量既可加重微循环障碍，也可因供氧不足而加重已存在的酸中毒。

（3）心律失常。当细胞外液 H^+ 升高时，H^+ 进入细胞内换出 K^+，使血钾浓度升高而出现高钾血症，从而引起高 K^+ 心律失常。此外酸中毒时肾小管上皮细胞排 H^+ 增多，竞争性地抑制排出 K^+，也是高钾血症的机制之一。此种心律失常通常表现为心脏传导阻滞和心室纤维性颤动。

2. 神经系统功能障碍

代谢性酸中毒时神经系统功能障碍主要表现为抑制，严重者可发生嗜睡或昏迷。其发病机制可能与下列因素有关：① 酸中毒时脑组织中谷氨酸脱羧酶活性增强，γ-氨基丁酸生成增多，该物质对中枢神经系统有抑制作用；② 酸中毒时生物氧化酶类的活性减弱，氧化磷酸化过程也因而减弱，ATP 生成减少，导致脑组织能量供应不足。

3. 骨骼系统的变化

慢性代谢性酸中毒如慢性肾功能衰竭、肾小管性酸中毒均可长时间存在达数年之久，由于不断从骨骼释放出钙盐，影响小儿骨骼的生长发育并可引起纤维性骨炎和佝偻病。在成人则可引发骨质软化病。

除以上 3 个主要方面的影响外，其他如呼吸、代谢等方面也有改变。

（四）防治原则

（1）积极防治引起代谢性酸中毒的原发病，纠正水、电解质紊乱，恢复有效循环血量，改善组织血液灌流状况，改善肾功能等[4]。

（2）给碱以纠正代谢性酸中毒：严重酸中毒危及生命，则要及时给碱纠正。一般多用 $NaHCO_3$ 以补充 HCO_3^-，缓冲 H^+。乳酸钠也可，不过在肝功能不全或乳酸酸中毒时慎用，因为乳酸钠经肝代谢方能生成 $NaHCO_3$。三羟甲基氨基甲烷近来常用，它不含 Na^+、HCO_3^- 或 CO_2，其分子结构式为 $(CH_2OH)_3CNH_2$。它通过其 OH^- 中和 H^+ 来发挥作用，可挥发酸均能中和。例如：$H_2CO_3 + OH^- \rightarrow H_2O + HCO_3^-$；$HCl + OH^- \rightarrow H_2O + Cl^-$。三羟甲基氨基甲烷可以用于代谢性酸中毒、呼吸性酸中毒，以及混合性酸中毒的患者。然而，由于它能同时迅速降低 H^+ 和 PCO_2，如果用量过大速度过快，患者呼吸抑制能导致缺氧及 CO_2 重新积累。此外，此药输注时不可漏出血管外，强刺激性可引起组织坏死。

（3）处理酸中毒时的高钾血症和患者失钾时的低钾血症：酸中毒常伴有高钾血症，在给碱纠正酸中毒时，H^+ 从细胞内移至细胞外不断被缓冲，K^+ 则从细胞外重新移向细胞内从而使血钾回降。但有些情况需注意，某些代谢性酸中毒患者伴随着低血钾，纠正其酸中毒时血清钾浓度更会进一步下降引起严重甚至致命的低血钾。这种情况见于糖尿病患者渗透性利尿而失钾，腹泻患者失钾等。纠正其酸中毒时需要依据血清钾下降程度适当补钾。

在呼吸机通气治疗期间，注意监测生命体征变化。如果低血压持续存在，可适当应用小剂量血管活性药物或补充晶体、胶体液扩充细胞外液，增加血容量，避免过高的外源性呼气末正压，以保持有效的组织灌注。

三、呼吸性碱中毒

（一）原因和机制

（1）精神性过度通气呼吸性碱中毒的常见原因，但一般均不严重。严重者可以有头晕、感觉异常，偶尔有搐搦。

（2）代谢性过程异常发热时，通气可明显增加，二氧化碳排出增多，导致呼吸性碱中毒，但一般也不严重。通气量并非完全取决于体液中 H^+ 和 PCO_2，也与代谢强度和需氧情况有关。此时的通气过度可能是由于肺血流量增多，通过反射性反应引起的。

（3）革兰阴性杆菌败血症革兰阴性杆菌进入血液并且繁殖的患者，在体温血压还没有发生明显变化时即可出现明显的通气过度，严重者 PCO_2 低至 17 mmHg。此变化非常有助于诊断。其机理尚不清楚，在动物实验中尚未能成功复制此现象。

（4）代谢性酸中毒突然被纠正在代谢性酸中毒时，使用 $NaHCO_3$ 纠正，细胞外液 HCO_3^- 浓度迅速升至正常，但 HCO_3^- 通过血脑浆屏障的速度较慢，此时颅内仍为代谢性酸中毒，因而过度通气仍持续存在，导致 H_2CO_3 过低而产生呼吸性碱中毒。

（5）呼吸机相关因素颈脊髓损伤患者使用机械通气时，任何引起分钟通气量增大，导致二氧化碳排出增多,$PaCO_2$ 下降,血 pH 降低的原因,均可引起呼吸性碱中毒。

① 呼吸机应用不当:在完全控制通气时,潮气量过大或吸气压力设置过高,可引起分钟通气量增加,二氧化碳呼出增多,$PaCO_2$ 下降;在容量控制模式通气时,设置吸气时间过短、呼气时间过长,也可导致二氧化碳排出增多,引起 $PaCO_2$ 下降。

② 患者因素:人机不协调或患者呼吸驱动显著增强也是导致患者实际通气量增加并发呼吸性碱中毒的常见原因。此情况除了发生于呼吸机选择、通气模式和参数的选择与调节不当时,也可发生在清醒患者不耐受插管、心理紧张时。呼吸驱动增强可见于ARDS、肺水肿等情况,患者表现为呼吸频率增快,通气量增大,而此时机械通气不能抑制患者的呼吸。

(二) 机体的代偿调节

1. 代偿调节

细胞内外离子交换和细胞内缓冲急性呼吸性碱中毒时,细胞内外离子交换表现为H^+ 自细胞内液转移至细胞外液以补充减少了的 H^+,而 K^+ 及 Na^+ 则自细胞外液转移至细胞内液。$H^+ + HCO_3^- \rightarrow H_2CO_3$,补充细胞外液的 HCO_3^- 使之有所升高,而 HCO_3^- 则有所降低。

细胞内缓冲表现为当血浆 PCO_2 降低时,H_2CO_3 下降,HCO_3^-/H_2CO_3 比值增大,$H_2CO_3^-$ 相对增多,$H_2CO_3^-$ 可进入细胞内进行缓冲。以进入红细胞为例其反应如下:

HCO_3^- 自血浆向红细胞内转移,同时 Cl^- 自红细胞内向血浆转移。血浆 $NaHCO_3$ 减少以维持 pH。H^+ 可由细胞内缓冲物质如酸性磷酸盐或 HPr、HHb 提供以补充细胞外液下降的部分。这种细胞内缓冲 1/3 由红细胞担负,2/3 由其他细胞担负。

急性呼吸性碱中毒时血浆 PCO_2 与$[HCO_3^-]$两者的关系如下:

$$\Delta[HCO_3^-] = \Delta PCO_2 \times 0.2 \pm 2.5$$

例如血浆 PCO_2 迅速下降 1.33 kPa(10 mmHg)[即从正常的 5.33 kPa(40 mmHg)降至 4.00 kPa(300 mmHg)],则$[HCO_3^-]$降低约 2 mmol/L。但$[HCO_3^-]$降低有一定代偿限度,一般急性患者下降不超过 6 mmol/L,即 A.B. 不低于 18 mmol/L。因此常为失代偿者。

2. 代偿措施

肾脏代偿慢性呼吸性碱中毒的主要代偿措施。当血液 PCO_2 下降,HCO_3^- 减少时,肾小管上皮细胞碳酸酐酶活性降低,H^+ 的生成和排出下降。$NH_3 \rightarrow NH_4^+$ 也因排出的H^+ 下降而减少。与此同时 HCO_3^- 重吸收减少而排出增多。

同呼吸性酸中毒一样,呼吸性碱中毒不能依靠呼吸代偿。当然,如精神性过度通气,当碱中毒发展至 PCO_2 明显降低,H^+ 亦随之下降时,呼吸中枢的兴奋性将受抑制而使呼吸减慢变浅,这是发病环节中的反馈性自我调控,不属于代偿。

在慢性呼吸性碱中毒时,血浆 HCO_3^- 与 PCO_2 之间的关系如下:

$$\Delta HCO_3^- = \Delta PCO_2 \times 0.5 \pm 2.5 \, mmol/L$$

例如血浆 PCO_2 每降低 1.33 kPa(10 mmHg)，HCO_3^- 下降约 5 mmol/L。这比急性者的代偿反应明显，可能由于慢性者有较充分的代偿时间。但其代偿也有限度，一般患者血浆 HCO_3^- 不会低于 12 mmol/L。

失代偿性呼吸性碱中毒反映血浆酸碱平衡的指标变化如下：

pH↑CO₂C. P. ↓

S. B. 不变(有代偿性减少时可略↓)

A. B. ↓

B. B. 不变(有代偿性减少时可略↓)

B. E. 不变(有代偿性减少时可呈负值增大)

此种碱中毒由于 Cl^- 向红细胞外转移增加，故血浆 Cl^- 升高。

（三）对机体的影响

呼吸性碱中毒时可引起电解质紊乱，如低钾、低钙血症，表现为肢体乏力、四肢及口周感觉异常，甚至出现意识障碍、抽搐。其机理可能系 PCO_2 下降导致脑血管收缩缺血，手足搐搦是由于血浆 Ca^{2+} 下降所致。另外，低碳酸血症可引起脑血管收缩，脑血流量减少致神经系统功能障碍。

因代偿发挥较好，慢性呼吸性碱中毒症状轻。

呼吸性碱中毒与代谢性碱中毒一样，也可导致低钾血症和组织缺氧。

（四）防治原则

（1）积极防治引起呼吸性碱中毒的原发病。

（2）减少通气过度，如果存在精神性通气过度可使用镇静剂。

（3）吸入含5%二氧化碳的混合气体，以提高血浆 H_2CO_3 浓度。

（4）手足搐搦者可通过静脉适量补给钙剂以增加血浆 Ca^{2+}。

（5）使用呼吸机患者，对于因人机对抗所导致的呼吸频率增快、通气量增加者，可短期内适当使用镇静药物，必要时可增加镇静药物的用量打断患者的自主呼吸。对于不存在人机对抗或已处于镇静状态的患者，可利用减少分钟通气量的方法：如在压力控制模式通气时，可减少吸气压；在容量控制通气时，则减少潮气量或通过适当缩短呼气时间以减少二氧化碳的排出，但呼吸时间比宜维持在 1：(1.5~2)。此外，应当加用呼气末正压，但要注意其对血流动力学的影响或肺泡峰压过高。

四、代谢性碱中毒

（一）原因和机制

1. H^+ 丢失过多

（1）创伤和手术时的应激反应时有肾上腺皮质激素分泌增多，常伴以代谢性碱中毒。

49

（2）细胞外液容量减少时引起醛固酮分泌增多以加强 Na^+ 重吸收而保证血容量,可引起代谢性碱中毒。此种情况下,细胞外液每减少 1 L,血浆 HCO_3^- 约增加 1.4 mmol/L。呋塞米和依他尼酸除可使细胞外液减少外,还其抑制肾小管髓袢升支对 Cl^-、Na^+ 的重吸收,导致到达远端曲管的 Na^+ 增多而使远端曲管排 H^+ 换 Na^+ 过程加强,这也与代谢性碱中毒的发生有关。

2. 碱性物质摄入过多

（1）乳酸钠摄入过多　乳酸钠在体内经肝脏代谢生成 HCO_3^-。多见于纠正酸中毒时输乳酸钠溶液过量。

（2）柠檬酸钠摄入过多　输血时所用液多用柠檬酸钠抗凝,经肝代谢性可生成 HCO_3^-。故大量输血时（例如快速输入 3 000～4 000 mL）可发生代谢性碱中毒。

3. 缺钾

各种原因引起的血清钾减少,可引起血浆 $NaHCO_3$ 增多而发生代谢性碱中毒。其机制有：① 血清 K^+ 下降时,肾小管上皮细胞排 K^+ 相应减少而排 H^+ 增加,置换回 Na^+ 和 HCO_3^- 增加。不同于一般碱中毒时排碱性尿,此时的代谢性碱中毒会使患者排酸性尿,称为反常酸性尿;② 血清钾下降时,由于离子交换,K^+ 移至细胞外以补充细胞外液的 K^+,而 H^+ 则进入细胞内以维持电中性,故导致代谢性碱中毒（此时细胞内却是酸中毒,当然细胞内冲物质可以缓冲进入细胞内的 H^+）。

4. 缺氯

由于 Cl^- 是肾小管中唯一的容易与 Na^+ 相继重吸收的阴离子,当原尿中 Cl^- 降低时,肾小管便加强 H^+、K^+ 的排出以换回 Na^+,HCO_3^- 的重吸收增加,从而生成 $NaHCO_3$。因此低氯血症时由于失 H^+、K^+ 而 $NaHCO_3$ 重吸收增加,故能导致代谢性碱中毒。此时患者尿 Cl^- 是降低的。另外,前述之呋塞米及依他尼酸能抑制髓袢升支粗段对 Cl^- 的主动重吸收从而造成缺 Cl^-。此时远端曲管加强排 H^+、K^+ 以置换回到达远端曲管过多的 Na^+,同样可导致代谢性碱中毒。此时患者尿 Cl^- 是升高的。

5. 呼吸机相关因素

在呼吸机通气期间,任何因素引起原发性 HCO_3^- 增多,导致 pH 升高,可出现代谢性碱中毒。

（1）正压通气　在呼吸机通气时,正压通气使得吸气时胸腔内压增加,静脉回流减少,右心室输出量降低,左心室的前负荷降低,从而引起心输出量减少、血压降低和肾血流灌注下降（尤其加用呼气末正压时更为明显）,并进一步影响交感神经活动,使血中抗利尿激素、肾素和醛固酮等激素水平升高。醛固酮可通过刺激肾集合管泌氢细胞的 $H-ATP$ 酶泵促进 H^+ 排泌,或通过保 Na^+ 排 K^+ 促进 H^+ 排泌,造成低钾性碱中毒。

（2）应用呼气末正压　外源性呼气末正压使静脉血回流减少和心输出量降低的效应更为明显。这是由于呼气末正压使胸膜腔内压增加,静脉回流的阻力也增加,回心血量下降,右心室前负荷降低;另一方面,呼气末正压使肺容量增加,膨胀的肺组织压迫毛细血管前动脉,导致肺血管阻力增加,使右心室后负荷增加;右心前负荷和后负荷的变化可引起左心室舒张末容量和左心室舒张终末压降低,心输出量减少。

(3) 存在基础疾病　慢阻肺患者由于存在慢性二氧化碳潴留而多表现为慢性呼吸性酸中毒,此时机体能通过肾脏代偿调节,即 $PaCO_2$ 浓度升高,可增强肾小管上皮细胞内碳酸酐酶和线粒体中谷氨酰胺酶活性,促使小管上皮细胞排泌 H^+ 和 NH_4^+,HCO_3^- 重吸收增加。然而机械通气后,由于潮气量或分钟通气量增加,使原有的 $PaCO_2$ 在短期内迅速下降,而肾脏代偿性排出 HCO_3^- 的功能不能在短时间内迅速发生,导致 HCO_3^- 相对增加,引起代谢性碱中毒。研究结果显示,无论是无创机械通气还是有创机械通气,均会导致部分患者出现代谢性碱中毒。但有创通气出现代谢性碱中毒的时间会早于无创通气,无创通气者大多在通气 3 h 后出现代谢性碱中毒,而有创通气者多在通气 2 h 后即出现代谢性碱中毒。

(二) 机体的代偿调节

(1) 细胞外液缓冲代谢性碱中毒时体液 H^+ 降低,OH^- 升高,则 $OH^- + H_2CO_3 \rightarrow HCO_3^- + H_2O$,$OH^- + HPr^- \rightarrow Pr^- + H_2O$,以缓冲而减弱其碱性。体液中 $NaHCO_3$ 升高可与其他缓冲碱起缓冲反应,虽可使 $NaHCO_3$ 有所降低,但其他缓冲碱却有所增加。$NaHCO_3 + HPr \rightarrow NaPr + H_2CO_3$,$NaHCO_3 + Na_2HPO_4 \rightarrow Na_2HPO_4 + H_2CO_3$。因为缓冲碱总量并不能减少,其缓冲效果不明显,还是要靠肾脏的代偿调节。

(2) 离子交换此时细胞内 H^+ 向细胞外移动,K^+ 则移向细胞内,因而代谢性碱中毒能引起低血钾。

(3) 呼吸代偿代谢性碱中毒时,由于细胞外液 HCO_3^- 升高,H^+ 下降,导致呼吸中枢(延髓二氧化碳敏感细胞即中枢化学感受器)及主动脉体、颈动脉体化学感受器兴奋性降低,出现呼吸抑制,肺泡通气减少,从而使血液中 H_2CO_3 上升。但这种代偿有其限度,因为通气减少将同时引起缺氧,缺氧对呼吸的刺激将限制此种代偿。

(4) 肾脏代偿代谢性碱中毒时肾脏的代偿是最主要的,它是代偿调节的最终保证。与代谢性酸中毒时的代偿反应正好相反,此时肾小管上皮细胞排 H^+ 减少,产 NH_3 形成 NH_4^+ 和可滴定酸排出均减少,对 HCO_3^- 的重吸收减少而使之排出增多。这是对代谢性碱中毒最为有效的代偿,其他 3 种代偿均是次要的。

需注意者,代谢性碱中毒一般均为碱性尿。但在低血钾引起的碱中毒却反常酸性尿。此因离子交换机制,H^+ 进入肾小管上皮细胞换出 K^+ 以补充低血钾,小管内 H^+ 此时是高的。因此排出也多,虽为碱中毒却是酸性尿。

通过代偿调节如能使 HCO_3^-/H_2CO_3 的比值保持在正常范围内,则为代偿性代谢性碱中毒;否则,称为失代偿性代谢性碱中毒,其血浆中反映酸碱平衡的指标变化如下:

pH↑CO₂C. P. ↑

S. B. ↑B. B. ↑

A. B. ↑B. E. 正值增大

A. G. 不变

（三）对机体的影响

（1）神经肌肉功能障碍急性代谢性碱中毒患者常有神经肌肉应激性增高和手足搐搦症是血浆 Ca^{2+} 下降所致，其机制是血浆 pH 升高时血浆结合钙增多而游离钙减少。当代谢性碱中毒导致明显低血钾时，患者可发生肌肉无力或麻痹，腹胀甚至肠麻痹。

（2）中枢神经系统功能障碍患者可有烦躁不安、精神错乱及谵妄等症状。其机制目前认为可能与中枢神经系统中 γ-氨基丁酸减少有关。γ-氨基丁酸是中枢神经系统的一种起抑制作用的物质，参与维持中枢兴奋抑制的平衡。当 H^+ 下降时，谷氨酸脱羧酶活性降低，γ-氨基丁酸的生成便减少；同时 γ-氨基丁酸转氨酶活性增加，使 γ-氨基丁酸分解增加。这样就引起抑制的减弱而表现中枢的神经系统的兴奋症状。严重代谢性碱中毒也有组织供氧不足的作用参与中枢神经系统功能障碍的发生。因 pH 升高时氧离曲线左移，氧合血红蛋白在组织解离释氧减少，故患者也有缺氧的表现，症状可有兴奋直至昏迷。

（3）低钾血症代谢性碱中毒经常伴有低钾血症。其机制是离子转移造成的。碱中毒时细胞内 H^+ 移向细胞外以平衡细胞外减少的 H^+，同时 K^+ 移向细胞内以维持电中性。此过程同样发生在肾小管上皮细胞，当细胞内 K^+ 增加时，肾排 K^+ 也就增加，因而引起低钾血症。从前面所介绍的全部情况看，低钾血症是代谢性碱中毒的原因之一，而代谢性碱中毒又能导致低钾血症，两者可以互为因果，这一点需要注意。

（四）防治原则

（1）积极防治引起代谢性碱中毒的原发病。

（2）纠正低血钾症或低氯血症，如补充 KCl、$NaCl$、$CaCl_2$、NH_4Cl 等。其中 NH_4Cl 既能纠正碱中毒也能补充 Cl^-，不过需经肝代谢，对于肝功能障碍患者不宜使用。

（3）纠正碱中毒，可使用碳酸肝酶抑制剂如乙酰唑胺以抑制肾小管上皮细胞中 H_2CO_3 的合成，从而减少 H^+ 的排出和 HCO_3^- 的重吸收。也可使用稀 HCl 以中和体液中过多的 $NaHCO_3$。大约 1 mmol 的酸可降低血浆 HCO_3^- 5 mmol/L。醛固酮拮抗剂可减少 H^+、K^+ 从肾脏排出，也有一定疗效。

（4）对于出现与呼吸机相关低血压患者，如无禁忌，可适当应用小剂量血管活性药物或适当补充晶体扩充细胞外液，补充 Cl^- 能促进过多的 HCO_3^- 经肾排出；还可以给予碳酸酐酶抑制剂乙酰唑胺以抑制肾小管上皮细胞内的碳酸酐酶活性，使肾排 H^+ 和重新吸收 HCO_3^- 减少；也可给予精氨酸纠正碱中毒。对于已存在高碳酸血症的慢性病患者，其机械通气的目标 $PaCO_2$ 应适当参考患者缓解期水平，同时注意 $PaCO_2$ 下降的速度不宜过快；一旦 $PaCO_2$ 下降过快、过多，发现严重碱中毒，必须迅速将通气量降低 1/3~1/2，以降低呼吸频率为主。

五、混合型酸碱平衡障碍

混合型酸碱平衡障碍是指 2 种或 2 种以上的原发性酸碱平衡障碍同时并存。当 2 种原发性平衡障碍使 pH 向同一方向变动时,则 pH 偏离正常更为显著,例如代谢性酸中毒合并呼吸性酸中毒的患者其 pH 比单纯一种障碍更低。当 2 种平衡障碍使 pH 向相反的方向变动时,血浆 pH 取决于占优势的一种平衡障碍,其变动幅度因受另外一种抵消而不及单纯一种平衡障碍明显。如果 2 种平衡障碍引起 pH 相反的变动正好互相抵消,则患者血浆 pH 可以正常,例如代谢性酸中毒合并呼吸性碱中毒。

混合型酸碱平衡障碍常见的有下列 5 种。

（一）呼吸性酸中毒合并代谢性酸中毒

呼吸性酸中毒合并代谢性酸中毒见于颈脊髓损伤患者呼吸功能障碍时,发生急性呼吸性酸中毒和因缺氧发生乳酸酸中毒。此种混合型酸碱平衡障碍可使血浆 pH 显著下降,血浆 HCO_3^- 可下降,PCO_2 可上升。例如患者血浆 pH 为 7.0,PCO_2 为 11.3 kPa (85 mmHg),HCO_3^- 为 14.4 mmol/L,B. E. 为 -12 mmol/L。

（二）呼吸性酸中毒合并代谢性碱中毒

呼吸性酸中毒合并代谢性碱中毒见于颈脊髓损伤伴患者有慢性阻塞性肺疾患,发生高碳酸血症,又因心力衰竭而使用利尿剂如呋塞米、依他尼酸等引起代谢性碱中毒的患者。患者血浆 pH 可以正常或轻度上升或下降,但 HCO_3^- 和 PCO_2 均显著升高。HCO_3^- 升高是代谢性碱中毒的特点而 PCO_2 升高是呼吸性酸中毒的特点,两者比值却可保持不变或变动不大。例如患者血浆 pH 为 7.4,PCO_2 为 60 mmHg,血浆 HCO_3^- 为 34 mmol/L,B. E. 为 $+14$ mmol/L。

（三）呼吸性碱中毒合并代谢性酸中毒

此种混合型酸碱平衡障碍的血浆 pH 可以正常、轻度上升或下降,但血浆 HCO_3^- 和 PCO_2 均显著下降。HCO_3^- 下降是代谢性酸中毒的特点,PCO_2 是呼吸性碱中毒的特点。二者比值却可保持不变或变动不大。例如患者血浆 pH 为 7.36,PCO_2 为 20 mmHg,血浆 HCO_3^- 为 14 mmol/L,B. E. 为 -12 mmol/L。

（四）呼吸性碱中毒合并代谢性碱中毒

此种混合型酸碱平衡障碍可见于发热呕吐患者,有过度通气引起的呼吸性碱中毒和呕吐引起的代谢性碱中毒。此型血浆 pH 明显升高,血浆 HCO_3^- 可升高,PCO_2 可降低。HCO_3^- 升高是代谢性碱中毒的特点,PCO_2 降低是呼吸性碱中毒的特点。例如患者血浆 pH 为 7.68,PCO_2 为 29 mmHg,血浆 HCO_3^- 为 38 mmol/L,B. E. 为 $+14$ mmol/L。

（五）代谢性酸中毒合并代谢性碱中毒

呼吸性酸碱中毒不能同时存在,但代谢性酸碱中毒却可并存。但血浆 pH、HCO_3^-、PCO_2 都可在正常范围内或稍偏高或偏低。

混合型酸碱平衡障碍情况比较复杂,必须在充分研究分析疾病发生发展过程的基础上才能做出判断。尽管如此,有少数混合型酸碱平衡障碍仍然难以确定。目前国内设备先进的医院,临床不能做出肯定判断的仍有达 2.2% 者。可见在判断酸碱平衡障碍的原理和技术方面还需进一步研究。

第二节 顽固性低钠血症

血清钠<135 mmol/L,称为低钠血症,是颈椎脊髓损伤患者早期常见的并发症之一。血清钠降低仅反映钠在血浆中浓度的降低,并不一定表示体内总钠量的丢失,总体钠可以正常甚或稍有增加。

一、发病机制

低钠血症的发生受众多因素的影响,机制复杂,目前尚未有完善的理论阐释。临床上较为认可的包括抗利尿激素不适当分泌综合征(SIADH)和脑盐耗综合征(CSWS)。前者认为抗利尿激素分泌增加,导致尿量减少,从而导致稀释性低钠血症;后者则认为由于解剖部位邻近,颈椎损伤可能合并颅脑损伤,导致出现脑耗盐综合征[5]。此外,也有学者认为急性完全性颈脊髓损伤患者早期合并低钠血症的主要原因可能是交感神经功能受到抑制。

(1) SIADH 是由于抗利尿激素(ADH)分泌不依靠血浆渗透压等因素进行调节而导致分泌增多,引起水潴留,尿钠排出增加,造成稀释性低钠血症。颈髓损伤后引起 SIADH 的机制可能包括:① 颈髓损伤常合并颅脑损伤,由于脑在颅腔内的位移使视丘下部受到刺激或轻微损伤;② 颈髓损伤后自主神经功能调节障碍,迷走神经支配占优势;③ 截瘫平面以下血管张力降低,患者有效血容量减少,血压降低,刺激压力感受器[6],从而导致 ADH 分泌阈值下降,ADH 分泌增加,肾小管对水的重吸收增加,引起稀释性低钠血症。

(2) CSWS 是指急性或慢性脑神经损伤致过度尿钠丢失而引起低体液容量型低钠血症所出现的一系列表现。颈髓损伤继发 CSWS 可能是由于颈髓损伤抑制了体内交感神经系统,使肾交感神经兴奋性下降,肾素-血管紧张素-醛固酮系统受到抑制,继而肾排钠增多导致低钠血症。颈髓损伤后交感神经系统受抑制,血压降低,肾血流量减少,肾皮质缺血缺氧,从而刺激肾脏前列腺素合成增多,产生利钠利尿作用。颈髓损伤程度和低钠血症的发生有明显的相关性。颈髓损伤越重,低钠血症的发生率越高,其发生率如下:Frankel A 级 62%;B 级 48%;C 级 41%;D 级 23%;E 级 16%。低钠血症出现时间在损伤后 1 周左右。佩罗齐(Peruzzi)等报道低钠血症发生在伤后 1 周左右,持续约 4 周,且低钠血症的出现时间、程度、高峰时间及持续时间均与脊髓损伤程度成正相关。

(3) 在解剖位置上,颈部交感神经干走行于颈椎横突旁,颈脊髓损伤时容易合并颈部交感神经损伤。文献报道,颈脊髓损伤后交感神经功能常受到抑制。交感神经的分支包括支配心血管系统的心脏交感神经系统和支配肾脏的肾脏交感神经系统等。当肾交感神经受到抑制时,肾素分泌减少,进而抑制血管紧张素和醛固酮的合成和释放。前者能够直接刺激肾近曲小管重吸收水和钠盐,后者则可促进肾远曲小管和集合管主细胞重吸收钠盐。血管紧张素和醛固酮可以增加水和钠的重吸收。因此,我们认为急性完全性颈脊髓损伤早期低钠血症的主要发生机理是由于肾脏交感神经受到抑制,进而导致肾素-血管紧张素-醛固酮系统受到抑制,因而尿量明显增加,尿钠的排出量也明显增加。尿钠的丢失量可能大于尿中水的丢失量,经过静脉和胃肠道补充的钠量少于丢失量,这将导致血钠降低。由于血钠水平降低,血浆晶体渗透压下降,抗利尿激素分泌减少,这也会使尿量持续增加。

从临床的角度来分析低钠血症,不完全瘫痪患者血钠浓度比无神经症状血钠浓度低,但是两者间无显著性差异;完全瘫痪患者血钠浓度明显低于无神经症状患者和不完全瘫痪患者。颈髓损伤越重,血钠越低,这与文献报道是一致的。笔者进一步研究颈髓损伤患者是否合并颅脑外伤、感染、损伤年龄、损伤后病程以及损伤原因对低钠血症发生率的影响。研究发现,合并颅脑外伤、合并感染、损伤年龄、损伤后病程和低钠血症的发生率成正相关,损伤原因对低钠血症的发生无明显影响。颈髓损伤越重、合并感染和颅脑外伤、损伤时年龄越大、损伤病程越长,患者发生低钠血症的可能性越大。

二、临床表现

低钠血症的临床表现严重程度主要取决于血钠下降的程度。血 Na^+ 在 130 mmol/L 以上时,极少引起症状。Na^+ 在 125～130 mmol/L 时,表现为胃肠道症状。血钠降至 125 mmol/L 以下时,易并发脑水肿,此时主要症状表现为头痛嗜睡、肌肉痛性痉挛、神经精神症状和可逆性共济失调等。若脑水肿进一步加重,可出现脑疝、呼吸衰竭,甚至死亡。

如果低钠血症在 48 h 内发生则可能存在较大危险,可很快出现抽搐、昏迷、呼吸停止或死亡,导致永久性神经系统受损等后果。慢性低钠血症者,则有发生渗透性脱髓鞘的危险,特别在纠正低钠血症过快时更易发生。除脑细胞水肿和颅内高压临床表现外,由于血容量缩减,还可出现低血压、脉细速和循环衰竭,同时有失水的体征。总体钠正常的低钠血症则无脑水肿的临床表现。

三、治疗措施

低钠血症是颈髓损伤后的严重并发症之一,治疗不当则难以纠正,还可能加重脊髓损伤或者使已经恢复的神经功能再次丧失。

(1)急性低钠血症的治疗急性低钠血症是指在 48 h 内发生的低钠血症,血清钠<110～115 mmol/L,并伴有明显的中枢神经系统症状。应迅速治疗,否则会引发脑水肿,甚至死亡。治疗目标:在短时间内(4～6 h)内将血钠升高近 10 mmol/L 或升高至 120～125 mmol/L。随后 24～48 h 或更长的时间,逐渐将血清钠浓度恢复正常。可静脉滴注 3‰氯化钠溶液,同时注射利尿药以加速游离水的排泄,使血 Na^+ 更快得到恢复,并避免容量过多。

(2)稀释性低钠血症的治疗本症主要原因是截瘫平面以下血管张力降低,患者有效血容量减少,血压降低,刺激压力感受器。从而导致 ADH 分泌阈值下降,ADH 分泌增加,肾小管对水的重吸收增加。故治疗措施主要是限制水的摄入和利尿以排除自由水,症状轻者只要适当限制水摄入量。稀释性低钠血症的发病机制是多因素的,患者总体钠非但不减少,往往是过多,其总体水也过多,常有水肿、胸腔积液或腹水,但总体水大于总体钠。这类患者治疗常陷入两难困境,纠正低钠血症,给予钠盐可加重水肿;纠正总体水过多,用利尿药则可加重低钠血症,而过分限水患者不易接受。原则上每日摄入水量应少于每日尿量和不显性失水量之和。可适当使用襻利尿药以增加水的排泄,因为襻利尿药可抑制 ADH 对集合管的作用,使水重吸收减少;但用过多襻利尿药可加重钠的丢失。这类患者除限水外,同时也要限制钠的摄入量。

临床上对抗利尿激素不适当分泌综合征的治疗主张以限水为主,可适当补盐;对脑盐耗综合征的治疗应积极补充血容量,在此基础上补充丢失的钠量。

笔者对低钠血症的处理提出几点看法:① 动态观察患者水电解质情况;② 早期预防性补钠,低钠血症发生后根据动态监测的血钠水平调整补充量;③ 积极处理感染、颅脑外伤等伴随疾病,防止其他并发症;④ 高龄患者,要注意能量补充使患者处于正氮平衡状态。

第三节 钾代谢异常

钾代谢异常主要是指细胞外液中钾离子浓度的异常变化,包括低钾血症(hypokalemia)和高钾血症(hyperkalemia)。关于在病理情况下细胞内钾离子浓度的改变及其对机体的影响等问题,迄今为止还知之甚少。

一、低钾血症

血清钾浓度低于 3.5 mmol/L(正常人血清钾浓度的范围为 3.5～5.5 mmol/L)称为低钾血症。低钾血症时,机体的含钾总量不一定减少,例如细胞外钾向细胞内转移。但是,在大多数情况下,低钾血症的患者同时伴有体内钾总量的减少。

(一)原因和机制

1. 钾摄入减少

一般饮食含钾都比较丰富。故只要能正常进食,就不致机体缺钾。对于颈脊髓损伤后或手术后较长时间禁食的患者,如果给这些患者静脉内输入营养时没有同时补钾或补钾不够,就可导致低钾血症。然而,如果摄入不足是唯一原因,则在一定时间内缺钾程度可以因为肾的保钾功能而不致十分严重。当钾摄入不足时,肾脏可在 4～7 d 内将尿钾排泄量减少到 20 mmol/L 以下,在 7～10 天内则可降至 5～10 mmol/L(正常时尿钾排泄量为 38～150 mmol/L)[7]。

2. 钾排出过多

(1)颈脊髓损伤患者,抗生素使用时间过长,肠道菌群紊乱导致腹泻。腹泻时粪便中

K^+ 的浓度可达 $30\sim50$ mmol/L。此时随粪丢失的钾可比正常时多 $10\sim20$ 倍。粪钾含量之所以增多,一方面是因为腹泻而使钾在小肠的吸收减少;另一方面是由于腹泻所致的血容量减少可使醛固酮分泌增多,而醛固酮不仅可使尿钾排出增多,也可使结肠分泌钾的作用加强。

(2)利尿药的长期连续使用或用量过多,使到达远侧肾小管的原尿流量增加,而此处的流量增加是促进肾小管钾分泌增多的重要原因。利尿药还能使到达远曲小管的 Na^+ 量增多,从而通过 Na^+-K^+ 交换加强而导致失钾。通过血容量的减少而导致醛固酮分泌增多,这也是许多利尿药引起肾排钾增多的共同机制。

3. 代谢性碱中毒代谢性碱中毒经常伴有低钾血症,这是由离子转移造成的。碱中毒时细胞内 H^+ 移向细胞外以平衡细胞外减少的 H^+,同时 K^+ 移向细胞内以维持电中性。此过程同样发生在肾小管上皮细胞,当细胞内 K^+ 增加时,肾排 K^+ 也就增加,从而引起低钾血症。

(二)对机体的影响

低钾血症对机体的影响,在不同的个体有很大的差别。低钾血症的临床表现也常被原发病和钠水代谢紊乱所掩盖。其症状主要取决于失钾的快慢和血钾降低的程度。失钾快则症状出现快,程度重;失钾慢则缺钾虽已较重,但症状不一定显著。一般说来,血清钾浓度愈低,症状愈严重。但有一点应当强调,在可兴奋的组织内,兴奋性不仅与血清钾降低的程度有关,还取决于细胞内钾浓度与细胞外钾浓度之比。比值大则兴奋性降低,比值小则兴奋性增高。

虽然细胞内的许多酶的激活离不开钾,但是细胞内钾浓度的轻度降低是否会明显地影响这些酶的活性,这一点尚不清楚。缺钾时细胞内外发生离子交换,即细胞内 K^+ 逸出而细胞外 Na^+ 和 H^+ 进入细胞。缺钾比较严重时,细胞内 Na^+ 和 H^+ 的积聚可达到足以影响酶活性的程度。因此,缺钾引起的细胞功能障碍很可能是细胞内钠离子浓度和 pH 改变的结果。

1. 对骨骼肌的影响

对骨骼肌的影响主要是超极化阻滞。低钾血症时细胞内钾浓度与细胞外钾浓度的比值增大,因而肌细胞静息电位负值增大。静息电位与阈电位的距离越大,细胞兴奋性越低,严重时甚至不能兴奋,即细胞处于超极化阻滞状态。临床上表现为首先出现肌肉无力,继而可发生弛缓性麻痹。这种变化在四肢肌肉最为明显,严重者可发生呼吸肌麻痹,这也是低钾血症患者的主要死亡原因之一。肌肉兴奋性的变化在急性缺钾患者中要比在慢性缺钾患者中严重得多。因为在急性缺钾时,细胞外钾浓度已经显著降低而细胞内钾在短时间内尚来不及较多地外逸,故细胞内外钾的浓度差明显增大,细胞内钾浓度与细胞外钾浓度的比值显著增大。在慢性缺钾时,随着时间的推移,细胞内钾释出也较多,因而细胞内钾浓度与细胞外钾浓度的比值变化不明显。因此,同一水平的低钾血症,在急性缺钾患者可引起严重的肌肉麻痹,而在慢性缺钾患者却可无明显的肌肉症状。

2. 对心脏的影响

(1) 对兴奋性的影响　按理论推测,细胞外液钾浓度降低时,由于细胞膜内外 K^+ 浓度差增大,细胞内 K^+ 外流应当增多,使心肌细胞静息电位负值增大而呈超极化状态[8]。但实际上当血清钾浓度降低时,特别是明显降低(如 <3 mmol/L)时,静息电位负值反而减少,这可能是由于细胞外液钾浓度降低时,心肌细胞膜的钾电导降低,从而使细胞内钾外流减少,而基础的内向钠电流使膜部分去极化所致。静息电位负值的减少使静息电位与阈电位的距离减小,因而引起兴奋所需的刺激也减小,所以心肌的兴奋性增高;细胞外液钾浓度降低时对钙内流的抑制作用减小,故钙内流加速而使复极化 2 期(坪期)缩短,心肌的有效不应期也随之而缩短;心肌细胞膜的钾电导降低所致的钾外流减小,又使 3 期复极的时间延长。近年有学者在低钾血症患者的右心室尖部所记录的心肌细胞动作电位中观察到 3 期复极时间的延长。3 期复极时间的延长也就说明心肌超常期延长。上述变化使整个动作电位的时间延长,因而后一次 0 期除极化波可在前一次复极化完成之前到达。在心电图上可见反映为 2 期复极的 S-T 段压低,相当于 3 期复极的 T 波压低和增宽,并可在其末期出现明显的 U 波,相当于心室动作电位时间的 Q-T 间期延长。

(2) 对自律性的影响　在心房传导组织、房室束-浦肯野纤维网的快反应自律细胞,当 3 期复极末达到最大复极电位(−90 mV)后,由于膜上 Ik 通道通透性进行性衰减使细胞内钾的外流逐渐减少,而钠离子又从细胞外缓慢而不断地进入细胞(背景电流),故进入细胞的正电荷量逐渐超过逸出细胞的正电荷量,膜就逐渐去极化,当到达阈电位时就发生 0 期去极化。这就是快反应细胞的自动去极化。在低钾血症时,钾电导降低,到达最大复极电位后,细胞内钾的外流比正常减慢而钠内流相对加速。因而这些快反应自律细胞的自动去极化加速,自律性增高。

(3) 对传导性的影响　低钾血症时因心肌静息电位负值变小,去极化时钠内流速度减慢。故 0 期膜内电位上升的速度减慢,幅度减小,兴奋的传导因而减慢,心肌传导性降低。在心电图上,可见 P-R 间期延长,说明去极化波由心房传导到心室所需的时间延长;QRS 综合波增宽,说明心室内传导性降低。

由上述可见,低钾血症时由于心肌兴奋性增高、超常期延长和异位起搏点自律性增高等原因,容易引发心律失常。传导性降低所致的传导缓慢和单向传导阻滞,加上有效不应期的缩短有助于兴奋折返,也可引起包括心室纤维颤动在内的心律失常。

(4) 对收缩性的影响　如前所述,细胞外液钾浓度降低时对钙内流的抑制作用减小,故在 2 期复极时钙内流加速,心肌细胞内 Ca^{2+} 浓度增高,兴奋-收缩偶联过程加强,心肌收缩性增强。然而,低钾血症对心肌收缩性的影响因缺钾的程度和持续时间而异:在早期或轻度低钾血症时,心肌收缩性增强;但在严重的慢性缺钾时,心肌收缩性减弱。与此相应的组织学变化是:在实验动物的心肌中可见横纹的消失、间质细胞浸润、不同程度的心肌坏死和瘢痕形成。由此也可以理解,有些严重慢性缺钾的狗,可因心力衰竭而发生肺水肿。然而在临床上,缺钾却很少成为心力衰竭的原因。

3. 对肾的影响

（1）尿浓缩功能障碍　在慢性缺钾伴有低钾血症时，常发生尿液浓缩的障碍。由此可以理解，慢性缺钾的患者常有多尿和低比重尿的临床表现。尿浓缩功能障碍的发生机制在于：远曲小管对 ADH 的反应性不足；低钾血症时髓祥升支 NaCL 的重吸收不足以致髓质渗透压梯度的形成发生障碍。

（2）肾血流量减少　低钾血症时可发生肾血管收缩，从而引起肾血流量减少。引起肾血管收缩的因素有：肾内血管收缩性的前列腺素的生成不成比例地增多；血管紧张素Ⅱ的水平增高。

（3）肾小球滤过率减少　在实验动物中肾小球滤过率的减少与肾血流量的减少相一致。临床工作中，严重而持续的缺钾也可使肾小球滤过率明显减少，最终可导致肾的器质性损害。

（4）肾形态结构的变化　在大鼠中，缺钾引起的肾脏形态结构病变主要见于髓质集合管，表现为增殖性反应包括上皮细胞肿胀、增生和胞质内显著的颗粒形成。持续的缺钾可导致间质瘢痕形成、肾小球硬化和肾小管扩张等器质性变化。在人体，慢性缺钾主要引起近曲小管上皮细胞的空泡形成，也可发生间质瘢痕形成、间质淋巴细胞浸润和肾小管萎缩等变化。

以上的变化中，除了显著的纤维化和肾组织的丧失以外，一般都是可复性的。

4. 对胃肠的影响

缺钾可引起胃肠运动减弱。患者常发生恶心、呕吐和厌食，严重缺钾可致难以忍受的腹胀甚至麻痹性肠梗阻。

5. 对代谢的影响

（1）糖代谢　血浆钾浓度的降低可抑制胰腺分泌胰岛素，因而低钾血症患者的糖原合成发生障碍，对葡萄糖的耐量不足，易发生高血糖。应当看到，此时的胰岛素分泌减少也有一定的代偿意义，因为胰岛素可通过细胞内糖原合成和直接刺激骨骼肌细胞膜上的 Na^+K^+-ATP 酶而使细胞外钾向组织内转移。可见低钾血症时的胰岛素分泌减少，有助于防止血浆钾浓度的进一步降低。

（2）蛋白代谢　缺钾可以引起负氮平衡，因为钾是蛋白合成所必需。在儿童中，缺钾可以成为生长障碍的原因之一。

（3）水、电解质和酸碱平衡

醛固酮分泌减少：血浆钾浓度降低能直接抑制肾上腺皮质球状带合成醛固酮。血浆醛固酮水平的降低能减少肾远曲小管等对钾的排泄，因而也有一定的代偿意义；

肾产氨增加：低钾血症时可能通过细胞内酸中毒而使肾脏远曲小管产氨增加，氨排出的增多可使远曲小管排钾减少，因而也有代偿意义；

多尿多饮：慢性缺钾时，尿浓缩功能减退，导致排出大量低比重尿，大量水分的丧失引起口渴感。动物实验证明缺钾也能刺激口渴感，从而引起多饮；

肾排氯增多：缺钾时，全部肾小管特别是其远侧部分对氯的重吸收减少，尿液中氯排出增多；

酸碱平衡：低钾血症患者的酸碱平衡状态与原发疾病或引起低钾血症的原因有密切关系。例如，当原发疾病为肾小管酸中毒，或引起缺钾的原因为腹泻时，患者可伴有代谢性酸中毒。当引起缺钾的原因是长时间应用高效能利尿药如呋塞米尿、依他尼酸时，患者可出现代谢性碱中毒。但是，缺钾和低钾血症本身却往往倾向于引起代谢性碱中毒。原因在于：第一，低钾血症时，远曲小管内 K^+-Na^+ 交换减少，故 H^+-Na^+ 交换增多，因而排 H^+ 增多；而且，低钾血症时肾远曲小管产氨和排氨增多，氨又可与 H^+ 增多结合成 NH_4^+ 而排出；第二，低钾血症时（原因为细胞外钾向细胞内转移者除外），细胞内 K^+ 向细胞外释出，细胞外的 H^+ 进入细胞，从而使细胞外液 H^+ 浓度降低；第三，缺钾时肾排氯增多，而机体缺氯可引起代谢性碱中毒。可见在一个具体的低钾血症患者，酸碱平衡的状态是由原发疾病、缺钾原因和低钾血症本身的影响来共同决定的。

（三）防治原则

（1）积极防治原发疾病去除引起缺钾的原因，如停用某些利尿药等。

（2）补钾如果低钾血症较重（血清钾低于 $2.5\sim3.0$ mmol/L）或者伴有显著的临床表现如心律失常、肌肉瘫痪等，则应及时补钾[9]。补钾最好口服，每日以 $40\sim120$ mmol 为宜。只有当情况危急，缺钾即将引起威胁生命的并发症时，或者因恶心、呕吐等原因使患者不能口服时才选择静脉内补钾。而且，只有当每日尿量在 500 mL 以上才允许静脉内补钾。输入液的钾浓度不得超过 40 mmol/L，每小时滴入的量一般不应超过 10 mmol。静脉内补钾时，要定时测定血钾浓度，作心电图描记以进行监护。细胞内缺钾恢复较慢，有时需补钾 $4\sim6$ 日后细胞内外的钾才能达到平衡，有的严重的慢性缺钾患者需补钾 $10\sim15$ 日以上[10]。如低钾血症伴有代谢性碱中毒或酸碱状态无明显变化，宜用 KCL。KCL 对各种原因引起的低钾血症实际上也都适用，因为低钾血症本身就可以引起缺氯。如低钾血症伴有酸中毒，则可用 $KHCO_3$ 或柠檬酸钾，以同时纠正低钾血症和酸中毒。

（3）纠正水和其他电解质代谢紊乱引起低钾血症的原因中，有不少可以同时引起水和其他电解质如钠、镁等的丧失，因此应当及时检查，一经发现就必须积极处理。如果低钾血症是由缺镁引起，单纯补钾是无意义的。

二、高钾血症

血清钾浓度高于 5.5 mmol/L 称为高钾血症（hyperkalemia）。体内钾过多在理论上可以引起细胞内钾含量增高。但在实际上，高钾血症极少伴有可检测的细胞内钾含量的增高。这可能因为要有相对小量的钾在体内潴留，就会引起威胁生命的高钾血症，而且细胞内容纳钾积聚的余地是很小的。此外，高钾血症也未必总是伴有体内钾过多。

（一）原因和机制
颈脊髓损伤患者较少出现高钾血症，主要原因如下。

（1）酸中毒　酸中毒可伴有高钾血症,因为酸中毒时细胞外液的 H^+ 进入细胞而细胞内的 K^+ 释出至细胞外。

（2）缺氧　缺氧时细胞内 ATP 生成不足,细胞膜上钠-钾泵运转发生障碍,故 Na^+ 潴留于细胞内,细胞外液中的 K^+ 不易进入细胞。

（二）对机体的影响

1. 对骨骼肌的影响

对骨骼肌的影响轻度高钾血症(血清钾 5.5～7 mmol/L)时,细胞外液钾浓度的增高使细胞内钾浓度与细胞外钾浓度之比的比值减小,静息期细胞内 K^+ 外流减少,因而静息电位负值减小,与阈电位的距离减小,引起兴奋所需的阈刺激也较小,即肌肉的兴奋性增高。临床上表现为肢体感觉异常、刺痛、肌肉震颤等症状。在严重高钾血症(血清钾 7～9 mmol/L)时,骨骼肌细胞的静息电位过小,快钠孔道失活,细胞处于去极化阻滞状态而不能被兴奋。临床上表现为肌肉软弱甚至弛缓性麻痹等症状。肌肉症状常先出现于四肢,然后向躯干发展,可波及呼吸肌。高钾血症对骨骼肌的影响比较次要,因为在骨骼肌完全麻痹以前,患者往往已因致命性的心律失常或心搏骤停而死亡。

2. 对心脏的影响

（1）对兴奋性的影响　与对骨骼肌的影响相似,在轻度高钾血症时,细胞内钾浓度与细胞外钾浓度的比值减小,静息期细胞内 K^+ 外流减少,静息电位负值减小,故心肌兴奋性增高。静息电位减小说明细胞膜处于部分去极化状态,因而在动作电位的 0 期,膜内电位上升的速度较慢,幅度较小。这是因为在部分去极化的状态下,膜的快钠孔道部分失活,所以在 0 期钠的快速内流减少。当血清钾明显升高时,静息电位过小,心肌兴奋性也将降低甚至消失,因为这时快钠孔道大部或全部都已失活,心搏可因而停止。

高钾血症时携带复极化钾电流的孔道在开放的速度与程度上都加大,故钾外流加速,复极化 3 期加速,因此动作电位时间和有效不应期均缩短。Ix 孔道开放的加速与加大,虽然也倾向于使复极化 2 期(坪)缩短,但由于细胞外液中 K^+ 浓度的增高抑制了 Ca^{2+} 在 2 期的内流,故 2 期实际上有所延长。心电图上相当于心室复极化的 T 波狭窄而高耸,相当于心室动作电位时间的 Q-T 间期缩短。

（2）对自律性的影响　在高钾血症时,心房传导组织、房室束-浦肯野纤维网的快反应自律细胞膜上的钾电导增高,故在到达最大复极电位后,细胞内钾的外流比正常时加快而钠内流相对减慢,因而自动去极化减慢,自律性降低。

（3）对传导性的影响　如前文所述,高钾血症时动作电位 0 期膜内电位上升的速度减慢,幅度减小,因而兴奋的扩布减慢,传导性降低,故心房内,房室间或心室内均可发生传导延缓或阻滞。心电图上可见代表心房去极化的 P 波压低、增宽或消失,代表房-室传导的 P-R 间期延长,代表心室去极化的 R 波降低,代表心室内传导的 QRS 综合波增宽。

高钾血症时心肌传导性的降低也可引起传导缓慢和单向阻滞,同时有效不应期又缩短,因而也易形成兴奋折返并进而引起包括心室纤维颤动在内的心律失常。严重的高钾血症时可因心肌兴奋性消失或严重的传导阻滞而导致心搏骤停。

（4）对收缩性的影响　如前所述，高钾血症时细胞外液 K^+ 浓度的增高抑制了心肌复极 2 期时 Ca^{2+} 的内流，故心肌细胞同内 Ca^{2+} 浓度降低，兴奋-收缩偶联减弱，收缩性降低。

应当提到，无论是对于骨骼肌还是对于心脏，血钾升高的速度愈快，影响也愈严重。

3. 对内分泌和电解质、酸碱平衡的影响

（1）胰岛素和高血糖素　血浆 K^+ 浓度上升 1.0 mmol/L 以上时便能直接刺激胰岛素释放。胰岛素的增多可促进骨骼肌细胞摄取细胞外液中的 K^+，因而在高钾血症时有代偿意义。与此同时，高钾血症还直接刺激胰高血糖素的分泌，后者与增多的胰岛素共同维持血糖的调节。

（2）儿茶酚胺　大鼠实验证明，血浆钾浓度的显著增高能使血浆肾上腺素水平升高。肾上腺素对 α 受体和 β 受体都有刺激作用。静脉内注射肾上腺素后最初 3 min 内引起血钾浓度升高。这是肾上腺素作用于 α 受体使肝释放 K^+ 的结果。随后，由于肾上腺素刺激骨骼肌细胞的 β 受体，从而使骨骼肌加速摄取细胞外钾，故也有代偿意义。

（3）电解质和酸碱平衡　高钾血症减少肾产氨，从而使 H^+ 排出减少而倾向于发生代谢性酸中毒。酸中毒的另一原因是高钾血症时细胞外液 K^+ 移入细胞内而细胞内的 H^+ 移向细胞外。高钾血症还有利钠作用，但高钾血症作用于肾单位的哪一部分而引起 Na^+ 的重吸收减少尚不清楚。高钾血症又能直接刺激肾上腺皮质球状带，使醛固酮的分泌增多，醛固酮的增多能促进钾的排出，故有代偿意义。而且，醛固酮的增多还能抵消高钾血症的利钠作用。从而减少机体失钠。

（三）防治原则

（1）积极防治原发疾病，去除引起高钾血症的原因包括严禁静脉内推注钾溶液等。

（2）降低血钾如果心电图上除了 T 波高耸还有其他变化，如果血清 K^+ 浓度高于 6.5 mmol/L，必须迅速采取强有力的措施来降低血钾。

① 使钾向细胞内转移：葡萄糖和胰岛素同时静脉内注射。可使细胞外钾向细胞内转移。应用碳酸氢钠（不能与钙剂一起注射）不仅能通过提高血浆 pH，并且还能通过对 K^+ 的直接作用而促使 K^+ 进入细胞内。

② 使钾排出体外：阳离子交换树脂聚磺苯乙烯经口服或灌肠应用后，能在胃肠道内进行 Na^+-K^+ 交换而促进体钾排出。对于严重高钾血症患者，可用腹膜透析或血液透析来移除体内过多的钾。

③ 注射钙剂和钠盐：Ca^{2+} 能使阈电位上移（负值减小），使静息电位与阈电位间的距离稍为拉开，因而心肌细胞的兴奋性也倾向于有所恢复。此外，细胞外液 Ca^{2+} 浓度的增高，可使复极化 2 期钙内流增加，从而使心肌细胞内 Ca^{2+} 浓度增高，心肌收缩性增强。输入钠盐后细胞外液 Na^+ 浓度增高，心肌细胞内外电化学梯度增大，故在去极化时钠内流加快，动作电位 0 期上升速度可有所加快，幅度也有所增大，故可改善心肌的传导性。

（3）纠正其他电解质代谢紊乱在引起高钾血症的原因中，有些也可以同时引起高镁血症,故应及时检查并给予相应的处理。

第四节　低蛋白血症

颈脊髓损伤的综合救治仍是难题,因颈脊髓损伤导致的呼吸衰竭仍是救治的核心问题。在救治过程中因严重感染等消耗出现低蛋白血症及水电解质紊乱,严重影响救治的效率。低蛋白血症降低抵抗力,增加感染度,因血浆渗透压降低导致胸腔积液及腹水也极大地影响了患者呼吸功能的恢复[11]。

一、低蛋白血症的相关机制

国内外相关文献对于颈脊髓损伤并发低蛋白血症的机制研究报道仍较少,其发生机制不十分清楚,颈脊髓损伤后神经内分泌调节紊乱。自主神经功能障碍、血流动力学、内环境、体温等发生变化,使机体内的蛋白质代谢及其他的能量代谢发生严重的障碍。

(1)颈脊髓损伤后机体组织器官内蛋白质的丢失。① 颈脊髓损伤后早期(3 d 以内)机体会出现应激应。伤后 18 h 最为显著,由于内分泌系统分泌大量的儿茶酚胺类物质,从而影响了血糖的代谢。胰岛素的相对缺乏使合成的糖原减少。体内的糖转化成的脂肪、蛋白质也在逐渐减少。有关研究表明:血糖的利用率降低后可使 ATP 的再生受到影响,直接影响到钠泵的功能,钠泵的失活使细胞产生水肿,大大增加了细胞内酸中毒的概率,酸性离子主要是 H^+ 的大量产生使得蛋白的代谢受到影响,进一步加重了颈脊髓损伤后继发性的缺血、缺氧性损害,所以临床治疗中颈脊髓损伤后出现的高血糖患者的病死率明显要高于没有高血糖的患者。② 颈脊髓损伤后,重症患者全身的脏器毛细血管的通透性增加使得血管内的大量的蛋白质渗透至组织间隙,再加之大量的、快速的补液就会造成稀释性低蛋白血症。③ 入院后急性颈脊髓损伤的患者接受激素冲击治疗加速了糖原异生,促进了蛋白质分解,抑制蛋白的合成,减少外周组织对氨基酸的利用,尿氮排泄增加,发生负氮平衡,出现低蛋白血症。人体在应激状态下,皮质类固醇分泌增加。激素冲击治疗可能会使内源性皮质激素、儿茶酚胺分泌增多,引起代谢变化如电解质紊乱、一过性高血糖,抑制了蛋白的合成,减少外周组织对氨基酸的利用,继而影响蛋白的代谢。

(2)颈脊髓损伤后机体内蛋白合成减少患者由于伤后的吞咽异常、肺部感染,或行气管切开等因素,导致不能正常进食,导致体内氨基酸摄取不足,进而肝的合成不足,而在早期治疗中,往往又不能在受伤后第一时间及时补充蛋白和肠外营养液,长期卧床又导致胃肠消化功能障碍,吸收功能降低,而机体蛋白的消耗远远大于合成,从而出现低蛋白血症。

(3)感染的影响颈脊髓损伤后的并发症中,出现肺部并发症是患者病死的重要原因。此外还有泌尿系感染、压疮等早期并发症,严重的感染会诱导机体释放一些细胞因子如 TNF、IL - 1、IL - 6 等。另外内皮素(ET)- 1、一氧化氮(NO)、前列腺素(PG12)等这些继发性炎症介质均可抑制白蛋白 mRNA 表达,影响了蛋白质的合成与代谢。早期的体温调节失常造成的高热,使机体逐渐呈高代谢的状态,糖的氧化利用率下降,脂肪和蛋白的分解增加,出现低蛋白血症后又会加重肺部感染等其他重症感染,从而形成恶性循环。

二、低蛋白血症治疗

1. 三升袋静脉营养

入院后即行三升袋静脉营养,总量控制在 1 000 mL 左右。机体每日所需电解质钾钠钙镁等均要严格配比,补钾的同时补镁,加强低钠血症纠正,必要时浓氯化钠按检验结果调整,因颈脊髓损伤可出现顽固性低钠血症。高糖及氨基酸、脂肪乳需按每日能量计算进行配比,适当进行正氮平衡治疗。

2. 鼻饲饮食

气管切开大多数需行留置胃管。不能自主进食者行留置胃管。加强肠内营养液胃肠内营养,增加要素饮食。每日定时进行鼻饲,每次应定量,对于胃肠道反应出现腹泻时应停止肠内营养,也可进行高蛋白营养液加强营养。经胃管注入可经胃肠道补充电解质及调整水平衡,有利于提高人血白蛋白。

3. 静滴人血白蛋白

因颈脊髓损伤肺部感染发生率极高,感染性消耗及气管切开呼吸机辅助呼吸等因素导致低蛋白血症较难纠正。在静脉营养及鼻饲饮食后人血白蛋白仍较低时需静脉滴注人血白蛋白,进行直接静脉营养。

4. 鼓励自主饮食

无论是气管切开还是未切开,只要能够自主进食均应鼓励加强自主饮食。在留置胃管情况下仍可进行自主进食。气管切开情况下,可在气管球囊扩张情况下自主进行。能够自主进食后,低蛋白血症较易治疗。

5. 减少能量消耗

(1) 保持呼吸道通畅,加强翻身拍背及吸痰,每 2 h 1 次,特别是对于长期吸烟的患者,甚至需要每 1 h 翻身拍背及吸痰,每日进行多次双肺听诊,如果出现呼吸音减弱或消失,需立即行床边胸片检查,必要时辅助支气管镜下吸痰,尽量避免因痰液梗阻产生肺不张,肺不张可加重肺部感染。

(2) 有效抗感染。患者入院后应立即经验性选择至少四代头孢进行抗感染,其后根据痰培养、血培养及尿培养结果调整有效抗生素,必要时根据药敏结果进行二联抗感染;多数培养结果为院内感染,因此早期应足量抗生素抗感染。

(3) 严格控制体温。颈脊髓损伤大部分患者出现不定时高热,特别是气管切开后,有时体温能够达到 39℃ 以上,因脊髓损伤体温调节功能降低可出现低体温。要严格控制体温,对于高热,要大量冰块及冰帽进行物理降温,条件允许可行冰床降温,但冰床不易控制易造成低体温,出现低体温要采取升温措施。

第五节　其他内环境紊乱

一、低钙血症

颈椎外伤致颈脊髓损伤而入院的重症患者中,往往发生低钙血症的比例很高,达到 $15\%\sim88\%$,且有研究揭示其与危重症患者严重程度、ICU 住院时间、死亡率及预后具有明显相关性。目前对低钙血症的预测缺乏敏感度高的方法,还常受到一些无法避免的错误信息干扰。迪克尔森(Dickerson)等[12]则将已知的 22 种预测方法用于预测可能发生低钙血症的重症外伤患者,对患者的血浆游离 Ca^{2+} 水平和折算的总体钙水平进行估计,结果发现这些方法皆不能正确地预测低钙血症。而对于这些重症患者,最好的办法则是直接测量血浆中的 Ca^{2+} 来确定患者现在所处的状况。总体说来目前发现血钙的变化往往是疾病生理病理过程的结果,而不能早期地进行低钙血症的预测。

二、应激状态激素紊乱

颈脊髓损伤患者常伴有严重外伤,此时机体往往处于应激状态,应激状态下内环境发生紊乱,机体分解代谢也过于旺盛,可导致患者处于负氮平衡。患者在应激期体内会产生大量的应激激素,例如生长激素、胰高血糖素、糖皮质激素等,血糖水平随之而升高,并且出现一定的胰岛素耐受。应激时物质代谢发生相应变化,总的特点是分解增加,合成减少。表现有以下几方面。

(1)糖代谢变化的主要表现为高血糖。空腹血糖常为 $6.72\sim7.84$ mmol/L,甚至可以超过葡萄糖的肾阈 8.96 mmol/L 而出现糖尿。应激时的高血糖合糖尿是由于儿茶酚胺、胰高血糖素、生长激素、肾上腺糖皮质激素等促进糖原分解和糖原异生以及胰岛素的相对不足所致[13]。因此,称为应激性高血糖或应激性糖尿。肝糖原和肌糖原在应激的开始阶段有短暂的减少。随后由于糖的异生作用加强而得到补充。组织对葡萄糖的利用减少(但脑组织不受影响)。这些变化与应激的强度相平行,在严重创伤和烧伤时,这些变化可持续数周。因此,称为创伤性糖尿病。

(2)脂肪代谢的变化应激时由于肾上腺素、去甲肾上腺素、胰高血糖素等脂解激素增多,脂肪的动员和分解加强,因而血中游离脂肪酸和酮体有不同程度的增加。同时组织对脂肪酸的利用增加。严重创伤后,机体所消耗的能量有 $75\%\sim95\%$ 来自脂肪的氧化[14]。

(3)蛋白质代谢的变化应激时,蛋白质分解加强,尿氮排出量增加,出现负氮平衡。严重应激时,负氮平衡可持续较久。应激患者的蛋白质代谢既有破坏和分解的加强,也有合成的减弱。待至恢复期,才逐渐恢复氮平衡。

上述这些代谢变化的防御意义在于为机体应付"紧急情况"提供足够的能量。但如持续时间长,则患者可因消耗过多而致消瘦和体重减轻。负氮平衡还可使患者发生贫血、创面愈合迟缓和抵抗力降低等不良后果。

参考文献

[1] 颜秀侠.危重症内环境紊乱的研究进展[J].中国医学创新,2014(13):150-153.

[2] 李雪松,陈福,于占革,等.颈椎外伤后身体内环境紊乱的防治[J].现代医学,2004,32(2):114-115.

[3] 曾勉,何婉媚.呼吸机相关酸碱平衡的发病机制及处理对策[J].中华结核和呼吸杂志,2014,37(5):398-400.

[4] 陈绍潞.代谢性酸中毒的诊断及治疗[J].中华儿科杂志,1986,24(6):376-376.

[5] 康辉,贾连顺,张亮,等.颈椎脊髓损伤患者并发低钠血症的相关因素分析[J].中国骨与关节损伤杂志,2008,23(1):1-3.

[6] 陈亮,权正学.颈髓损伤后的低钠血症[J].中华创伤杂志,2004,20(3):187-189.

[7] 赵冬.低钾血症临床52例诊治体会[J].内蒙古医学杂志,2009,41(6):684-685.

[8] 曹小勇,高琳琳.低钾血症对心肌生理特性的影响及其机制的研究进展[J].泰山医学院学报,2012,33(6):477-480.

[9] 孙燕.155例低钾血症患者的病因分析与防治对策[D].浙江大学,2011.

[10] 李和泉.水和电解质代谢与酸碱平衡紊乱(上)[J].中国医刊,1981(5).

[11] 徐广辉,黄凯,满毅,等.急性颈脊髓损伤低蛋白血症的临床特点及治疗[J].脊柱外科杂志,2012,10(6):353-355.

[12] Dickerson R N, Alexander K H, Minard G, et al. Accuracy of methods to estimateionized and "corrected" serum calcium concentrations in critically ill multiple trauma patients receiving pecialized nutrition support[J]. Journal of Parenteral and Enteral Nutrition, 2004, 28(3):133-141.

[13] 梁建新,甘枚,张进华.应激性高血糖与危重病[J].临床急诊杂志,2000(6):243-244.

[14] 吴国豪.外科病人的内环境稳定和代谢问题[J].中国实用外科杂志,2007,27(1):98-100.

第四章 颈椎脊髓损伤的气管切开及其相关问题

第一节 气管切开术历史

气管切开术是最为古老的手术之一。人们对于采用气管切开从而缓解呼吸梗阻的尝试可以追溯到古代。公元前 2000 年的印度教书 *Rigveda* 中就有记载关于气管切开术的内容[1]。公元前 4 世纪,亚历山大大帝就曾经用剑切开窒息士兵的气管,使其气道通畅从而挽救了他的生命。在公元前 7 世纪,一名希腊的医生埃伊那岛的保罗(Paul of Aegina),在他的医疗百科全书 *Medical Compendium in Seven Books* 中描述了气管切开术的治疗目的,用于防止因口腔炎症引起的窒息。数个世纪之后,第一例经皮气管切开术是在 1626 年由一名意大利外科医生 Sanctorio Sanctorius 所实施。他使用一根撕裂针头(ripping needle)来引导银质导管穿过气管壁。

尽管有着零零散散的记载,但是直到现代医学的到来,气管切开术也由于较高的死亡率而鲜有实施。在 1799 年末,美国总统乔治·华盛顿躺在床上。他的气道受到疑似细菌性会厌炎的严重影响。华盛顿在病床上挣扎着呼吸,他最亲密的最值得信赖的医生团队却决定不采用气管切开术,因为这在当时被认为是高度实验性和激进性的手术。他们选择了放血疗法。在 12 小时内移除了华盛顿接近 80 Oz(2 365 mL)的血液。最终,华盛顿还是死亡了。关于气管切开术是否能挽救第一任总统的生命,产生了很多的争论[2]。

在 20 世纪初,美国著名外科医生薛瓦利埃·杰克逊(Chevalier Jackson)对开放式手术技术进行了标准化后,气管切开术获得了普及。Jackson 医生的方法将气管切开术的相关死亡率从 25% 降低至 1%。随着 20 世纪中叶机械通气使用率的增加和手术死亡率的降低,使用气管切开术进行延长通气支持的做法变得更加常规和广泛[3]。1869 年,特罗西奥(Trousseau)在 215 名白喉患者的治疗中使用了气管切开术[1]。薛瓦利埃·杰克逊在 1909 年进一步详述了该技术的改进方法[4]。1953 年,赛尔定格(Seldinger)医生提出了经皮放置多种血管内导丝导管技术;1955 年,C. 亨特·薛尔登(C. Hunter Shelden)医生及其同事描述了气管切开术导管置入的经皮入路方法,作为手术入路的替代方法[5]。12 年后,托埃(Toy)和韦恩斯坦(Weinstein)使用 Seldinger 导丝改进并提高了经皮气管造口术的安全性,先通过穿刺针把扩张器锥形前端部分置入气管内,随后穿刺部位皮肤切开,经扩张器将气管套管插入气管内。1985 年,帕斯夸尔·西亚格利亚(Pasquale Ciaglia)和他的同事们进一步完善了这一手术方式,首次报道采用 Cook 连续式扩张器实施经皮气管切开。目前最流行和广泛应用的经皮扩张气管造口术(percutaneous dilational tracheostomy, PDT)由此诞生[6]。

第二节　气管切开的必要性

颈椎脊髓损伤(cervical spinal cord injury, C-SCI)严重影响感觉和运动功能以及交感神经的活动。脊髓神经传导呼吸通路的中断会导致呼吸肌无力和呼吸功能障碍[7,8]。呼吸系统并发症是 C-SCI 患者最为常见的并发症,发病率为 36%～83%[9~18]。在一项大型前瞻性研究中,杰克逊(Jackson)和格罗默斯(Groomers)[10]发现 261 名急性受伤人员中的 67%在急性期出现严重呼吸系统并发症。最常见的并发症是肺不张(36.4%)、肺炎(31.4%)和通气障碍(22.6%)。不同的颈椎脊髓损伤节段,并发症发生情况又有不同。损伤节段在 C_1～C_4 者,肺炎是最常见的并发症,发生率超过 63%,其次是呼吸衰竭(40%)和肺不张(40%)。损伤节段在 C_5～C_8 者,最常见的并发症是肺不张(34%),其次是肺炎(28%)和通气障碍(23%)。通气异常和误吸是最早的并发症。损伤后(4.5±1.2)d 出现通气障碍,伤后 6.6 d 出现肺水肿,伤后 6.9 d 出现气胸。不同的损伤程度,并发症的发病率也不相同[19],总体来说,完全性颈椎脊髓损伤 C-SCI 肺炎发病率(60%～70%)明显高于不完全性 C-SCI(20%～30%)。

C-SCI 患者在住院期间,80%的死亡是继发于肺功能不全的,其中 50%是肺炎引起的[13,20-22],肺部感染会导致气管内分泌物增多,引起呼吸道梗阻,反复长期感染可导致菌群失调甚至真菌感染。急性外伤性颈椎脊髓损伤的患者,出现早期死亡大多数是由于各种吸气和/或呼气肌麻痹引起的肺部并发症以及支气管黏液产生过多[14,23]。由此可见,气道管理技术,包括机械通气(mechanical ventilation, MV),经喉插管和气管切开术,对于严重 C-SCI 患者防治呼吸系统并发症至关重要,也是挽救患者生命的重要甚至紧急措施。由于呼吸肌麻痹,肺活动能力恶化以及咳嗽峰流速严重受损,清除气管和支气管分泌物能力下降,急性 C-SCI 患者经常需要延长 MV 时间[10,13,22,24,25]。与长期气管内插管相比,气管切开术对喉部损伤较小,使患者更舒适[26];利于肺部自净并缩短呼吸道的长度,降低呼吸道阻力,最主要的是有利于吸痰管或支气管镜的吸痰。而且更利于封管训练和拔管,减少机械通气的时间长度。

掌握手术的技术要点后,气管切开术就成为一种低风险手术,可以在需要的患者床边快速安全地实施[27~29]。气管切开术可提供一个安全的气道,方便分泌物控制,并降低 C-SCI 患者肺部并发症的风险[30~32]。据报道,21%～77%的 C-SCI 患者需要气管切开术[32~36]。1989 年,美国胸科协会指南提出在人工气道方面的共识(The American

Consensus Conference on Artificial Airways),认为呼吸机机械通气超过 21 d 的患者建议使用气管切开术[37]。如今大多数临床工作者都认为机械通气超过 48 h 就应该进行气管切开。

从医疗花费负担和患者预后角度出发,早期对需要的患者行气管切开术是大有益处的,因为它减少了医院和重症监护室住院时间感染并发症的发生率,并增加了患者的通气耐受性[31,34,36,38,39],同时降低呼吸机相关性肺炎等并发症的发病率[40,41],这样既有效救治了患者,也减少了医疗上的花费,减轻患者家属经济负担。然而,哪些 C-SCI 患者需要行气管切开术,这要根据患者的神经损伤程度对患者进行分类,并预测他们对延长机械通气的需求,最终做出气管切开的决定。许多研究已经预测了外伤性 C-SCI 行气管切开术的危险因素,其中研究热点集中在损伤节段和损伤程度(完全/不完全)上[19,42~56],但目前尚无统一的结论,需要临床医师根据患者的具体情况进行判断和分析。

1. 损伤节段

呼吸衰竭发生率直接与损伤节段相关。颈段中枢神经走行有其特殊性,支配呼吸机的主要神经-膈神经是在 C_4 水平以下颈丛神经分出,因此 C_4 水平以上的完全性 SCI 将严重影响膈肌神经支配,呼吸肌麻痹导致吸气功能丧失甚至是永久性呼吸机依赖[57,58]。C_5 水平及以下的完全或不完全 SCI,临床表现和预后也很多变,气管切开有时也是必要的;然而,这些损害也可能需要在紧急情况时延长呼吸机使用[32,35,59,60](表 4-1)。

表 4-1　损伤节段与呼吸相关肌肉功能丧失的对应关系[61~64]

损伤节段	功能丧失
$C_1 \sim C_3$	继发于严重膈肌无力(瘫痪),可能是持续的呼吸机依赖
$C_3 \sim C_4$	膈肌功能将受到影响,潮气量和肺活量减少
C_5	膈肌功能完好但肋间和腹部肌肉瘫痪导致肺容量减少,咳嗽强度和有效性降低
$C_6 \sim C_8$	独立呼吸

2. 损伤程度

脊髓损伤程度的判定通常借助美国脊柱损伤协会(American Spinal Injury Association,ASIA)的脊髓损伤伤残分级量表(表 4-2)。除此之外,还可以进一步借助入院 ASIA 运动评分(Admission ASIA Motor Scores,AAMS),用于更好地判断神经功能损伤的程度,增加评估的可比性。该评分为 0~100 分,评估 10 组关键肌群的肌力情况(肌力 0~5 级,分别评分 1~5 分),双侧肌肉评分总和为总分。关键肌群包括:上肢肌群:C_5 屈肘肌(肱二头肌、旋前圆肌)、C_6 伸腕肌(桡侧伸腕长肌和短肌)、C_7 伸肘肌(肱三头肌)、C_8 中指屈指肌(指深屈肌)、T_1 小指外展肌(小指外展肌);下肢肌群:L_2 屈髋肌(髂腰肌)、L_3 伸膝肌(股四头肌)、L_4 踝背伸肌(胫前肌)、L_5 长伸趾肌、S_1 踝跖屈肌(腓肠肌、比目鱼肌)。

表 4 - 2　ASIA 脊髓损伤伤残分级量表

分　级	伤　残　程　度
A	完全损伤,脊髓功能损伤后骶段 $S_4 \sim S_5$ 无任何运动和/或感觉功能保留
B	不完全损伤,脊髓功能损伤平面以下及骶段 $S_4 \sim S_5$,无运动功能而有感觉的残留
C	不完全损伤,脊髓损伤平面以下,有运动功能保留,但一半以上关键肌的肌力在 3 级以下
D	不完全损伤,脊髓损伤平面以下有运动功能保留,且一半以上关键肌肌力大于或等于 3 级
E	正常,运动、感觉功能正常

　　一般认为,C_5 及其以上节段的 ASIA A 级 SCI(完全 SCI),建议早期行气管切开术。6%～33% 的不完全 C - SCI 患者需行气管切开术,而 C_5 以上节段的完全 C - SCI 患者需行气管切开术者高达 81%～83%[19]。Teresa 等[50]人回顾了 1998 年至 2012 年间收治的 163 例创伤性 C - SCI 患者的病历资料,C_5 及其以上节段的完全 C - SCI 者 53 例,其中 51 例(96.2%)接受气管切开术。John 等[65]人回顾了 45 例完全 C - SCI 患者的病历资料,分为 C_5 及其以上节段损伤组和 C_6 及其以下节段损伤组,前者行气管切开者 26 例(84%),后者仅 6 例(43%)。Hiroaki 等[66]人回顾分析 164 例 C - SCI 患者,分为 $C_1 \sim C_4$ 损伤节段和 $C_5 \sim C_7$ 损伤节段 2 组,通过 Logistic 回归发现完全 C - SCI 为气管切开的风险因素,无论损伤节段的高低,然而他们 C_5 节段损伤对于后组的气管切开术发生率的影响。

　　对于 ASIA B、C、D 级 SCI(不完全 SCI)患者是否需要行气管切开术有较大争议,许多研究中都设计涉及不完全 SCI 的患者,但目前没有明确的结论。但有些学者针对不完全 SCI 患者进行了更加细致的评估。Hou 等[67]人针对 345 例急性四肢瘫的患者的资料,利用多元 Logistic 回归分析和回归分类树分析法制定了 C - SCI 患者是否需要行气管切开术的预测模型。结果发现对于 AAMS≤1 分者,建议早期行气管切开术;对于 2≤AAMS≤22 分者,建议一旦出现呼吸系统并发症,便行气管切开术;对于 AAMS≥23 分的不完全 SCI 患者,如果脊髓高信号改变位于 C_3 或者更低的节段。Lee 等[52]人则是借助损伤严重度评分(injury severity score, ISS)(表 4 - 3、表 4 - 4)和格拉斯哥昏迷分级(glasgow coma scale, GCS)(表 4 - 5),通过逐步 Logistic 回归分析和回归分类树模型预测 C - SCI 患者是否需要行气管切开术。结果发现外伤性 C - SCI 患者需要气管切开术的风险因素包括:年龄>55 岁;ISS≥16;在急诊已经插管;ASIA 分级为 A 级;车祸伤;损伤平面高于 C_5。Jay 等[46]人收集了 128 例 C - SCI 患者,Logistic 回归分析结果显示气管切开和完全 C - SCI 损伤节段无相关性,对于不完全 C - SCI 患者,AAMS<10 分者需要早期行气管切开术,ASIA 分级为 D 级者则不需气管切开术。Belinda 等[49]人回顾了 256 例 C_1 至 T_3 损伤的患者,他们认为 C_6 水平以上的完全 SCI 患者是很可能需要行气管切开术的,而不完全 SCI 患者是很可能不需要行气管切开术的,但是 GCS 评分<8 分者,需要评估呼吸系统并发症来决定是否行气管切开。

表 4 - 3　ISS 评分量表

部　位	损伤描述	AIS♯	得分平方(前三高)*
头颈部 面部 胸部 腹部 四肢(包括骨盆) 其他			
总　分			

♯参照伤害等级简易分类量表(Abbreviated Injury Scale，AIS)(表 4 - 4)

*取前三高的 AIS 评分，平方后求和；评分 0~75 分；如果有部位 AIS 评分为 6 分，自动视为 75 分

表 4 - 4　AIS 评分量表

损　伤	AIS 评分
1	轻微
2	适中
3	严重
4	十分严重
5	致命
6	不可存活

表 4 - 5　GCS 评分量表

项　目	反　应	评　分
睁眼反应	自主睁眼	4
	呼唤睁眼	3
	针刺后睁眼	2
	针刺无反应	1
语言反映	切题	5
	不切题	4
	含糊不清(字义可辨)	3
	唯有声叹	2
	毫无反应	1
运动反应	遵嘱动作	6
	针刺时有推开动作(定位动作)	5
	针刺时有躲避反应(回缩)	4
	针刺时有肢体屈曲	3
	针刺时有肢体伸直	2
	针刺时无反应	1
总分	反映良好	15
	昏睡	≤8
	完全无反应	3

3. 本单位颈椎脊髓损伤患者救治气管切开救治体会

文献中报道多数以颈段脊髓损伤的程度和分级,损伤的水平来确定气管切开的必要性。但笔者单位临床救治和研究认为,损伤的水平和程度是起主要作用的评价参考标准。临床工作中发现,有很多患者颈椎外伤后损伤在 C_5 水平以下,但很多仍然需要进行气管切开,因为受伤患者多为男性,很多都是有十余年或者更长的吸烟史,尽管颈椎脊髓损伤平面较低,但因肋间肌力量减弱,气管分泌物增多,呼吸阻力增加导致呼吸肌疲劳,所以也需行气管切开。此外,如果患者合并存在胸部的伤情,如多发肋骨骨折、血气胸或肺不张、纵隔血肿等,气管切开同样是必要的。如果患者为高龄,有无并发症(糖尿病、高血压、冠心病),活动性肺炎等[35,42,65,68,69],都可能需要行气管切开。

第三节　气管切开的时机

对于 C‑SCI 患者气管切开术的实施时机,目前仍然存在争议[70~72]。大部分学者建议早期实施,即插管后 7 d 以内,这能有效降低 ICU 住院时间并减少插管相关并发症。但是也有学者在对 20 篇文章进行 meta 分析后发现早期气管切开和晚期气管切开在死亡率方面并无差别,但是可以有效减少住院时间,机械通气时间和通气相关并发症的发病率[53]。

气管切开是预防、治疗高位截瘫呼吸系统并发症,挽救患者生命的有效方法。因此,掌握好气管切开的有效时机,可以更好地达到降低死亡率,提高高位截瘫治疗效果的目的。

气管切开的有效时机主要根据前面所述危险因素,同时需要考虑到患者呼吸费力情况及相关血气分析结果来决定。

(1)损伤平面当损伤平面位于 C_4 以上时应做紧急气管切开,因为此时患者不但失去肋间肌功能、胸式呼吸消失,同时膈神经功能受损,膈肌收缩力不足,腹式呼吸微弱,从而患者呼吸功能严重受损,通气不足。

(2)患者各项指标示呼吸运动不能维持基本通气功能,特别是动脉血氧分压低于 60 mmHg、氧饱和度低于 85%、肺活量低于 500 mL,患者自感呼吸极度费力,需尽早气管切开。

(3)患者颈脊髓损伤平面呈上升趋势、肺挫伤或合并其他系统疾病时,亦须气管切开。

(4)入院后对脊髓损伤神经功能分级 ASIA 为 A、B 级者,亦尽早行气管切开。

(5)对于已发生肺部感染,肺内大量痰液积聚,患者咳嗽无力,同时基础疾病较多,特别是既往有 COPD 病史,肺部手术史等影响患者呼吸功能的疾病,应尽早气管切开。

（6）相对于病情比较平稳的患者，有些患者在入院时即出现严重缺氧，二氧化碳潴留，造成酸中毒，引起昏迷，该类患者必须行紧急气管切开。

急性脊髓损伤特有的呼吸系统的病理变化：① 呼吸肌的瘫痪使咳痰无力；② 完全或不完全截瘫使患者免疫低下，营养不良；③ 呼吸中枢的抑制。所有这些都决定了脊髓急性损伤患者易于出现呼吸衰竭，因此对于急性脊髓损伤患者一旦出现进行性呼吸困难和持续性低氧血症、呼吸急促时，应果断做气管切开术。判断上犹豫可能错失最佳的救治时机。

第四节　气管切开的手术技术

一、应用解剖

颈部区域的器官结构众多，层次复杂，且缺乏硬性保护，再行气管切开术前应当充分掌握相关的临床应用解剖（图 4-1）。

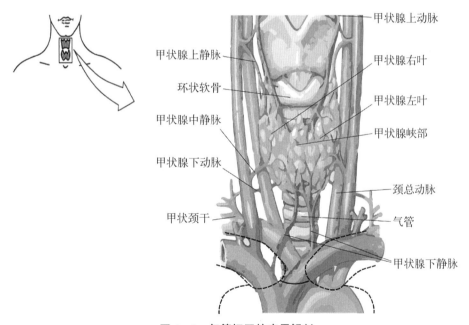

图 4-1　气管切开的应用解剖

首先，要掌握气管切开术途径组织的体表标志和投影位置。

（一）体表标志

（1）舌骨　在颈前部上方，对应第 3 颈椎，借甲状舌骨膜与舌骨相连。舌骨体和舌骨大角可皮下触及。

（2）甲状软骨　在舌骨的下方，两侧甲状软骨板前缘在正中线上方形成喉结。喉结上缘有上切迹。甲状软骨上缘平第4颈椎,颈总动脉分叉及颈外动脉甲状腺上动脉在此平面发出。

(3)环状软骨　在甲状软骨下方,两侧对应第6颈椎横突,借环甲韧带(环甲正中韧带)与甲状软骨相连,是喉与气管、食管和咽的分界标志,又可作为气管环的标志。

(4)气管软骨　环状软骨下方可触及气管软骨,第2~4气管软骨前方有甲状腺峡部覆盖。

(5)颈静脉切迹　或称胸骨上切迹,平第2胸椎下缘。此处上方为胸骨上间隙,深层在小儿为胸腺上部,可能有甲状腺下浅动脉或甲状腺最下动脉和甲状腺下静脉等。

(6)颈动脉结节　即第6颈椎横突前结节,颈总动脉在其前方行经。

(7)胸锁乳突肌　在颈侧部,将下颌推向对侧时最为明显。副神经的起点在其后缘中、上1/3交界处;颈丛皮支在其中点汇集;臂丛从此肌的中、下1/3交界处向下外走行。胸锁乳突肌的深面,有颈总动脉及其分支、颈内静脉、迷走神经、颈丛、斜角肌、膈神经及胸导管颈段等重要结构。

(8)锁骨上小窝　在胸锁乳突肌的胸骨头和锁骨头之间的凹陷。其左侧深部有颈总动脉,右侧有头臂干分叉部,两侧再深层有胸膜顶。

(9)锁骨上大窝　在锁骨上方肩胛舌骨肌锁骨三角区域的凹陷。臂丛及锁骨下动脉经此窝进入胸廓上口。

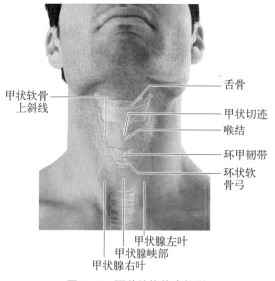

甲状软骨
上斜线

舌骨
甲状切迹
喉结
环甲韧带
环状软
骨弓

甲状腺左叶
甲状腺峡部
甲状腺右叶

图4-2　颈前结构体表投影

(二)体表投影(图4-2)

(1)颈总动脉与颈外动脉　上端两侧均自下颌角与乳突尖端的中点,左侧至胸锁乳突肌胸骨头与锁骨头间(锁骨上小窝)的连线,右侧至右胸锁关节的连线。甲状软骨上缘是两者的分界线。

(2)颈外静脉　自下颌角至锁骨中点的连线,与胸锁乳突肌交叉斜行向下。

(3)副神经　由胸锁乳突肌后缘中、上1/3交点处斜向外下至斜方肌前缘中、下1/3交点处的连线。

(4)臂丛　由胸锁乳突肌后缘中、下1/3交点处至锁骨中、外1/3交点处稍内侧的连线。

(5)颈静脉角　锁骨下静脉与颈内静脉汇合成头臂静脉,其汇合处形成的角为颈静脉角,位于胸锁乳突肌锁骨头起始处的深面。胸导管及右淋巴导管分别注入左,右静脉角。

(6)胸膜顶　在锁骨内1/3上方,其最高点距锁骨上缘约2~3 cm。损伤可造成气胸。

其次,要掌握气管切开术的入路层次及周围毗邻的结构。

气管切开术依次经过皮肤、浅筋膜、颈筋膜浅层、胸骨上间隙、舌骨下肌群、气管前筋膜、气管前间隙。

气管颈段上份位置较浅,下份位置较深,第 2～4 气管软骨前方有甲状腺峡部覆盖,峡部前方借气管前筋膜与胸骨甲状肌相分割,峡部的下方有甲状腺下静脉、甲状腺奇静脉丛和可能存在的甲状腺最下动脉(出现率 10%)。气管的后方为食管,两侧为甲状腺侧叶,气管食管旁沟内有喉返神经,后外侧为颈动脉鞘和交感干;下端邻近颈根部大血管和胸膜顶。小儿的胸腺及头臂静脉也可在其前方;两侧为甲状腺的两侧叶;后方为食管,两者之间两侧的沟内有喉返神经走行;后外侧为颈动脉鞘及其内容。

气管切开术中应注意,切口位于正前方,避免损伤甲状腺最下动脉,甲状腺下静脉,甲状腺奇静脉丛,小儿胸腺,左侧头臂静脉。

二、手术方法

气管切开术可以通过开放手术(open surgical tracheostomy,OST)或者经皮扩张手术(percutaneous dilational tracheostomy,PDT)的方式进行。

(一) 开放气管切开术(OST)(图 4-3)

1. 体位摆放

患者取仰卧位,头部正中,颈后和肩部垫衬垫,保持颈部仰伸位(图 4-4)。

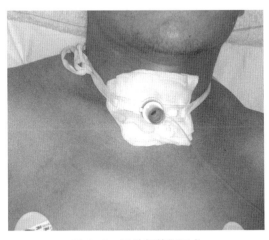

图 4-3　开放气管切开术

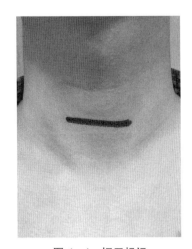

图 4-4　切口标记

2. 常规消毒、铺巾

一般应用 1% 普鲁卡因或者 1% 利多卡因＋1:100 000 肾上腺素进行局麻;显露气管以后做气管穿刺时,可滴入利多卡因 0.2～0.3 mL 进行气管内麻醉;紧急情况时,或患者已经处于昏迷状态时,可不麻醉(图 4-5)。

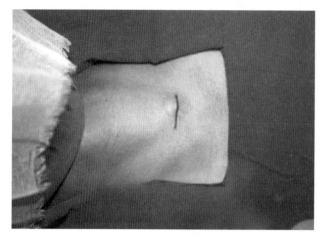

图 4-5　局部麻醉

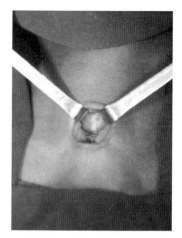

图 4-6　逐层暴露

3. 手术入路

有横纵两种切口。通常选择纵切口,更加迅速而且更好地避免损伤两侧颈部血管和邻近组织。纵切口:颈前正中,自环状软骨下缘至胸骨上窝,做前正中切口。横切口:在环状软骨下缘约 3 cm 处,沿皮纹做 4 cm 长横切口(图 4-5)。

4. 手术步骤(图 4-6)

5. 重新标记

麻醉完成后,重新标记体表标记物和计划切口。

(1)作一个长约 3～4 cm 的垂直(或水平)切口。

(2)逐步分离皮下组织浅筋膜和颈阔肌,直至颈前肌。如果有需要,可切除过多的脂肪组织。注意颈前静脉等较大的浅静脉可根据需要结扎。对于呼吸困难的患者,如存在颈前小静脉怒张变粗,也需要结扎,避免术中出血过多,影响视野。

(3)分离气管前组织　纵行切开白线,沿中线分离胸骨舌骨肌和胸骨甲状肌;暴露甲状腺峡部,在其下缘稍加分离,将峡部向上牵引,必要时将峡部夹持切断缝扎,以便暴露气管;分离过程中,双侧拉钩均匀用力使得手术视野位于正中,并常以手指探查环状软骨和器官的位置,确保视野位于正中。此外,气管前筋膜、胸骨上窝和气管旁组织无须过多分离,以免发生纵隔气肿或气胸。

(4)切开气管　用尖刀在气管前正中线切开气管的第 3～4 软骨环,主要刀刃向上,自下向上挑开,不可刺入气管过深。

(5)插入气管套管　切开气管前壁软骨环后,用弯止血钳或者气管插管扩张器扩开气管切口,随即插入气管套管,如患者强烈咳嗽,应立刻拔出管芯,并用吸引器洗出气管内分泌物和血性液体,重新插入气管套管。

(6)创口处理　气管套管上的带子系于颈部,打成死结以牢固固定。切口一般不予缝合,以免引起皮下气肿。

（二）经皮气管切开术（PDT）

目前常用的经皮气管切开术种类繁多，大同小异，主要包括如下几种。

（1）Ciaglia Blue Rhino 技术　使用带有可视支气管镜功能的扩张器，通过使用有齿血管钳在皮肤和皮下组织扩张一个小切口，扩张器插入第 2～3 气管软骨环内，再将导丝通过针进入到底部，随后用穿孔扩张器扩张，使用锥形的 Blue Rhnio 管扩张预先测量好的气管切开插管的造口，将导丝置入气管造口管，然后插入气管。

（2）Griggs 技术　一种扩张钳扩张的经皮气管扩张技术。Griggs 经皮扩张气管切开术，使用一把改良的 Howard Kelly 弯钳，导丝经由 Howard Kelly 扩张弯钳顶端的小孔穿过后，扩张钳向前推进，直到进入气管内，两手将扩张钳打开合上进行扩张，分单步或两步操作，首先扩张软组织，然后扩张气管，或两步操作一次完成。在颈部切开切口，在第 2～3 气管软骨环中插入一个血管穿刺管，导丝穿过导管，扩张钳扩张造口，然后切开气管插入插管。

（3）PercTwist 技术　该技术是使用德国专利产品单步经皮旋转气管切开专用成套器械，其方法和器械上的改进，又进一步简化了现有的经皮气管切开技术，单步螺旋扩张器表面涂有防止肉芽组织攀附生长的亲水材料，放入生理盐水可以活化，设计类似于一个自动穿刺螺钉，不需借助气管壁扩张装置进入气管，使螺旋扩张器与水平面呈 $45°$，尖端指向足端，沿导丝顺时针旋转进入气管腔，然后逆时针旋出，再沿导丝将气管套管送入气管腔内，与其他的扩张钳扩张气管的方式不同，PercTwist 技术的单步螺旋扩张器沿切口，确认气管内壁、气管环的解剖学位置，同时对上抬的气管进行扩张，具有简单、快速、有效、损伤小，切口出血、感染及塌陷等并发症少，术后伤口愈合快，获得最佳美容效果及安全和效价比高等优点。

（4）Fantonis 技术　即经喉气管切开术，这是一种新的经皮气管切开技术。气管切开导管是由气管内向气管外牵出，并进行倒退扩张和置入气管切开导管。由于其外向造口，气管环易于分离，所以创伤更小，并发症更少，解决了影响传统气管切开技术和其他经皮气管切开术使用过程中的许多问题。目前使用的是 Mallinckrodt TLT 成套工具和硬质气管镜导引。改良 Fantoni 技术，是将硬质气管镜改为应用纤维气管镜，插入 J 形导丝，使用小号气管导管置于原气道，在插入气管切开导管期间予患者通气。该技术对严重低氧血症患者及预见难插管困难或有颈椎损伤的患者是有益的。

（5）Dolphin 技术　类似于 Ciaglia Blue Rhino 技术，用气囊来扩张造口，而不是使用锥形 Blur Rhnio 管。

下面以应用最广泛的 Ciaglia Blue Rhino 技术为例，介绍其手术技术。

1. 体位摆放，常规消毒、铺巾

患者取仰卧位，头部正中，颈后和肩部垫衬垫，保持颈部仰伸位。

2. 确认解剖标志和穿刺点

一般选择第 2～3 气管软骨环之间作为穿刺点，过高有增加气道狭窄的风险，过低有血管损伤的风险。手术过程中保持患者头颈部位于正中位。

3. 局部麻醉

一般应用1%利多卡因+1∶100 000肾上腺素进行局麻。

4. 手术步骤

作1～2 cm的水平或垂直皮肤切口,用镊子将软组织切开,并触摸气管环(图4-9)。将一根针通过切口插入第2～3气管软骨环之间的气管中。J形导丝通过针头引入。然后取下针头,并维持J形导丝位置不变,随后使用短的14F号导引扩张器进行扩张。将扩张器取出,维持J形导丝位置不变。装载在8F号引导导管上的Ciaglia Blue Rhino锥形扩张器被润湿以激活其亲水润滑剂涂层,然后将两者一起插入导丝上,同时用另一只手固定气管。注意防止损伤气管后壁。将Ciaglia Blue Rhino扩张器留在皮肤水平标记处(38F扩张)约30～60 s。来回移动扩张器数次以有效地扩张气管,然后移除导管留下导管和导丝。将装在适当尺寸的扩张器上的气管插管插入气管中,然后移除导丝和导管。支气管镜经由气管切开套管插入到气管内确认放置。然后插入气管切开套管的内插管,并将呼吸机回路连接到气管切开套管。使用2-0丝线将气管切开套管固定到皮肤上,然后再次插入支气管镜以抽吸气道中的任何血液并确认管的位置。

使用7.5～10 MHz的探头超声扫描(ultrasound scan, US)引导,可以提高气管切开位置的准确性,避免血管和减少穿刺尝试。US特别适合于脖子短而粗的患者。在一项随机前瞻性研究中,随机选择341例患者对比术前和术中US引导和未引导的经皮穿刺,US组患者需要更少的穿刺时间和穿刺次数,并发症发生率也更低。

(三)环甲膜切开术

该式式是一种非常规术式,主要用于危重患者的抢救性治疗。环甲膜切开术是一种安全、有效的手术方法,在紧急中优点尤为突出。手术步骤如下。

(1)体位 仰卧位,除颈部不能后仰者外肩部均垫以薄枕,使头呈过伸位,不能仰卧者也可取坐位。

(2)麻醉 1%利多卡因局部麻醉,危急情况下可不用麻醉。

(3)切口 净重先甲状软骨下缘与环状软骨上缘之间即为环甲膜切开水平,多采用横切口,亦可用直切口。

(4)分离气管前组织 用血管钳沿中线分离颈前肌,拉钩拉向两侧,向下分离甲状腺峡部,显露环甲膜。

(5)环甲膜切开 自环甲膜正中横行切开约1 cm,注意勿偏向一侧,以免损伤环甲动脉。切开环甲膜后,用气管撑开器或弯止血钳伸入并撑开切口。

(6)置入气管套管 环甲膜切口撑开后,彻底止血,插入大小合适、带有管芯的气管套管,插入后立即取出管芯,放入内管。

(7)伤口处理同传统气管切开手术。

第五节 气管套管的选择

气管套管类型的选择正确与否是手术成败的关键因素之一,与术后患者的生活质量也密切相关。选择适宜的气管套管包括选择适宜的材质及型号。套管型号和类型的选择由气道直径的大小以及个体需求的不同来决定。

气管套管的分类:根据材质分为金属气管套管、塑料或硅胶气管套管;根据有无气囊分为带气囊气管套管、不带气囊气管套管;根据有无内套管分为单套管、双套管及特殊功能气管套管。

金属气管套管特点是:① 由内管和外管组成,其内管可以随时取出清洁、更换,不易堵塞;② 金属气管套管的形状为弧形,吸痰管进入金属套管内较容易;③ 金属气管套管本身不含气囊,需另接气囊,接口不便链接呼吸机(图4-7)。

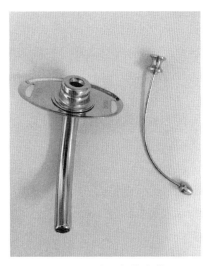

图4-7 金属气管套管

塑料气管套管特点是:① 无内套管,无法取出清洁、消毒,因此起到分泌物易于沉积于套管内壁,甚至结痂,造成管腔变小或堵塞,所以,一旦发现管腔堵塞,湿润后吸引不能解决者,应立即更换套管;② 塑料气管套管气囊的输入小管接口好,用注射器注入空气后,自动关闭,不会漏气,接人工呼吸机后即可给氧辅助呼吸,另外,在气囊输入小管的始端连一小气囊,可随时观察气囊的充气程度随时调整;③ 塑料气管套管硬度低,有一定弹性,管口钝而光滑,对长期带管者不易压迫管端的周围组织,如气管、食管、锁骨下动脉等,可以减少气管——食管瘘、大动脉破裂出血等严重并发症的发生(图4-8)。

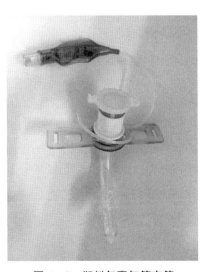

图4-8 塑料气囊气管套管

硅胶气管套管特点是有气囊,抢救呼吸困难的患者较为方便,并可在气管上安放人工呼吸机;术中可通过塑料气管套管直接对患者供氧;术后不需及时煮沸管消毒。

带气囊气管套管特点是其末端有一个柔软,充气时起到封闭气道的作用。患者需要或者需要气道保护避免吸入更多口鼻分泌物时这种气管套管。气囊在正确位置充气后,就不会通过套管外侧的气道进行呼吸。带气囊气管套管按气囊的特点又可分为低容高压气囊、高容低压气囊和等压气囊。英国重症护理协会ICS 2008年指南推荐使用高容低压气囊,此类气囊将气囊压力均匀分散开,减少气囊压迫处气道溃疡、坏死及狭窄。临床常用带气囊气管套管有:① 单气囊气管套管;② 双气囊气管套管。一般双气囊气管套管内套管上端为 15 mm 连接头连接呼吸机。患者进食或喝水时将气囊充气,进食后放气。

无气囊气管套管一般适用于长期带管,不需机械通气的患者及能有效咳嗽和有正常呕吐反射、分泌物稀薄或较多的患者,而不用于急症患者。临床使用无气囊气管套管一般为钛合金或塑料制成。常用的无气囊气管套管可分为双气管套管和单气管套管。

单套管首先被运用在重症护理中,一般只临时使用。单套管也按照有无气囊划分为两类。单套管内径越大气流阻力越小,正压通气量就越多。ICS 2008 年指南不建议重症患者使用此类套管,因为一旦堵塞,清洁难度太大。目前国内临床使用单套管也很少。

双套管有一个外套管保持气道开放,另外有一个活动的内套管便于清洁更换。内套管又分为一次性内套管和普通内套管。内套管定期护理可以减少分泌物累积,防止分泌物堵塞套管。每 6～8 h 应更换并使用无菌溶液清洁内套管,如果患者分泌物量多,可适当缩短更换时间。患者床旁应配备型号相同的内套管以及小一个型号的内套管

其他类型气管套管有:有孔气管套管,该类套管的外套管有开口,可以让空气通过患者口鼻咽以及套管流动,气体的流动可以帮助患者说话产生声音以及辅助患者有效的咳嗽。常见有孔套管有:① Shiley 有孔无气囊气管套管,其包括 3 个内套管,分别是没有接头的套管,适用于不需连接外部辅助设备的患者;另两个有 15 mm 外接头,其中绿色的接头端有开孔,透明的没有开孔;② Shiley 有孔带气囊气管套管:这种套管与有孔无气囊套管类似,有一个外套管两个内套管。两个内套管均有通用的 15 mm 接头,绿色接头的内管中下段有开孔,外套管的中间部分也有开孔,封闭开孔来评估患者的口腔鼻腔通气功能。这种套管适用于既需要气道保护又需要语言功能锻炼的患者。

特殊类型气管套管有声门下吸引气管套管和可调节气管套管。

声门下吸引气管套声门下持续吸引可以有效减少 VAP(呼吸机相关性肺炎)的发生率。重症患者为了预防 VAP 推荐使用这种套管。目前还用于不能有效清除套管上方积累的分泌物的患者。

可调节气管套管此类套管通过调节颈部固定翼来调整套管的长度及角度,适用于颈部皮肤与气管距离较大或者气道软化等气道解剖形态异常的患者。常见情况有:① 颈围较大的患者,包括肥胖患者;② 烧伤引起水肿或者毛细血管漏综合征患者;③ 已经出现或可能出现水肿的患者。由于肥胖人群数量的增加,更多的患者会需要这种可调节深度的气管套管。

气管套管的型号:套管型号(包括内外径、末梢及近端长度)理论上套管型号依据内径毫米数划分,但临床工作中往往会产生混乱。欧洲参照国际标准组织 ISO 5366 - 1:2004 标准来规范气管套管尺寸。标准规定连接呼吸机等的气管套管型号依据功能内径最小处(双套管测量内套管内径)划分。这样的标准在临床应用时也会产生问题,例如

Portex Blue Line Ultra 气管套管的内套管按需使用,在连接呼吸机时不需要内套管。所以这类套管以最初根据外套管内径(mm)确定尺寸,但是如果使用其内套管就会减少功能内径 1.5～7 mm。标准还要求气管套管上标明内外径毫米数以及生产厂家商标。就是说,大多数气管套管依据内径毫米数规定型号,但是不排除有部分气管套管型号不准确(没有依据内套管型号)。另外,Shiely 双套管还是依据 Jackson 型号(金属套管型号划分标准)划分,套管上按照欧洲标准标明(Jackson 型号 4＝ID 5.0)。还需要注意的是,一个相同的内径不同厂家产品的外径和长度各不相同,因此临床工作中患者更换套管时需要明确所更换套管的参数。

对于颈脊髓损伤治疗性气管切开患者来说,对于气管套管的选择相对简单。对于颈脊髓损伤患者自主呼吸功能差,必须借助呼吸机辅助呼吸者,在进行气管切开时应选择带气囊气管套管,以利于呼吸机辅助正压通气。待患者呼吸功能逐渐恢复,患者逐步脱机后,原则上可更换不带气囊气管套管,但是患者经口进食水时易造成呛咳或误吸,所以仍然建议更换带囊气管套管,患者非进食期间,使气囊处于非充盈状态,进食时予以气囊充气。对于预防性气管切开的颈脊髓损伤患者,可选择不带球囊气管套管或有孔气管套管,甚至直接金属套管,因脊髓损伤初期患者病情并不稳定,临床上建议尽量不在首次气管切开时选择金属套管。

第六节　气管切开的并发症

一、皮下气肿

发生率从 0～5％不等[73]。皮下气肿多发生于颈部,亦可延及面部、胸、腹部甚至到会阴部。

其症状是局部肿胀,发生于颈部时颈部变粗,触之有握雪感。听诊有捻发音或小爆破音。吸气时胸腔内负压作用气体经切口进入皮下。也可由纵隔气肿蔓延至颈部。

发生原因多为:① 手术操作不当,术中气管前软组织分离过多,皮下间隙开放,或者气管切开过大及伤口缝合太紧等;② 术后护理不当,吸痰过程中造成气管损伤;③ 呼吸到刺激,患者既往呼吸系统病史,合并上呼吸道感染,吸烟等,容易引起患者剧烈咳嗽,胸腔压力突然增大,气体进入浅筋膜到达皮下;④ 患者本身高龄或体质瘦弱,皮下脂肪匮乏,组织疏松,也容易发生皮下气肿。

应注意的是皮下气肿常与纵隔气肿及气胸同时发生。

气管切开术后套管通畅而患者呼吸困难仍不能缓解者,应及时拍摄胸部 X 线片,根据病情予适当的治疗。皮下气肿一般不需特殊治疗。轻度皮下气肿一般可在一周左右自行吸收。

（一）气胸

症状比较明显，如呼吸困难、胸廓运动减退、听诊呼吸音低、叩诊呈鼓音、心浊音界向对侧移位。

原因：① 右胸膜顶较高，以儿童为甚。若手术分离偏向右侧，位置较低，易伤及胸膜顶引起气胸。若双侧胸膜顶均受损伤，形成双侧气胸，患者可立即死亡；② 切口过低，向下分离组织时伤及胸膜，造成气胸。

拍摄 X 线片检查可明确诊断。轻度气胸可密切观察。张力性气胸应立即用较粗针头作胸腔穿刺抽出空气或行胸腔闭式引流。

（二）纵隔气肿

小儿较常见。重度呼吸困难并有咳嗽者更易发生。若纵隔的壁层胸膜破裂，则可由纵隔气肿转为气胸。纵隔气肿的轻重有很大不同。轻者症状不明显，一般均有胸痛。重者呼吸短促，听诊心音低而远，叩诊心浊音界不明。

原因：剥离气管前筋膜过多所致。

X 线片检查显示纵隔影像变宽，侧位像可见心与胸壁之间的组织内有条状空气阴影。

轻度纵隔气肿无须治疗。气肿严重有纵隔压迫症状并影响呼吸循环时应施穿刺排气减压，将气体放出。

二、出血

可分为手术早期出血及中后期出血。

气管切开术后出现大出血或轻微出血的发生率 5.7%。早期出血多由手术止血不充分引起，术后 48 h 内出血最常见的原因为浅静脉损伤，多发生于颈前静脉及甲状腺峡部。气管切开术中大出血很罕见，但是如果导致气道阻塞，轻微出血可能会危及生命。在气管切开术前用超声波评估颈部血管可以帮助减少早期出血的发生率[74]。阻塞性呼吸困难者，因静脉回流不良，血管怒张容易出血。一些患者因原发病而用肝素等抗凝药物治疗者，术中可引起弥漫性渗血。少量出血可用局部压迫法止血。出血多者要重新打开伤口止血，要防止血液流入呼吸道引起窒息。应用抗凝药物者应在停药后 24 h 再行手术为宜。

中后期出血多发生于手术后 6～10 日，亦有发生于术后一个月至数月者。少量出血多由于创口感染、肉芽组织增生所致。但有时少量出血也可能是致命性大出血的先兆。致命性大出血多数是由于气管套管远端压迫损伤气管前壁及无名动脉壁，或者无名动脉位置过高，加之感染致无名动脉糜烂破溃，而致大出血，这种并发症高峰期在气管切开术后 7～14 d，发生率 0.7%[75]，死亡率 100%。无名动脉大出血的危险因素包括气管套管压力过高，气管造口位置过低和重复套管远端活动，导致气管套管与无名动脉反复接触。

预防致命性大出血应注意：气管切开的位置不应过低，不可低于 5～6 环；尽量少分离气管前软组织，避免损伤前壁的血液供应；选择适当的气管套管，套管在气管内有搏动现象，应调整气管套管的位置，或换一较短的套管，若发现套管引起刺激性咳嗽或有少量鲜血咯出,亦应立即换管;使用带气囊的气管套管者,应间断放松气囊,防止气管局部缺血感染坏死;争取早日拔管。

三、气管后壁损伤

气管后壁损伤是气管切开术的一种已被广泛认识和可能致命的并发症。PDT 术后气管壁损伤发生率高于 OST。气管后壁损伤的发生率从 0.2% 到 12.5% 不等[73]。后壁损伤通常是由于导丝和套管的操作不慎造成的。大部分后壁撕裂很小,无须进一步干预即可愈合,而较大的撕裂可能产生气管出血,危及生命,需要紧急手术干预。

四、气管狭窄

气管腔的异常变窄,最常见于气管切开造口或造口上方,但低于声带(声门下)[75~80],气管切开套管部位或套管远端尖端位置也可能发生气管狭窄[77,78,81]。

气管切开造口狭窄常继发于细菌感染和软骨炎,前部和外侧气管壁不同程度的软化。气管切开造口经常产生肉芽组织,使得几乎所有患者都在气管切开造口的部位有一定程度的气管变窄。但是,只有 3%～12% 的患者表现为临床上的严重狭窄,最终需要干预[78]。这种肉芽组织通常始于气管切开造口的上方,它可能导致套管更换时出现大出血。随着肉芽组织成熟,变成纤维状并覆盖一层上皮组织。随着纤维化的不断发展,逐渐发展为气管狭窄[78]。与气管切开造口狭窄的相关多种危险因素主要包括败血症,造口感染,低血压,高龄,男性,类固醇,过紧或尺寸过大的套管,管道过度运动(即机械性刺激),长时间置管等[77]。

气管切开造口上方的狭窄也有报道,特别是作为经皮扩张气管造口术的并发症之一[82~84]。当手术过程中导丝损伤气管后壁,随后产生肉芽组织造成造口上方的狭窄。此外,用于经皮扩张气管造口的扩张器可损伤前气管软骨(包括气管环骨折),导致这些变形结构凹陷并突入气管腔,引起狭窄[82,83,85,86]。在一项对经皮气管造口术(Griggs 技术)患者的回顾性研究中,19 例患者中有 12 例(63%)发现有＞10% 的气管狭窄(2 例有＞25% 的气管狭窄)[87]。当使用 Ciaglia Blue Rhino 方法时,气管狭窄似乎不太常见[88,89]。

气管狭窄的第三个好发位置在气管套管,气管黏膜在此处容易发生缺血性损伤。当套管压力超过气管壁毛细血管的灌注压时就会发生这种情况,而且来自套管的剪切力可能会进一步加重气道损伤。伴随着长时间的局部缺血,黏膜溃疡、软骨炎和软骨坏死可能随之而来,导致形成肉芽组织。随着套管技术的发展,气管套管处的狭窄发生率已经下降到原来的 10%[80,90]。最终的结果是纤维狭窄和周围狭窄。发生气管套管部位狭窄的危险因素包括女性,高龄,置管时间延长以及套管压力过高[77,81]。

五、窒息或呼吸骤停

儿童多见。小儿气管较软,术中钝性剥离或误用拉钩将气管压瘪可引起窒息。

在长期阻塞性呼吸困难的患者,呼吸中枢靠高浓度的二氧化碳的刺激来维持呼吸。当气管切开后,突然吸入大量的新鲜空气,血氧增加,二氧化碳突然减少,颈动脉体刺激消除,呼吸中枢没有足够的二氧化碳刺激,因而呼吸表浅以致骤停。

此时应做人工呼吸,给二氧化碳和氧的混合气体吸入,注射兴奋剂及纠正酸中毒。

六、气管切开造口管堵塞

气管造口管阻塞可能会危及生命,需要立即进行干预。据报道,PDT术后气管造口管阻塞的发生率为0~3.5%。阻塞可能是由于黏液或凝血造成。气管造口管阻塞可能伴随着呼吸状态急剧恶化并可能导致死亡。通过抽吸气管造口管可以立即缓解。

七、急性肺水肿

多发生于呼吸困难较久的患者。

气管切开后,肺内压力骤降,肺内毛细血管通透性增高,因而发生肺水肿。患者出现渐进性加重的呼吸困难,两侧肺底有水泡音。

治疗方法可在气管套管上接一单向活瓣的"Y"形管,呼气时使气体通入一水瓶增加呼气的阻力即增加肺泡内呼气的压力。吸气时则通过另一管直接吸入新鲜空气并无阻力,然后将水瓶内的水量逐渐减少,两个月内使呼气阻力完全解除。

八、肺感染及肺不张

经气管套管的非生理性呼吸可引起支气管炎、肺炎等并发症。有时可因分泌物潴留而阻塞下呼吸道引起肺不张。故在气管切开后,加强护理,加强气道湿化,严格无菌操作,随时吸出呼吸道分泌物是极重要的。若只给抗生素及氧气,不但无效而且会延误抢救时机。

九、气管食管瘘

较少见,发病率<1%[75]。多发生于术后2~10周内,见于以下两种情况:手术操作粗暴损伤食管前壁及气管后壁,或损伤气管后壁,感染后形成瘘管;气管套管压力过大,致使气管黏膜长时间缺血,坏死,糜烂,直至穿孔。

气管食管瘘的主要症状是进食时因食物或反胃物经瘘管进入气管内引起吞咽性咳嗽。如从气管内抽吸的分泌物内有食物残渣,应当高度怀疑气管食管瘘。气管套管位置不合适,套管压迫及摩擦气管后壁,引起局部溃疡及感染。

可用吞咽美兰、碘水(油)X线摄片及支气管镜检查确诊。

治疗:轻者更换短的气管套管;下鼻饲管,使糜烂处及瘘口处的刺激减少得以休息,同时加强营养,待其自愈。重者需行手术缝合及肌肉修补术。

十、拔管困难

原因：① 引起喉梗阻的原因尚未完全解除；② 气管切开位置过高，损伤环状软骨及第一气管环，形成新的狭窄；③ 气管切口过大，气管套管套囊的压迫及气管前筋膜分离过多，伤口感染气管软化致气管前壁下塌，气管狭窄；④ 气管前壁肉芽组织过长；⑤ 功能性呼吸困难。

治疗：要寻找拔管困难的原因加以治疗，多数均可拔管，瘢痕狭窄者可用喉及气管扩张器反复扩张或作喉气管成形术。

十一、顽固性气管皮肤瘘管

见于带管久者及喉气管恶性肿物放射治疗后。其颈部皮肤沿创口周进入气管。拔管后可形成气管瘘，其周围皮肤因放射或损伤，修复能力较差。可先用锐利刮匙刮除瘘管口上皮，蝶形粘膏拉紧，促进瘘口自行封闭。如不成功则需行瘘管缝合术。

第七节　气管切开的护理

一、病情观察

密切观察多参数心电监护仪，随时了解患者的心率、血压、呼吸、血氧饱和度、二氧化碳分压情况，注意观察患者体温、脉搏、呼吸频率、肢体感觉及运动变化情况。

二、心理护理

C-SCI患者一般意识清晰，受伤前身体状况良好，多对脊髓损伤后肢体无知觉、不能运动的现实心理上难以接受，表现为恐惧、焦虑、悲伤、抑郁、孤独、失助等负面情绪，严重者存在自杀倾向。气管切开术后患者无法用语言表达自身痛苦及需要，容易出现心理方面的疾患[91,92]，医护人员应充分理解患者并通过语言、态度和行为方式来影响患者的感受认识，改变其心理状态，消除不良情绪，积极配合治疗。同时，此类患者病情重，治疗时间长，生活不能自理，预后差，需耐心做好患者及家属的思想工作，使其更好地配合治疗和护理工作[93,94]。

三、体位护理

C-SCI患者长时间仰卧位，易引起肺部低垂部位瘀血、分泌物潴留而造成坠积性肺炎。应每1~2 h改变体位，以促进肺膨胀和排痰，同时配合叩背，使痰液在重力作用下流入大的气道从而易于排出；通过叩击震动背部，间接地使附着在肺泡周围支气管壁的痰液松动脱落而排出。方法：① 轴线翻身法；② 叩背时手指合拢微屈，手掌窝起成碗状，利用腕关节力量在患者背部由外向内、自下而上单手叩击，叩击时发出空而深的叩击音，叩击力度以不使患者感到疼痛和皮肤不发红为宜。应避开骨突起部位，如锁骨、前胸、脊柱及肩胛部位，叩完一侧再叩另一侧，叩击频率一般为 60～80 次/min。翻身叩背时一定要严密观察患者面色和呼吸状况，以防窒息的发生[93]。

四、环境管理

病室环境管理气管切开后，由于失去了上呼吸道的屏障及湿化作用，使黏膜干燥、充血、分泌物黏稠而难以排出，极易引起肺部感染。所以要保持内适宜温度（20～26℃）、湿度（60%～70%），坚持每日开窗通风 4～6 次，每次 30 min，用含氯消毒剂擦拭地面、墙砖、床栏等。病室布局合理，划分清洁区和污染区，尽量减少人员流动，严格控制探视人员，入室者应戴口罩。每日用空气消毒机消毒空气 3 次，每周空气培养 1 次，有条件者可使用灭菌型静电空气净化器[93]。

五、气管切开套管的观察与护理

注意套管有无移位或脱出。与呼吸机连接后，要妥善固定，防止套管滑脱，引起刺激性咳嗽和黏膜损伤。定期充放气囊，每 4 h 放气 1 次，5 min 后再充气，防止迫气管缺血、溃疡、穿孔。

气管切开套管应固定牢靠，不可过松或过紧，过松套管易脱出及摩擦切口引起切口出血，过紧影响患者颅内静脉回流，增高颅内压。套管固定外套管周围用无菌纱布衬垫，再用细带缚于患者颈部，应每日检查，注意调节松紧，以细带与皮肤间可纳一小指为宜，尤其是手术 24 h 内应严密观察局部渗血及肿胀情况，及时调节松紧度。

六、人工气道护理

包括清除气道分泌物和气道湿化[93~95]：

1. 清除气道分泌物

吸痰是机械通气患者呼吸道护理的重要内容。当听诊患者喉部有痰鸣音、患者咳嗽有痰、人工气道内见到痰液涌出时、气道压力上升、氧分压或血氧饱和度突然降低时，需要进行吸痰。吸痰时应严密观察心电监测指标，吸痰过程中一旦出现患者心率下降或心电图异常变化应立即暂停吸痰。每次吸痰均尽量将痰吸净。结合有效的翻身拍背，可明显减少吸痰次数。

吸痰过程需严格无菌操作，吸痰时手法应轻柔、迅速，一次吸痰不超过 15 s，每次间隔时间 2～3 min，吸痰负压应<407.9 cmH$_2$O。当痰液过于黏稠不易吸出时，可应用氧气驱动高频雾化吸入以稀释痰液，也可向气管内滴入生理盐水糜蛋白酶稀释液，以稀释分泌物，解除支气管痉挛，消除炎症和水肿。

2. 气道湿化

机械通气患者气流绕过上呼吸道直接进入气管,再加上通气量增加,呼吸道水分丢失增加,气道温湿化不良,充分湿化气道,防止痰痂堵管,有利于痰液的排出。有效的湿化气道才能保证机械通气患者呼吸道通畅,是预防肺部感染的一项重要措施。

(1)空气湿化　用喷洒或加湿器等方法保持病房适宜的湿度和温度,间接的湿化人工气道。

(2)呼吸机蒸汽加温湿化　此方法是临床使用最广泛的一种方法,呼吸机上均带有加热湿化器,温度可调节,保证患者吸入有经过温湿化的气体,热湿化器将水加温后产生蒸汽,吸入气道中,起到加温加湿的作用,减少寒冷、干燥气体对呼吸道黏膜的刺激,几乎所有加热湿化器都能使湿化气体达到100%的湿度。

(3)雾化吸入加湿　雾化吸入则是痰液变稀薄的有效措施。雾化吸入可增加湿化效果,也可根据患者具体情况在雾化液中加入不同的药物,这样既有利于痰液的引流和排出,同时也起到稀释分泌物、解除支气管痉挛、消除炎症和水肿的作用。

(4)气道内滴注加湿　在呼吸机加温湿化、雾化加湿仍达不到满意湿化效果的情况下,常加用气道内直接滴注加湿,湿化液常选0.45%生理盐水或者无菌蒸馏水或5%碳酸氢钠与无菌蒸馏水按1:4的比例液。

七、呼吸功能康复锻炼

像其他骨骼肌一样,呼吸机也可以通过训练提高强度和耐力[38,96~99]。SCI早期开始呼吸肌训练可能会延缓胸部僵硬,因此对呼吸功能有积极影响[100,101],并可能预防呼吸系统并发症[102]。原则上,以呼吸机耐力和力量为目标的训练方式是较为理想的,但目前尚未有统一的方案[98,103~105]。

1. 咳嗽咳痰训练[106]

通过刺激患者咽部反射性引起咳嗽。训练同时使用间歇腹部加压,辅助对胸壁和腹壁施加压力以协调患者的被动呼气,在以增加呼出空气速度并帮助分泌物移动到主要呼吸道。

2. 呼吸肌功能训练

指导患者放松,缓慢的腹式呼吸,腹部加压可放沙袋从500 g逐渐增加到2 000 g,增加呼吸肌负荷锻炼。注意锻炼要循序渐进,以免引起呼吸肌疲劳。

3. 增加胸壁运动训练

保持患者上肢充分外展同时进行深呼吸运动或间歇正压通气,增加胸廓的运动幅度。

八、呼吸机依赖与拔管

1. 呼吸机脱机训练

这是高位截瘫呼吸机辅助呼吸患者最艰难的康复锻炼。

(1)制定切实可行、个性化的呼吸机脱机训练计划,建立脱机训练表,对停机前后患者呼吸参数、脱机中患者自觉情况、脱机时间、自主呼吸频率和呼吸形式、痰量及痰液性质等做详细记录。

（2）将呼吸机从同步间歇指令通气（SIMV）模式逐渐过渡到持续正压通气（CPAP）模式。

（3）要注意脱机训练首先在白天进行，练前对患者进行充分的告知和宣教，消除患者的紧张和恐惧，训练时间从每次半小时开始，逐渐延长脱机时间。

（4）配合静脉用药以扩张支气管或者呼吸兴奋剂药物，直至完全脱机。

2. 气管套管堵管训练[106]

准备拔管时一般采用逐渐堵塞或更换套管法，堵管时要做到循序渐进，进行半封闭式和间歇闭合式堵管训练。氧饱和度保证在 95％以上，同时观察患者呼吸频率和呼吸形式。呼吸频率具有对撤机耐受性的综合评价意义；若呼吸次数在 35 次/min 以上或在 10 次/min 以下，应暂停堵管；套管可更换较原套管小 1～2 号。当气管套管完全堵管 24～48 h 患者活动和睡眠时呼吸平稳，并能维持有效自主呼吸，在辅助下能够将呼吸道分泌物咳出，可以考虑拔除套管。

拔管前要充分吸痰、呼吸面罩加压呼吸 30 min，使患者肺部充分扩张，抬高床头 30°。清理口腔及气管内分泌物，清除过度生长的肉芽组织，抽尽气管套囊内气体后即可将套管拔除。拔管时动作要轻柔，拔管后加强气道护理，保持呼吸道通畅。

九、气管切开创口感染的预防及护理

颈椎脊髓损伤患者行气管切开术是患者抢救性治疗措施中的重要一环，作为一种有创性抢救和治疗措施，本身存在并发症发生的可能，主要有气管切开伤口的感染，伤口出血或血肿，皮下气肿或纵隔气肿等。有效地预防和强化护理气管切开伤口并发症，对于早期拔管具有重要意义。

预防气管切开伤口感染：

气管切开伤口本身与呼吸道相通，属于污染伤口；同时，因存在切开时机的不同，气管切开方法的差异，或者患者自身条件的差异，造成伤口清洁程度的不同，一定程度上影响到伤口护理方法的多样性，但是原则仍是保持伤口的清洁。

临床上时常会出现紧急情况下的抢救性气管切开，皮肤条件准备方面存在欠缺，该情况下进行的气管切开术，伤口感染风险会相应增加，此时，正确的伤口护理显得尤为重要。

良好的规范的伤口护理是预防伤口感染的重要措施，一般分为 3 个阶段：气管切开前、气管切开术中和气管切开术后。

首先气管切开前要在保证患者生命体征安全的情况下，做好伤口周围皮肤的清洁消毒，因颈椎脊髓损伤患者无法进行氯己定沐浴，气管切开前应至少做到毛发的剔除、皮肤污垢的清洁，消毒时可用安尔碘纱布反复擦拭皮肤。

气管切开术中预防感染：因患者自身条件千差万别，皮下脂肪厚度、头颈的高度及颈椎生理曲度等都会造成伤口护理的不同。皮下脂肪层较厚,切开暴露时电刀的使用不可避免地造成少量脂肪的液化;患者头颈高度低后颈椎后凸畸形时,气管切开时增加手术难度,易造成伤口处理的不佳。同时,相当一部分颈椎外伤患者存在长期大量吸烟史,或者存在肺部基础疾病,患者痰量多,气管切开后,大量痰液自气管壁与气管套管间隙进入伤口内,造成感染。术中预防伤口感染方法尽量做到如下几点。

(1) 手术操作时,严格无菌操作,最大限度地降低因手术操作不当造成伤口感染。

(2) 术中尽量减少电刀使用,特别是肥胖患者,颈部皮下脂肪层厚,大量电刀的使用,易造成皮下脂肪液化,增加伤口感染机会。

(3) 术中气管两侧暴露范围尽量小,以能方便操作为佳,减少气管周围组织分离,避免增加无效腔范围。

(4) 不管是应用传统方法气管切开术,还是经皮穿刺气管切开术,均应采用丁字形切开气管前软骨环,气管壁外翻,置入气管套管,套管置入后立即予以吸痰,减少痰液因呛咳进入伤口的概率[107]。

(5) 气管套管置入气管后,继续减小套管周围无效腔,临床常用方法是明胶蛋白海绵填塞。

(6) 全层缝合伤口,伤口消毒、无菌纱布覆盖,防止痰液自气管套管口喷出后,直接接触伤口,及时更换伤口辅料,保持伤口干燥清洁。

术后伤口感染的预防:气管切开手术后伤口护理周期越长,感染可能性越大,术后伤口护理措施主要有如下几项。

(1) 接呼吸机辅助呼吸患者,伤口每日清洁消毒、更换伤口辅料一次。如有伤口辅料污染,随时更换。

(2) 因气管切开患者并非全部需要呼吸机辅助通气,或患者处于脱机阶段,必须行气道持续湿化,湿化过程中,伤口辅料易潮湿,随时更换辅料,减少伤口潮湿环境中时间,降低伤口感染机会。

(3) 随着患者神经功能的恢复,患者呼吸功能改善,咳嗽咳痰力量增大,患者咳痰后,部分痰液可自套管口或套管周围喷出,需及时去除痰液后更换伤口辅料,防止痰液持续污染伤口,造成伤口感染。

(4) 对于具有长期吸烟史患者,或有慢性阻塞性肺疾病患者,颈脊髓损伤后长期卧床,痰量多,颈椎术后必须定时翻身拍背后吸痰,减少痰液自套管口喷出。

相当一部分颈椎脊髓损伤患者在生命体征相对稳定后,需接受颈椎手术进行脊髓的减压,选择颈椎前路手术方式手术时,为避免颈椎手术伤口感染,需临时拔除气管套管,拔除后需无菌油纱布填塞,表面使用无菌塑料贴膜封口,手术后再次将新气管套管置入气管。

颈椎脊髓损伤患者常常存在呼吸功能障碍,呼吸肌麻痹、力量不足,易造成痰液在肺内的积聚,加之长期卧床,存在坠积性肺炎的可能,常见肺炎感染的病原菌主要为金黄色葡萄球菌、肺炎链球菌,甚至是鲍曼不动杆菌等条件致病菌,携带病菌的痰液污染伤口后,同样存在伤口感染可能,静脉常规应用敏感抗生素预防感染也是伤口护理中的重要措施。

总之,有效的伤口护理,减少伤口感染机会,是气管切开患者优质护理的重要一环。

十、气道护理要点及技术

颈脊髓损伤患者气管切开术后,气体不经过上呼吸道的过滤、加温及加湿功能,直接进入下呼吸道。呼吸道失去人体生理屏障后,呼吸道水分丢失增加,如果不通过医疗干预,对吸入患者体内的气体进行加温加湿,患者气道黏膜会因此出现损害,造成黏膜损伤干燥出血;湿冷的气体造成气道反应增高,出现刺激性痉挛,影响肺的通气。所以气管切开术后,患者气道的管理显得尤为重要。

气道的湿化气道湿化的目的是减少呼吸道水分的丢失,保持气道的湿润环境,使稀释痰液,易于咳出或吸痰管吸出,保持呼吸道通畅,减少肺部感染的发生[108,109]。湿化效果的判断是通过观察呼吸道内痰液的黏滞程度、是否有痰痂形成,吸痰管吸痰时是否堵塞吸痰管或痰液在吸痰管内壁出现挂壁现象。如果出现上述情况时,表明气道湿化不足,需增加湿化量。

湿化液的选择:① 无菌蒸馏水或呼吸机专用湿化水:主要用于呼吸机辅助呼吸患者,应用蒸馏水或呼吸机专用湿化水的主要原因是呼吸机湿化罐内加温,水分蒸发,溶质不能蒸发而残留在罐内;② 0.9% 生理盐水和 0.45% 氯化钠:生理盐水进入支气管、肺内后水分蒸发,溶质沉积在支气管及肺泡,因渗透压的改变,而引起支气管、肺泡水肿,影响气体交换;而 0.45% 氯化钠注射液为低渗溶液,进入气道后经过蒸发,使之接近生理盐水,减少了痰痂、痰栓的形成,使痰液稀释,吸痰时降低了患者不适感,缩小心率变化范围及 SpO_2 下降幅度,刺激呛咳反应轻,极少引起呼吸窘迫,保证了呼吸道的正常气体交换功能。

湿化方法:湿化方法分为间断湿化法和持续湿化法[110]。传统间断湿化法是每次用 5 mL 注射器向气道内滴入湿化液 3~5 mL,时间间隔 30~60 min。间断湿化法是在短时间内使湿化液进入气道进行湿化,湿化液的量不易控制,过多使极易刺激气道使患者产生呛咳,过少又会使气道得不到充分湿化;同时间断湿化法不能使气道恒定保持在湿润环境,患者不适增强;每次湿化都需人工向气道内滴入湿化液,增加护理人员工作量。所以为了避免间断湿化法所带来的各种弊端,有学者对其进行了改良[111,112],主要是应用改良的一次性无菌滴入器进行间断湿化,通过将湿化液注入改良的一次性无菌滴入器,使湿化液沿气管套管壁在吸气末向气管内滴入。改良的滴入器为滴头式设计,采用 PVC 材料,便于挤捏,安全易掌握,使湿化液匀速进入气道内而不引起患者刺激性呛咳,保持了湿化效果,减少了痰栓或痰痂的形成、气道出血及肺部感染等症状的发生。持续湿化法,可将湿化液以恒定的速度滴入气道内,患者适应性好,很少发生呛咳,伴随着气体的作用,湿化液以雾滴的方式被吸入肺及呼吸道,从而使痰液稀释,减少和避免痰痂的形成。吸痰管吸痰时可附带较小的压力,有效地减轻了气道黏膜的损伤、出血;同时,因吸痰所造成的刺激引起较小的血氧饱和度波动。

持续气道湿化法[113]一直是学术界大多数人所认可的气道湿化方法,并且为了临床应用的便捷性,临床上进行持续湿化的装置也是各种各样的。其中应用较多的是将输液微量泵用来作为持续气道湿化时湿化液的流速控制装置,因输液泵可持续、均匀地将湿化液泵入气道内,具有可控性[114,115]。其具体操作方法是将延长管连接去除针头的头皮针细管置入气管套管内 3～5 cm 并固定,调节微量泵速度为 6～8 mL/h。使用微量泵进行持续气道湿化的优点:① 湿化液流速恒定,患者无呛咳刺激;② 痰液易自行咳出,保证了呼吸道通畅;③ 减少了吸痰次数和时间;④ 吸痰期间所致低氧血症程度减轻,且持续时间缩短,减少了呼吸道黏膜的损伤与出血;⑤ 分泌物引流通畅,减少了肺部感染发生;⑥ 保证湿化液总量及泵入速度,并可根据痰液黏稠度与室温和相对湿度随时调节泵入的速度。

输液微量泵应用于持续气道湿化已经在临床中得到普及,微量泵在控制湿化液进入气道方面具有独特的优势,但是湿化液的温度仍然无法得到控制,所以,将输液增温器[116]与输液微量泵联合应用于持续气道湿化的方法诞生了。操作方法是将输液增温器置入距离气管套管 10 cm 处的输液延长管上进行湿化液的加温,调节温度在 33℃,不能超过35℃。输液增温器与微量泵的联合应用最大程度上减少了患者呼吸道的刺激,降低刺激性咳嗽等并发症的发生率,有效地提高了湿化效果。

临床上还有将止痛泵[117]作为持续气道湿化的装置,其原理与输液微量泵相同,主要是应用其对湿化液滴注速度的可控性,湿化效果与输液微量泵并无明显的差异。

药物的气道雾化吸入临床上常用的雾化吸入药物主要有氨溴索、地塞米松、庆大霉素、2%碳酸氢钠、α-糜蛋白酶等。① 氨溴索:作为一种呼吸道润滑性祛痰药,不良反应轻,具有抗氧化、抗炎、促进肺部表面活物质的合成作用,生理盐水加氨溴索雾化,不仅可以湿化气道,而且可以促进呼吸道内黏稠分泌物的排出及减少黏液的滞留,加强纤毛摆动,促进排痰,保护肺功能,减少肺部并发症;② 地塞米松:具有较强的抗炎及免疫抑制作用,可减轻和防止局部组织水肿,保持气道通畅;③ 庆大霉素:对于庆大霉素是否常规加入雾化吸入尚存在不同意见,文献报道常规加入庆大霉素雾化吸入会导致耐药菌的产生,加重肺部感染[118];④ 2%碳酸氢钠[119]:雾化吸入可使气道湿润,分泌物稀薄,有利于黏液纤毛转运,使痰液易于咳出及吸出;⑤ α-糜蛋白酶:作为一种蛋白水解酶,能迅速分解变性蛋白质,可使黏稠的痰液稀化,便于咳出或吸引出。临床上常见几种药物联合使用,以增加药物之间的协同作用,更加利于痰液的稀释及排出。

气道吸痰不管是气道的湿化,还是气道的药物雾化吸入,其重要目的是为了痰液的清除,防止和治疗肺部感染。脊髓损伤患者的吸痰,需要把握时机及吸痰方法。吸痰时机:① 血氧饱和度下降:脊髓损伤患者常规行指尖血氧饱和度探头检测,当患者血氧饱和度下降,在排除其他非痰液堵塞气道的情况是,需及时吸痰;② 气道压力:气道压力直接反映的是呼吸道阻力和肺顺应性的变化。使用呼吸机辅助呼吸的患者,当气道压力上升时,机器通常会发出高压报警,其中痰液阻塞是最常见的原因之一,此时需吸痰解除气道的梗阻;③ 痰液的性状及痰量:痰液的黏稠度分为三度,当痰液黏稠度为二度时需及时吸痰,三度时在吸痰的同时,需增加气道湿化液的吸入量;④ 患者要求吸痰:脊髓损伤患者气道反应相对较差,咳嗽咳痰能力差,痰液易积聚于呼吸道内,患者要求吸痰时需注意观察,避免因患者的恐惧,误以为存在痰液而吸痰。吸痰方法:吸痰管应采用柔软、多孔透明、粗细适中的硅胶管,无负压状态下缓慢插入 15~17 cm 或有刺激性咳嗽反射时,上提吸痰管,保持负压,旋转中上提吸痰。一次吸痰不完全者,可反复吸痰,但每次吸痰时间不应>15 s,间隔时间>3 min;痰液黏稠时,可注射器滴入少量生理盐水后再次吸痰。

预防气道痉挛颈脊髓损伤患者气管切开后缺少呼吸道的保护作用,以及气道湿化的不足,吸痰时吸痰管的刺激,造成气道损伤的可能性增加,易诱发气道出现痉挛。预防及治疗气道痉挛,缓解患者因气道痉挛造成通气障碍显得尤为重要。临床上,我们的经验是 250 mg 多索茶碱加入 250 mL 0.9% 生理盐水 24 h 静脉维持;一旦患者出现气道痉挛时,静脉应用地塞米松或加强龙;吸痰时避免手法粗糙,减少吸痰管短时间内的反复抽吸,减少对气道的刺激。

颈脊髓损伤患者气管切开后,通过人工气道的建立,改变了正常呼吸道的解剖,呼吸道的生理性防御机制被打破,医护人员必须加强呼吸道的有效管理,才能减少患者并发症发生的概率和有效的控制肺部感染。

参考文献

[1] Frost E A. Tracing the tracheostomy[J]. Ann Otol Rhinol Laryngol, 1976, 85(5 Pt. 1): 618 - 624.

[2] Morens D M. Death of a president[J]. N Engl J Med, 1999, 341(24): 1845 - 1849.

[3] Akulian J A, Yarmus L, Feller-Kopman D. The role of cricothyrotomy, tracheostomy, and percutaneous tracheostomy in airway management[J]. Anesthesiol Clin, 2015, 33(2): 357 - 367.

[4] Pierson D J. Tracheostomy from A to Z: historical context and current challenges[J]. Respir Care, 2005, 50(4): 473 - 475.

[5] Shelden C H, Pudenz R H, Freshwater D B, et al. A new method for tracheotomy[J]. J Neurosurg, 1955, 12(4): 428 - 431.

[6] Ciaglia P, Firsching R, Syniec C. Elective percutaneous dilatational tracheostomy. A new simple bedside procedure; preliminary report[J]. Chest, 1985, 87(6): 715 - 719.

[7] Winslow C, Rozovsky J. Effect of spinal cord injury on the respiratory system[J]. Am J Phys Med Rehabil, 2003, 82(10): 803 - 814.

[8] Zimmer M B, Nantwi K, Goshgarian H G. Effect of spinal cord injury on the respiratory system: basic research and current clinical treatment options[J]. J Spinal Cord Med, 2007, 30(4): 319 - 330.

[9] Winslow C, Rozovsky J. Effect of spinal cord injury on the respiratory system[J]. Am J Phys Med Rehabil, 2003, 82(10): 803 - 814.

[10] Jackson A B, Groomes T E. Incidence of respiratory complications following spinal cord injury [J]. Arch Phys Med Rehabil, 1994, 75(3): 270 - 275.

[11] Claxton A R, Wong D T, Chung F, et al. Predictors of hospital mortality and mechanical ventilation in patients with cervical spinal cord injury[J]. Can J Anaesth, 1998, 45(2): 144-149.

[12] Linn W S, Adkins R H, Gong H J, et al. Pulmonary function in chronic spinal cord injury: a cross-sectional survey of 222 southern California adult outpatients[J]. Arch Phys Med Rehabil, 2000, 81(6): 757-763.

[13] Carter R E. Respiratory aspects of spinal cord injury management[J]. Paraplegia, 1987, 25(3): 262-266.

[14] Lemons V R, Wagner F J. Respiratory complications after cervical spinal cord injury[J]. Spine (Phila Pa 1976), 1994, 19(20): 2315-2320.

[15] Hassid V J, Schinco M A, Tepas J J, et al. Definitive establishment of airway control is critical for optimal outcome in lower cervical spinal cord injury[J]. J Trauma, 2008, 65(6): 1328-1332.

[16] Velmahos G C, Toutouzas K, Chan L, et al. Intubation after cervical spinal cord injury: to be done selectively or routinely? [J]. Am Surg, 2003, 69(10): 891-894.

[17] Vitaz T W, Mcilvoy L, Raque G H, et al. Development and implementation of a clinical pathway for spinal cord injuries[J]. J Spinal Disord, 2001, 14(3): 271-276.

[18] Tromans A M, Mecci M, Barrett F H, et al. The use of the BiPAP biphasic positive airway pressure system in acute spinal cord injury[J]. Spinal Cord, 1998, 36(7): 481-484.

[19] Berney S, Bragge P, Granger C, et al. The acute respiratory management of cervical spinal cord injury in the first 6 weeks after injury: a systematic review[J]. Spinal Cord, 2011, 49(1): 17-29.

[20] Lemons V R, Wagner F J. Respiratory complications after cervical spinal cord injury[J]. Spine (Phila Pa 1976), 1994, 19(20): 2315-2320.

[21] Bellamy R, Pitts F W, Stauffer E S. Respiratory complications in traumatic quadriplegia. Analysis of 20 years' experience[J]. J Neurosurg, 1973, 39(5): 596-600.

[22] Kiwerski J. Respiratory problems in patients with high lesion quadriplegia[J]. Int J Rehabil Res, 1992, 15(1): 49-52.

[23] Yugue I, Okada S, Ueta T, et al. Analysis of the risk factors for tracheostomy in traumatic cervical spinal cord injury[J]. Spine (Phila Pa 1976), 2012, 37(26): E1633-E1638.

[24] Reines H D, Harris R C. Pulmonary complications of acute spinal cord injuries [J]. Neurosurgery, 1987, 21(2): 193-196.

[25] Peterson W P, Barbalata L, Brooks C A, et al. The effect of tidal volumes on the time to wean persons with high tetraplegia from ventilators[J]. Spinal Cord, 1999, 37(4): 284-288.

[26] Romero J, Vari A, Gambarrutta C, et al. Tracheostomy timing in traumatic spinal cord injury [J]. Eur Spine J, 2009, 18(10): 1452-1457.

[27] Zagli G, Linden M, Spina R, et al. Early tracheostomy in intensive care unit: a retrospective study of 506 cases of video-guided Ciaglia Blue Rhino tracheostomies[J]. J Trauma, 2010, 68(2): 367-372.

[28] Kornblith L Z, Burlew C C, Moore E E, et al. One thousand bedside percutaneous tracheostomies in the surgical intensive care unit: time to change the gold standard[J]. J Am Coll Surg, 2011, 212(2): 163-170.

[29] Milanchi S, Magner D, Wilson M T, et al. Percutaneous tracheostomy in neurosurgical patients with intracranial pressure monitoring is safe[J]. J Trauma, 2008, 65(1): 73-79.

[30] Berney S, Stockton K, Berlowitz D, et al. Can early extubation and intensive physiotherapy decrease length of stay of acute quadriplegic patients in intensive care? A retrospective case control

study[J]. Physiother Res Int, 2002, 7(1): 14 - 22.

[31] Brook A D, Sherman G, Malen J, et al. Early versus late tracheostomy in patients who require prolonged mechanical ventilation[J]. Am J Crit Care, 2000, 9(5): 352 - 359.

[32] Branco B C, Plurad D, Green D J, et al. Incidence and clinical predictors for tracheostomy after cervical spinal cord injury: a National Trauma Databank review[J]. J Trauma, 2011, 70(1): 111 - 115.

[33] Fishburn M J, Marino R J, Ditunno J J. Atelectasis and pneumonia in acute spinal cord injury[J]. Arch Phys Med Rehabil, 1990, 71(3): 197 - 200.

[34] Rodriguez J L, Steinberg S M, Luchetti F A, et al. Early tracheostomy for primary airway management in the surgical critical care setting[J]. Surgery, 1990, 108(4): 655 - 659.

[35] Harrop J S, Sharan A D, Scheid E J, et al. Tracheostomy placement in patients with complete cervical spinal cord injuries: American Spinal Injury Association Grade A[J]. J Neurosurg, 2004, 100(1 Suppl Spine): 20 - 23.

[36] Goettler C E, Fugo J R, Bard M R, et al. Predicting the need for early tracheostomy: a multifactorial analysis of 992 intubated trauma patients[J]. J Trauma, 2006, 60(5): 991 - 996.

[37] Plummer A L, Gracey D R. Consensus conference on artificial airways in patients receiving mechanical ventilation[J]. Chest, 1989, 96(1): 178 - 180.

[38] Kluger Y, Paul D B, Lucke J, et al. Early tracheostomy in trauma patients[J]. Eur J Emerg Med, 1996, 3(2): 95 - 101.

[39] Berney S, Stockton K, Berlowitz D, et al. Can early extubation and intensive physiotherapy decrease length of stay of acute quadriplegic patients in intensive care? A retrospective case control study[J]. Physiother Res Int, 2002, 7(1): 14 - 22.

[40] Moller M G, Slaikeu J D, Bonelli P, et al. Early tracheostomy versus late tracheostomy in the surgical intensive care unit[J]. Am J Surg, 2005, 189(3): 293 - 296.

[41] Rumbak M J, Newton M, Truncale T, et al. A prospective, randomized, study comparing early percutaneous dilational tracheotomy to prolonged translaryngeal intubation (delayed tracheotomy) in critically ill medical patients[J]. Crit Care Med, 2004, 32(8): 1689 - 1694.

[42] Harrop J S, Sharan A D, Scheid E J, et al. Tracheostomy placement in patients with complete cervical spinal cord injuries: American Spinal Injury Association Grade A[J]. J Neurosurg, 2004, 100(1 Suppl Spine): 20 - 23.

[43] Berly M, Shem K. Respiratory management during the first five days after spinal cord injury[J]. J Spinal Cord Med, 2007, 30(4): 309 - 318.

[44] Romero J, Vari A, Gambarrutta C, et al. Tracheostomy timing in traumatic spinal cord injury [J]. European Spine Journal, 2009, 18(10): 1452 - 1457.

[45] Ganuza J R, Oliviero A. Tracheostomy in spinal cord injured patients[J]. Transl Med UniSa, 2011, 1: 151 - 172.

[46] Menaker J, Kufera J A, Glaser J, et al. Admission ASIA motor score predicting the need for tracheostomy after cervical spinal cord injury[J]. Journal of Trauma and Acute Care Surgery, 2013, 75(4): 629 - 634.

[47] Ganuza J R, Forcada A G, Gambarrutta C, et al. Effect of technique and timing of tracheostomy in patients with acute traumatic spinal cord injury undergoing mechanical ventilation[J]. The Journal of Spinal Cord Medicine, 2013, 34(1): 76 - 84.

[48] Choi H J, Paeng S H, Kim S T, et al. The effectiveness of early tracheostomy (within at least 10 days) in cervical spinal cord injury patients[J]. Journal of Korean Neurosurgical Society, 2013, 54

(3): 220.

[49] Mccully B H, Fabricant L, Geraci T, et al. Complete cervical spinal cord injury above C_6 predicts the need for tracheostomy[J]. The American Journal of Surgery, 2014, 207(5): 664 – 669.

[50] Jones T S, Burlew C C, Johnson J L, et al. Predictors of the necessity for early tracheostomy in patients with acute cervical spinal cord injury: a 15-year experience[J]. The American Journal of Surgery, 2015, 209(2): 363 – 368.

[51] Guirgis A, Menon V, Suri N, et al. Early versus late tracheostomy for patients with high and low cervical spinal cord injuries[J]. Sultan Qaboos University Medical Journal, 2016, 16(4): e458 – e463.

[52] Lee D, Park C, Carriere K C, et al. Classification and regression tree model for predicting tracheostomy in patients with traumatic cervical spinal cord injury[J]. European Spine Journal, 2017, 26(9): 2333 – 2339.

[53] Cai S, Hu J, Liu D, et al. The influence of tracheostomy timing on outcomes in trauma patients: A meta-analysis[J]. Injury, 2017, 48(4): 866 – 873.

[54] Flanagan C, Childs B R, Moore T A, et al. Early tracheostomy in patients with traumatic cervical spinal cord injury appears safe and may improve outcomes[J]. SPINE, 2018: 1.

[55] Hassid V J, Schinco M A, Tepas J J, et al. Definitive establishment of airway control is critical for optimal outcome in lower cervical spinal cord injury[J]. J Trauma, 2008, 65(6): 1328 – 1332.

[56] Leelapattana P, Fleming J C, Gurr K R, et al. Predicting the need for tracheostomy in patients with cervical spinal cord injury[J]. J Trauma Acute Care Surg, 2012, 73(4): 880 – 884.

[57] Wicks A B, Menter R R. Long-term outlook in quadriplegic patients with initial ventilator dependency[J]. Chest, 1986, 90(3): 406 – 410.

[58] Schmitt J, Midha M, Mckenzie N. Medical complications of spinal cord disease[J]. Neurol Clin, 1991, 9(3): 779 – 795.

[59] Como J J, Sutton E R, Mccunn M, et al. Characterizing the need for mechanical ventilation following cervical spinal cord injury with neurologic deficit[J]. J Trauma, 2005, 59(4): 912 – 916.

[60] Hassid V J, Schinco M A, Tepas J J, et al. Definitive establishment of airway control is critical for optimal outcome in lower cervical spinal cord injury[J]. J Trauma, 2008, 65(6): 1328 – 1332.

[61] Jackson A B, Groomes T E. Incidence of respiratory complications following spinal cord injury [J]. Arch Phys Med Rehabil, 1994, 75(3): 270 – 275.

[62] Brown R, Dimarco A F, Hoit J D, et al. Respiratory dysfunction and management in spinal cord injury[J]. Respir Care, 2006, 51(8): 853 – 868, 869 – 870.

[63] Chiodo A E, Scelza W, Forchheimer M. Predictors of ventilator weaning in individuals with high cervical spinal cord injury[J]. J Spinal Cord Med, 2008, 31(1): 72 – 77.

[64] Onders R P, Khansarinia S, Weiser T, et al. Multicenter analysis of diaphragm pacing in tetraplegics with cardiac pacemakers: positive implications for ventilator weaning in intensive care units[J]. Surgery, 2010, 148(4): 893 – 897, 897 – 898.

[65] Como J J, Sutton E R H, Mccunn M, et al. Characterizing the need for mechanical ventilation following cervical spinal cord injury with neurologic deficit[J]. The Journal of Trauma: Injury, Infection, and Critical Care, 2005, 59(4): 912 – 916.

[66] Nakashima H, Yukawa Y, Imagama S, et al. Characterizing the need for tracheostomy placement and decannulation after cervical spinal cord injury[J]. Eur Spine J, 2013, 22(7): 1526 – 1532.

[67] Hou Y F, Lv Y, Zhou F, et al. Development and validation of a risk prediction model for

tracheostomy in acute traumatic cervical spinal cord injury patients[J]. European Spine Journal, 2015, 24(5): 975 - 984.

[68] Goettler C E, Fugo J R, Bard M R, et al. Predicting the need for early tracheostomy: a multifactorial analysis of 992 intubated trauma patients[J]. J Trauma, 2006, 60(5): 991 - 996.

[69] Branco B C, Plurad D, Green D J, et al. Incidence and clinical predictors for tracheostomy after cervical spinal cord injury: a National Trauma Databank review[J]. J Trauma, 2011, 70(1): 111 - 115.

[70] Combes A, Luyt C E, Nieszkowska A, et al. Is tracheostomy associated with better outcomes for patients requiring long-term mechanical ventilation? [J]. Crit Care Med, 2007, 35 (3): 802 - 807.

[71] Colice G L, Stukel T A, Dain B. Laryngeal complications of prolonged intubation[J]. Chest, 1989, 96(4): 877 - 884.

[72] Astrachan D I, Kirchner J C, Goodwin W J. Prolonged intubation vs. tracheotomy: complications, practical and psychological considerations[J]. Laryngoscope, 1988, 98 (11): 1165 - 1169.

[73] Feller-Kopman D. Acute complications of artificial airways[J]. Clin Chest Med, 2003, 24(3): 445 - 455.

[74] Rajajee V, Fletcher J J, Rochlen L R, et al. Real-time ultrasound-guided percutaneous dilatational tracheostomy: a feasibility study[J]. Crit Care, 2011, 15(1): R67.

[75] Epstein S K. Late complications of tracheostomy[J]. Respir Care, 2005, 50(4): 542 - 549.

[76] Majid A, Fernandez L, Fernandez-Bussy S, et al. Tracheobronchomalacia [J]. Arch Bronconeumol, 2010, 46(4): 196 - 202.

[77] Sue R D, Susanto I. Long-term complications of artificial airways[J]. Clin Chest Med, 2003, 24 (3): 457 - 471.

[78] Streitz J J, Shapshay S M. Airway injury after tracheotomy and endotracheal intubation[J]. Surg Clin North Am, 1991, 71(6): 1211 - 1230.

[79] Streitz J J, Shapshay S M. Airway injury after tracheotomy and endotracheal intubation[J]. Surg Clin North Am, 1991, 71(6): 1211 - 1230.

[80] Leigh J M, Maynard J P. Pressure on the tracheal mucosa from cuffed tubes[J]. Br Med J, 1979, 1(6172): 1173 - 1174.

[81] Stauffer J L, Olson D E, Petty T L. Complications and consequences of endotracheal intubation and tracheotomy. A prospective study of 150 critically ill adult patients[J]. Am J Med, 1981, 70 (1): 65 - 76.

[82] Koitschev A, Graumueller S, Zenner H P, et al. Tracheal stenosis and obliteration above the tracheostoma after percutaneous dilational tracheostomy[J]. Crit Care Med, 2003, 31(5): 1574 - 1576.

[83] Benjamin B, Kertesz T. Obstructive suprastomal granulation tissue following percutaneous tracheostomy[J]. Anaesth Intensive Care, 1999, 27(6): 596 - 600.

[84] Brichet A, Verkindre C, Dupont J, et al. Multidisciplinary approach to management of postintubation tracheal stenoses[J]. Eur Respir J, 1999, 13(4): 888 - 893.

[85] Walz M K, Schmidt U. Tracheal lesion caused by percutaneous dilatational tracheostomy — a clinico-pathological study[J]. Intensive Care Med, 1999, 25(1): 102 - 105.

[86] van Heurn L W, Theunissen P H, Ramsay G, et al. Pathologic changes of the trachea after percutaneous dilational tracheotomy[J]. Chest, 1996, 109(6): 1466 - 1469.

［87］ Dollner R，Verch M，Schweiger P，et al. Laryngotracheoscopic findings in long-term follow-up after Griggs tracheostomy［J］. Chest，2002，122(1)：206－212.

［88］ Vigliaroli L，De Vivo P，Mione C，et al. Clinical experience with Ciaglia's percutaneous tracheostomy［J］. Eur Arch Otorhinolaryngol，1999，256(8)：426－428.

［89］ Leonard R C，Lewis R H，Singh B，et al. Late outcome from percutaneous tracheostomy using the Portex kit［J］. Chest，1999，115(4)：1070－1075.

［90］ Lewis F J，Schiobohm R M，Thomas A N. Prevention of complications from prolonged tracheal intubation［J］. Am J Surg，1978，135(3)：452－457.

［91］ Hashmi N K，Ransom E，Nardone H，et al. Quality of life and self-image in patients undergoing tracheostomy［J］. Laryngoscope，2010，120 Suppl 4：S196.

［92］ Gilony D，Gilboa D，Blumstein T，et al. Effects of tracheostomy on well-being and body-image perceptions［J］. Otolaryngol Head Neck Surg，2005，133(3)：366－371.

［93］ 卢志琴，张洁. 39例重度颈脊髓损伤机械通气患者成功拔管护理体会［J］. 当代护士（下旬刊），2014(06)：117－119.

［94］ 焦伟，姚迎迎，朱庄臣. 颈脊髓损伤患者气管切开术后护理体会［J］. 创伤外科杂志，2014(04)：364.

［95］ 孙艾琳. 19例急性颈髓损伤气管切开患者的沟通对策［J］. 天津护理，2014(02)：114－115.

［96］ Uijl S G，Houtman S，Folgering H T，et al. Training of the respiratory muscles in individuals with tetraplegia［J］. Spinal Cord，1999，37(8)：575－579.

［97］ Loke J，Mahler D A，Virgulto J A. Respiratory muscle fatigue after marathon running［J］. J Appl Physiol Respir Environ Exerc Physiol，1982，52(4)：821－824.

［98］ Gross D，Ladd H W，Riley E J，et al. The effect of training on strength and endurance of the diaphragm in quadriplegia［J］. Am J Med，1980，68(1)：27－35.

［99］ Leith D E，Bradley M. Ventilatory muscle strength and endurance training［J］. J Appl Physiol，1976，41(4)：508－516.

［100］ Liaw M Y，Lin M C，Cheng P T，et al. Resistive inspiratory muscle training：its effectiveness in patients with acute complete cervical cord injury［J］. Arch Phys Med Rehabil，2000，81(6)：752－756.

［101］ Rutchik A，Weissman A R，Almenoff P L，et al. Resistive inspiratory muscle training in subjects with chronic cervical spinal cord injury［J］. Arch Phys Med Rehabil，1998，79(3)：293－297.

［102］ Van Houtte S，Vanlandewijck Y，Kiekens C，et al. Patients with acute spinal cord injury benefit from normocapnic hyperpnoea training［J］. J Rehabil Med，2008，40(2)：119－125.

［103］ Uijl S G，Houtman S，Folgering H T，et al. Training of the respiratory muscles in individuals with tetraplegia［J］. Spinal Cord，1999，37(8)：575－579.

［104］ Loveridge B，Badour M，Dubo H. Ventilatory muscle endurance training in quadriplegia：effects on breathing pattern［J］. Paraplegia，1989，27(5)：329－339.

［105］ Mueller G，Hopman M，Perret C. Comparison of respiratory muscle training methods in individuals with motor and sensory complete tetraplegia：A randomized controlled trial［J］. Journal of Rehabilitation Medicine，2013，45(3)：248－253.

［106］ Luo C，Yang H，Chen Y，et al. Respiratory nursing interventions following tracheostomy in acute traumatic cervical spinal cord injury［J］. Cell Biochemistry and Biophysics，2014，70(1)：455－459.

［107］ 李强，安卫红，白宇，刘飞，么改琦，朱曦. 经皮扩张气管切开术在重度颈髓损伤颈椎前路或前后

路联合手术后人工气道中的应用[J]. 中国微创外科杂志,2013,13(6):557-559.

[108] 王东平,王萍. ICU 气管切开术后患者不同气道湿化方法对吸痰的影响[J]. 护士进修杂志,2013,28(13):1221-1222.

[109] 王红,周成超.改良人工气道间断湿化法在气管切开患者中的应用效果评价[J]. 齐鲁护理杂志,2016,22(6):91-92.

[110] 柴艳华.气管切开术后气道湿化方法的探讨[J]. 中国实用医药,2014,(2):48-49.

[111] 王东平,王萍. ICU 气管切开术后患者不同气道湿化方法对吸痰的影响[J]. 护士进修杂志,2013,28(13):1221-1222.

[112] 王红周成超改良人工气道间断湿化法在气管切开患者中的应用效果评价[J]. 齐鲁护理杂志,2016,22(6):91-92.

[113] 辛晶晶,杨洪银.气管切开患者术后间断湿化气道与持续湿化气道的临床护理分析[J]. 中国医药指南,2015,13(26):242-243.

[114] 丁焕发,王清峰,吕秀艳.对气管切开患者应用微量泵控制持续气道湿化的临床意义[J]. 中国医药指南,2011,9(1):123-124.

[115] 魏晔,李艳,赖俊美,丁巧玲,章方彪,吴菊连.微量泵持续恒温气道湿化在气管切开术后非机械通气卧床患者中的护理效果[J]. 中国现代医生,2017,55(32):138-141.

[116] 刘新会,杨秀娜,孙磊,张传静.持续恒温气道湿化在气管切开患者中的临床应用[J]. 河北医药,2014,36(13):1978-1979.

[117] 崔彩萍,卢卫宁,陈小君,谭翱,谭宇敏.止痛泵持续定量给药在气管切开气道湿化中的应用[J]. 护理研究:上旬版.2009,23(12):3143-3144.

[118] 施宗驱,林克强.湿化液中加庆大霉素对气道定植菌耐药性的影响[J]. 实用医学杂志,2005,21(5):472-473.

[119] 黄钦蓉,李华英.雾化吸入碳酸氢钠辅助治疗肺心病急性发作期的疗效观察[J]. 川北医学院学报,2004,19(4):49-50.

第五章　颈椎脊髓损伤呼吸机使用指征及并发症处理

第一节　呼吸机的使用

一、呼吸机的基本类型及性能

（1）定容型呼吸机：吸气转换成呼气是根据预调的潮气量而切换。

（2）定压型呼吸机：吸气转换成呼气是根据预调的压力峰值而切换（与限压不同，限压是气道压力达到一定值后继续送气并不切换）。

（3）定时型呼吸机：吸气转换为呼气是通过时间参数（吸气时间）来确定（图5-1）。

二、常用的机械通气方式

（1）间歇正压呼吸（intermittent positive pressure ventilation，IPPV）：最基本的通气方式。吸气时产生正压，将气体压入肺内，靠身体自身压力呼出气体。

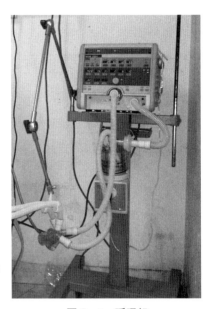

图5-1　呼吸机

（2）呼气平台（plateau）：也叫吸气末正压呼吸（end inspiratory positive pressure breathing，EIPP），吸气末，呼气前，呼气阀继续关闭一段时间，再开放呼气，这段时间一般不超过呼吸周期的5%，能减少VD/VT（无效腔量/潮气量）。

（3）呼气末正压通气（positive end expiratory pressure，PEEP）：在间歇正压通气的前提下，使呼气末气道内保持一定压力，在治疗呼吸窘迫综合征、非心源性肺水肿、肺出血时起重要作用。

（4）间歇指令通气（intermittent mandatory ventilation，IMV）、同步间歇指令通气（synchronized intermittent mandatory ventilation，SIMV）：属于辅助通气方式，呼吸机管道中有持续气流，（可自主呼吸）若干次自主呼吸后给一次正压通气，保证每分钟通气量，IMV的呼吸频率成人一般<10次/min，儿童为正常频率的1/2~1/10。

（5）呼气延迟，也叫滞后呼气（expiratory retard）：主要用于气道早期萎陷和慢性阻塞性肺疾患，如哮喘等，应用时间不宜太久。

（6）深呼吸或叹息（sigh）。

（7）压力支持（pressure support）：自主呼吸基础上，提供一定压力支持，使每次呼吸时压力均能达到预定峰压值。

（8）气道持续正压通气（continue positive airway pressure，CPAP）：除了调节 CPAP 旋钮外，一定要保证足够的流量，应使流量加大 $3\sim4$ 倍。CPAP 正常值一般 $4\sim12\,cmH_2O$，特殊情况下可达 $15\,cmH_2O$（呼气压 $4\,cmH_2O$）。

三、呼吸机与人体的连接

新生儿、早产儿、紧急情况或者预估带管时间不长，可采取口插。经鼻插或气管切开主要用于其他的相关情况。

四、呼吸机工作参数的调节

四大参数：潮气量、压力、流量、时间（含呼吸频率、吸呼比）。

（1）潮气量：潮气输出量一定要大于人的生理潮气量，生理潮气量为 $6\sim10\,mL/kg$，而呼吸机的潮气输出量可达 $10\sim15\,mL/kg$，往往是生理潮气量的 $1\sim2$ 倍。还要根据胸部起伏、听诊两肺进气情况、参考压力二表、血气分析进一步调节。

（2）呼吸频率：接近生理呼吸频率。新生儿 $40\sim50$ 次/min，婴儿 $30\sim40$ 次/min，年长儿 $20\sim30$ 次/min，成人 $16\sim20$ 次/min。潮气量×呼吸频率＝每分通气量。

（3）吸呼比：一般 $1:1.5\sim2$，阻塞性通气障碍可调至 $1:3$ 或更长的呼气时间，限制性通气障碍可调至 $1:1$。

（4）压力：一般指气道峰压（PIP），当肺部顺应性正常时，吸气压力峰值一般为 $10\sim20\,cmH_2O$，肺部病变轻度：$20\sim25\,cmH_2O$；中度：$25\sim30\,cmH_2O$；重度：$30\,cmH_2O$ 以上，RDS、肺出血时可达 $60\,cmH_2O$ 以上。但一般在 30 以下，新生儿较上述压力低 $5\,cmH_2O$。

（5）PEEP 使用：对于 IPPV 患儿一般给予 PEEP $2\sim3\,cmH_2O$，严重换气功能障碍时增加到 $4\sim10\,cmH_2O$，$15\sim20\,cmH_2O$ 适用于病情严重者。若吸氧浓度超过 60%，动脉氧分压低于 $80\,mmHg$，以增加 PEEP 为主，直至动脉氧分压超过 $80\,mmHg$。PEEP 的变化对血氧变化影响非常大，上下浮动 $1\sim2\,mmH_2O$，血氧就会出现很大波动。因此在调节 PEEP 的时候一定要注意缓慢逐渐调整，密切关注血氧浓度的改变。

（6）流速：至少需每分钟通气量的两倍，一般 $4\sim10\,L/min$。

（7）呼吸机参数的组成（表 5-1）。

表 5-1　呼吸机参数的组成

参　　数	设　　定	监　　测	报　　警
容量	潮气量、叹息	气道峰压	高、低气道压力
压力	气道压力、呼气末正压	流速波形	高、低分钟通气量
流速	吸气流速、分钟通气量	呼吸频率	呼吸频率
时间	呼吸频率、吸气时间、屏气时间		
其他	吸氧浓度、触发灵敏度		

五、根据血气分析进一步调节

首先要检查呼吸道是否通畅、气管导管的位置、两肺进气是否良好、呼吸机是否正常送气、有无漏气。

呼吸机调节方法如下。

(1) PaO_2 过低时：① 提高吸氧浓度；② 增加 PEEP 值；③ 如通气不足可增加每分钟通气量、延长吸气时间、吸气末停留等。

(2) PaO_2 过高时：① 降低吸氧浓度；② 逐渐降低 PEEP 值。

(3) $PaCO_2$ 过高时：① 增加呼吸频率；② 增加潮气量：定容型可直接调节，定压型加大预调压力，定时型增加流量及提高压力限制。

(4) $PaCO_2$ 过低时：① 减慢呼吸频率。可同时延长呼气和吸气时间，但应以延长呼气时间为主，否则将其相反作用。必要时可改成 IMV 方式；② 减小潮气量：定容型可直接调节，定压型可降低预调压力，定时型可减少流量、降低压力限制。

六、湿化问题

加温湿化：效果最好，罐中水温 50~70℃，标准管长 1.25 m，出口处气体温度 30~35℃，湿度 98%~99%。湿化液只能用蒸馏水。雾化器：温度低，刺激性大。患者较难接受。气管内直接滴注：特别是气道有痰痂阻塞时，滴注后反复拍背、吸痰，常能解除通气不良。具体方法：成年人每 20~40 min 滴入 0.45~0.9 盐水 2 mL，或以 4~6 滴/min 的速度滴入，总量>200 mL/d，儿童每 20~30 min 滴入 3~10 滴，以气道分泌物稀薄、能顺利吸引、无痰痂为宜。人工鼻，略。

七、吸氧浓度(FiO_2)

一般机器氧浓度从 21%~100% 可调。既要纠正低氧血症，又要防止氧中毒。一般不宜超过 0.5~0.6，如超过 0.6 时间应<24 h。目标：以最低的吸氧浓度使动脉血 PaO_2>60 mmHg(8.0 kPa)。如给氧后发绀不能缓解可加用 PEEP。复苏时可用 1.0 氧气,不必顾及氧中毒。

八、设定报警范围

气道压力上下限报警(一般为设定值上下 30%)、气源压力报警、其他报警。

九、意外问题

呼吸机旁应备有复苏器,或者其他简易人工气囊,气囊和气管导管之间的接头也应备好。注意防止脱管、堵管、呼吸机故障、气源和电源故障。

十、常见并发症

压力损伤、循环障碍、呼吸道感染、肺不张、喉、气管损伤。

十一、呼吸机的撤离

逐渐降低吸氧浓度,PEEP 逐渐降至 $3\sim4$ cmH$_2$O,将 IPPV 改为 IMV(或 SIMV)或压力支持,逐渐减少 IMV 或支持压力,最后过渡到 CPAP 或完全撤离呼吸机,整个过程需严密观察呼吸、血气分析情况。拔管指征:自主呼吸与咳嗽有力,吞咽功能良好,血气分析结果基本正常,无喉梗阻,可考虑拔管。气管插管可一次拔出,气管切开者可经过换细管、半堵管、全堵管顺序,逐渐拔出。

第二节　呼吸机的应用范围

一、呼吸机应用的适应证

各种呼吸衰竭,呼吸困难疾病,心功能不全继发呼吸功能不全,脑功能不全,呼吸肌肉等疾病。

（1）阻塞性通气功能障碍：COPD 急发、哮喘急发等。

（2）限制性通气功能障碍：神经肌肉疾病、弥漫性肺间质纤维化、胸廓畸形等。

（3）肺实质病变：急性呼窘（ARDS）、肺炎、心源性肺水肿等。

（4）严重通气不良。

（5）严重换气障碍。

（6）神经肌肉麻痹。

（7）心脏手术后。

（8）颅内压增高。

（9）新生儿破伤风使用大剂量镇静剂需呼吸支持时。

（10）窒息、心肺复苏。

（11）任何原因的呼吸停止或将要停止。

（12）大咯血或严重误吸引起的窒息性呼吸衰竭。

（13）伴有肺大泡的呼吸衰竭。

（14）张力性气胸患者。

（15）心肌梗死继发的呼吸衰竭。

二、机械通气指征

（一）尽早机械通气指标

严重呼吸衰竭者合并有下列情况者,尽早建立人工气道,进行机械通气[1,2]。

（1）意识障碍,呼吸不规则。

（2）气道分泌物多且有排痰障碍。

（3）有较大呕吐反吸可能性者,如延髓性麻痹或腹胀呕吐者。

（4）全身状态较差,疲乏明显者。

（5）严重低氧血症或（和）二氧化碳潴留达危及生命的程度（如 $PO_2 \leqslant 45$ mmHg,$PCO_2 \geqslant 70$ mmHg）。

（6）合并多器官功能损害者。

（二）通气指标

成人的呼吸生理指标达到下列标准的任何一项时,即应开始机械通气治疗。

（1）自主呼吸频率大于正常的 3 倍或小于 1/3 者。

（2）自主潮气量小于正常 1/3 者。

（3）生理无效腔/潮气量＞60％者。

（4）肺活量＜10～15 mL/kg 者。

（5）$PaCO_2$＞50 mmHg（慢性阻塞性肺疾患除外）且有继续升高趋势,或出现精神症状者。

（6）PaO_2＜正常值 1/3。

（7）$P(A-a)O_2$＞50 mmHg（FiO_2＝0.21,吸空气）者。

（8）$P(A-a)O_2$＞300 mmHg（FiO_2＝1.0,吸纯氧）者。

（9）最大吸气压力＜25 cmH_2O 者（闭合气路,努力吸气时的气道负压）。

（10）肺内分流（QS/QT）＞15％者。

（三）禁忌证

没有绝对禁忌证,相对禁忌证：休克,气胸及膈气肿未行胸腔引流者,严重肺出血,肺大泡,急性心梗及其他心力衰竭,肺脓肿,严重活动肺结核,低血容量性休克。

第三节　颈椎脊髓损伤的使用呼吸机的指征

一、损伤节段对呼吸肌的影响(完全性)：

$C_1 \sim C_2$：呼吸衰竭，长期依赖呼吸机；

C_3：部分呼吸辅助肌及膈肌功能是好的，可独立呼吸但极易疲劳，长期需依赖呼吸机，无法自行咳嗽；

C_4：横膈大部分功能存在，肋间肌及腹肌麻痹，呼气可达正常肺活量 24%，仍需通气支持，无法自行排痰；

$C_5 \sim C_8$：横膈功能基本正常，肋间肌及腹肌麻痹，呼气可达正常肺活量 30%，一般不需呼吸机。

二、颈脊髓损伤呼吸机使用指征

脊髓损伤患者使用呼吸的基本目标是维持气道清洁、通畅，满足日常生活中对呼吸功能的需要。在医务人员、患者、患者家属及陪护之间应建立良好的交流和协作关系，来最大限度地维持和改善患者的呼吸功能，减少致命性呼吸道并发症的发生机会[2~4]。

1. C_3 以上脊髓损伤患者需终生依赖呼吸机

C_3 以上脊髓损伤患者的膈肌、肋间肌均发生瘫痪，需立即建立人工气道，给予机械通气。建立人工气道可通过口、鼻气管插管或气管切开 3 种方式。口、鼻气管插管用于紧急处理或短期插管，当患者需持久的机械通气时需做气管切开。在脊髓恢复期，C_3 以上脊髓损伤患者继续用呼吸机维持。

2. C_4 及以下需要呼吸机辅助治疗

C_4 及 C_4 以下脊髓损伤患者，膈肌功能良好，如果无呼吸系统并发症在，依靠膈肌运动维持呼吸，可满足安静状态下人体活动对氧的需要；如果有胸部复合伤如肋骨骨折、血气胸等，或出现气道内分泌物堵塞，继发肺部感染、高热等情况，仍需要切开气管，给予辅助通气。定期血气分析检查，依据血气分析结果，对呼吸机的容量和频率进行调整。病情稳定后，开展床边排痰训练和呼吸训练，有助于预防呼吸系统并发症的发生。

3. 入院处理

患者入院后要对其全身情况进行全面的评估，确定颈椎脊髓的损伤平面，防止脊髓水肿的加重，予以大剂量激素冲击辅以颈部制动等治疗；若患者一旦出现呼吸困难、氧饱和度低于 90%，即刻行气管切开同时加以呼吸机辅助，模式设定为 SIMV 模式(同步间隙指令呼吸)，频率为 10~12 次/min，及时纠正全身电解质紊乱及全身的营养状态；依病情制定个性化手术方案[5]，手术解决脊髓压迫，避免脊髓损伤的进一步加重。患者术后必须继续予以呼吸辅助治疗,应加强呼吸道管理、抗炎、化痰以及翻身拍背等处理,防止发生坠积性肺炎[6]。

第四节　呼吸机使用并发症

呼吸机在危重症的治疗和抢救中起到的作用十分关键,但是呼吸机在发挥抢救作用的基础上也会带来一系列并发症,有些并发症甚至是十分致命的。因此,我们应该合理的应用机械通气,加强管理,尽量减少并发症的发生。在临床工作中预防、认识、及时有效的处理并发症就显得尤为重要[2,4,7~9]。

一、人工气道相关的并发症

人工气道是将导管直接插入或经上呼吸道插入气管所建立的气体通道。临床上常用的人工气道是气管插管和气管切开管。气管插管、气管套管(统称气管导管)是呼吸道连接呼吸机的重要一环,直接影响到呼吸机的工作效果,有时可危及患者生命。常见并发症如下。

（一）导管易位

插管过深或固定不佳,均可使导管进入支气管。因右主支气管与气管所成角度较小,插管过深进入右主支气管,可造成左侧肺不张及同侧气胸。插管后应立即听诊双肺,如一侧肺呼吸减弱并叩浊提示肺不张,呼吸音减低伴叩诊呈鼓音提示气胸。发现气胸应立刻处理,同时摄 X 线片确认导管位置。

（二）气道损伤

困难插管和急诊插管容易损伤声门和声带,长期气管插管可以导致声带功能异常,气道松弛。注意插管时动作轻柔、准确,留管时间尽可能缩短可减少类似并发症的发生。

气囊充气过多、压力太高,压迫气管,气管黏膜缺血坏死,形成溃疡,可造成出血。应使用低压高容量气囊,避免充气压力过高,有条件监测气囊压力,低于 25 cmH$_2$O 能减低这类并发症。

（三）人工气道梗阻

人工气道梗阻是人工气道最为严重的临床急症,常威胁患者生命。导致气道梗阻的常见原因包括:导管扭曲、气囊疝出而嵌顿导管远端开口、痰栓或异物阻塞管道、管道坍陷、管道远端开口嵌顿于隆突、气管侧壁或支气管。

采取措施防止气道梗阻可能更为重要,认真的护理、密切的观察、及时的更换管道及有效的人工气道护理,对气道梗阻起着防患于未然的作用。

一旦发生气道梗阻,应采取以下措施:调整人工气道位置、气囊气体抽出、试验性插入吸痰管。如气道梗阻仍不缓解,则应立即拔除气管插管或气管切开管,然后重新建立人工气道。

气管导管可以完全或部分被堵塞,堵管所致的危害视套管外壁与气管间隙大小和患者呼吸能力强弱而定。引起气管导管阻塞主要见于:① 气道分泌物阻塞或呕吐物反流气道;② 导管的位置不当、气囊滑脱及其他原因引起;③ 导管脱出。

（四）气道出血

人工气道的患者出现气道出血,特别是大量鲜红色血液从气道涌出时,往往威胁患者生命,需要紧急处理。气道出血的常见原因包括:气道抽吸、气道腐蚀等。一旦出现气道出血,应针对原因,及时处理。

（五）喉损伤

长期气管插管易致喉损伤,插管时间超过 72 h,喉损伤的概率增高,喉损伤中以喉水肿常见,可发生于拔管后数小时或 1 d 以后,严重者可致溃疡、坏死、肉芽肿形成及喉狭窄。喉损伤程度与导管的质量、操作、患者头颈活动度和局部循环情况有关。轻度喉水肿可应用肾上腺皮质激素,严重吸气困难者应气管切开。

（六）气管黏膜损伤

气管黏膜的损伤多表现为黏膜溃疡、坏死、出血,甚至气管食管瘘等。气管黏膜损伤的原因有:① 气囊充气过多,压力太大,压迫气管壁形成缺血性黏膜溃疡、坏死,严重时可累及环状软骨,穿透气管壁,甚至侵蚀大血管,造成致命性出血或致食管气管瘘;② 物理摩擦。由于:a. 气管导管固定不牢,呼吸时食管内压力变化引起管道伸缩,使气管导管上下移动;b. 使用过大型号的导管;c. 导管固定位置不正,顶住局部黏膜,可致溃疡或致死;d. 气管插管时间长,声带受压,声门较窄,产生压迫性坏死,形成瘢痕,以致声音嘶哑;③ 气道护理操作不当。吸痰操作不当也是损伤黏膜的常见原因,如吸引负压过高,抽吸过多,湿化不足,橡皮导管太粗等。除以上原因外,继发感染是一诱发因素,因此,应该重视护理和无菌操作。近年来,由于国内外应用低压气囊,使气管黏膜损伤明显减少。

（七）气管切开的常见并发症

气管切开是建立人工气道的常用手段之一。由于气管切开使气流不经过上呼吸道,因此,与气管插管相比,气管切开具有许多优点:易于固定及呼吸道分泌物引流;附加阻力低,而且易于实施呼吸治疗;能够经口进食,可作口腔护理;患者耐受性好。尽管具有上述优点,但气管切开也可引起许多并发症,根据并发症出现的时间,可分为早期、后期并发症。

1. 早期并发症

指气管切开一般 24 h 内出现的并发症。主要包括:

（1）出血 是最常见的早期并发症。凝血机制障碍的患者,术后出血发生率更高。出血部位可能来自切口、气管壁。气管切开部位过低,如损伤无名动脉,则可引起致命性的大出血。切口的动脉性出血需打开切口,手术止血。非动脉性出血可通过油纱条等压迫止血,一般 24 h 内可改善。

引起出血的原因有：① 气管导管对黏膜的损伤；② 气道分泌物的负压吸引；③ 黏膜的慢性炎症等。应注意人工气道的管理，局部及全身使用止血药物。

（2）气胸　是胸腔顶部胸膜受损的表现，胸膜腔顶部胸膜位置较高者易出现，多见于儿童、肺气肿等慢性阻塞性肺病患者等。

（3）空气栓塞　是较为少见的并发症，与气管切开时损伤胸膜静脉有关。由于胸膜静脉血管压力低于大气压，损伤时，空气可被吸入血管，导致空气栓塞。患者采用平卧位实施气管切开，有助于防止空气栓塞。

（4）皮下气肿和纵隔气肿　皮下气肿是气管切开以后较为常见的并发症。形成皮下气肿的常见原因有：① 患者咳嗽或体位改变导致气管套管滑出切口，高压的呼吸机压力将气体压入疏松的结缔组织中，从而产生切口周围的皮下气肿；② 自主呼吸的对抗引起气管内气体的高压，逸出的气体进入蜂窝组织；③ 加压通气时，过高的压力通过气囊下的气管损伤部位引起气肿。颈部的皮下气肿是气体进入颈部筋膜下的疏松结缔组织，并向纵隔延伸，同时导致纵隔气肿的产生。皮下气肿与纵隔气肿一般不会危及生命，可自行吸收；严重的气肿则需要密切观察，必要时行插管处的皮肤切口，给予高浓度氧吸入。

2. 后期并发症

指气管切开 24～48 h 后出现的并发症，发生率高达 40%。主要包括如下。

（1）切口感染　很常见的并发症。由于感染切口的细菌可能是肺部感染的来源，加强局部护理很重要。

（2）气管切开后期出血　主要与感染组织腐蚀切口周围血管有关。当切口偏低或无名动脉位置较高时，感染组织腐蚀及管道摩擦易导致无名动脉破裂出血，为致死性的并发症。

（3）气道梗阻　是可能危及生命的严重并发症。气管切开管被黏稠分泌物附着或形成结痂、气囊偏心疝入管道远端、气管切开管远端开口顶住气管壁、肉芽增生等原因均可导致气道梗阻。一旦发生，需紧急处理。

（4）吞咽困难　也是较常见的并发症，与气囊压迫食道或管道对软组织牵拉影响吞咽反射有关。气囊放气后或拔除气管切开管后可缓解。

（5）气管食道瘘　偶见，主要与气囊压迫及低血压引起局部低灌注有关。

（6）气管软化　偶见，见于气管壁长期压迫，气管软骨退行性变、软骨萎缩而失去弹性。

二、机械通气治疗引致的并发症

由机械呼吸引起并发症的原因主要是因呼吸机参数调节不当，如潮气量、呼吸频率、吸/呼比率、压力等或因机器发生故障和护理疏忽。由呼吸机机械通气治疗引致的并发症常见如下几种。

（一）通气不足

通气不足的发生原因有很多,呼吸机故障与参数调节不当是导致通气不足的主要因素。通气不足不仅会导致原有的呼吸性酸中毒得不到纠正,甚至还会加重影响患者的循环功能。因而使用机械通气治疗的时候,要充分考虑患者的病情,结合病变的性质范围和动脉血气分析结果,科学调整潮气量、吸/呼比率、呼吸频率,最大限度地提高患者肺泡的通气量,改善患者的呼吸功能。

（二）通气过度

潮气量和呼吸频率调节不当,每分钟通气量太大,可致通气过度,使二氧化碳分压下降过猛,引起碳酸氢离子在体内相对升高,甚至发生呼吸性碱中毒,同时由于患者摄入或应用利尿药,失氯多,又有引起混合性碱中毒的危险。碱中毒可诱发低血钾、心律失常、室颤,危及患者生命。

对通气过度患者的防治:① 及时对呼吸机参数作反馈调节,调整潮气量、呼吸频率,适当减低通气量,避免每分钟通气量设置过大。对呼吸快而不规则者,可采用 SIMV 方法,以控制自主呼吸触发的送气次数,并可使用镇静药抑制其自主呼吸后采用控制通气而达到每分钟通气量的调控。最好是将动脉二氧化碳维持在 $61\sim68\ cmH_2O$;② 增加气道无效腔:在气管套管与呼吸机之间加一段导管以加大无效腔,增加重复呼吸,使肺泡二氧化碳增加,动脉血二氧化碳排出量减少;③ 纠正电解质紊乱,如有低氯应补充氯化钾,促使碳酸氢钠从肾脏排除。

（三）氧中毒

氧中毒即长时间的吸入高浓度氧导致的肺损伤。FiO_2 越高,肺损伤越重。但目前尚无 FiO_2 50%引起肺损伤的证据,即 FiO_2 50%是安全的。当患者病情严重必须吸高浓度氧时,应避免长时间吸入,尽量不超过 60%。

氧中毒是长期使用呼吸机可能产生的严重并发症,吸氧浓度应控制在 50%以下。氧中毒时机械通气模式可使用 PEEP,目的在于减少肺泡的萎缩,使 PaO_2 得到改善。

（四）气压伤

机械通气时发生气压伤约为 0.5%～39%。正常肺脏有较大的耐压能力,一般能耐受 $80\sim100\ cmH_2O$ 压力而不致破裂,如果骤然加压,易使肺泡破裂,引起气压伤,出现肺间质气肿、纵隔气肿、皮下气肿、气胸、心包积气、动静脉空气栓塞等气压伤的表现。防治气压伤可从以下几方面考虑:① 调节呼吸机通气参数,使气道压最小;② 减少和抑制患者与呼吸机对抗;③ 呼吸衰竭好转时,及时调节呼吸机通气参数,尽快降低气道峰压或PEEP;④ 及时处理气胸,避免气体漏入胸腔。使肺尽快复张,避免支气管胸膜瘘的发生;⑤ 对呼吸衰竭患者尽可能短期或不连续使用机械通气支持治疗。

（五）低血压、休克

机械通气时,由于正压通气,使胸腔内压增高,外周动脉回流受阻,肺血管床受压,右心负荷增加,导致右心室扩张,心脏和大血管受压,心脏舒张受限。当气道平均压＞

7 cmH$_2$O 或 PEEP>5 cmH$_2$O 时即可引起血流动力学变化。

（六）呼吸机相关肺损伤

呼吸机相关肺损伤指机械通气对正常肺组织的损伤或使已损伤的肺组织损伤加重，包括气压伤、容积伤、萎陷伤和生物伤。气压伤是由于气道压力过高导致肺泡破裂。容积伤是指过大的吸气末容积对肺泡上皮和血管内皮的损伤。萎陷伤是指肺泡周期性开放和塌陷产生的剪切力引起的肺损伤。生物伤即以上机械及生物因素使肺泡上皮和血管内皮损伤，激活炎症反应导致的肺损伤，其对呼吸机相关肺损伤的发展和预后产生重要影响。为了避免和减少呼吸机相关肺损伤的发生，机械通气应避免高潮气量和高平台压，吸气末平台压不超过 30～35 cmH$_2$O，以避免气压伤、容积伤，同时设定合适呼气末正压，以预防萎陷伤。

1. 呼吸机相关肺炎

呼吸机相关肺炎是指机械通气 48 h 后发生的院内获得性肺炎，在机械通气患者中发生率约为 28%，发生的主要原因包括气管内插管或气管切开导致声门的关闭功能丧失、机械通气患者胃肠内容物反流误吸。呼吸机相关性肺炎一旦发生，会明显延长住院时间，增加住院费用，显著增加病死率。相关危险因素有高龄、高 APACHE Ⅱ 评分、急慢性肺部疾病、Glasgow 评分<9 分、长时间机械通气、误吸、过度镇静、平卧位等。明确呼吸机相关肺炎的危险因素，有助于预防呼吸机相关肺炎的发生。因此，机械通气患者没有体位改变的禁忌证，应予半卧位，避免镇静时间过长和程度过深，避免误吸，尽早脱机，以减少呼吸机相关肺炎的发生。

2. 呼吸机相关的膈肌功能不全

脱机困难在机械通气患者中的发生率约为 1%～5%，主要原因包括呼吸肌的无力和呼吸肌疲劳。呼吸机相关的膈肌功能不全特指在长时间机械通气过程中膈肌收缩能力下降。临床诊断呼吸机相关的膈肌功能不全很困难，因为动物实验证明机械通气可以导致膈肌功能不全，而临床上由于存在多种因素（休克、全身性感染、营养不良、电解质紊乱、神经肌肉疾病、药物等）可以导致膈肌功能不全，但是缺乏机械通气对患者膈肌功能的影响的直接证据。另一项研究表明，保留自主呼吸可以保护膈肌功能。实施控制通气时，膈肌肌电图显示肌肉活动减少，并且具有时间依赖性，随着时间延长，损伤明显加重，而保留自主呼吸部分可以减轻呼吸机相关的膈肌功能不全。

三、呼吸机故障所致并发症

呼吸机故障所致并发症包括呼吸机管道方面的问题、断电、呼吸切换等有关电路、机械的故障。呼吸机管道脱开是最常见、最严重的情况，最多见脱开的位置为"Y"管较远的位置。在机械通气治疗的患者还可出现营养不良、呼吸机依赖等方面的问题。

呼吸机故障所致并发症的预防：① 医护人员必须了解、掌握仪器的性能和使用方法；② 定期检测和维修仪器，并注意保养好仪器，使用前后应检测，及时发现问题进行维修。

在使用前可连接模拟肺检测仪器运转状况,无故障则应用于患者;③ 呼吸机使用后合理调整呼吸机有关参数,设置压力、容量、报警限,当发现报警应迅速确定和清除报警原因,在未辨明原因时切忌简单消除报警或修改报警限;④ 当呼吸机出现故障又不能查明故障原因时,应先将呼吸机与人工气道断开,使用简易呼吸机或人工气囊加压呼吸来维持患者呼吸,同时对呼吸机进行检修。

第五节　机械通气技术操作并发症的预防及处理

机械通气是指借助各种类型的呼吸机,将空气、氧气,或空气—氧气混合气压入肺内,产生或辅助患者的呼吸机动作使肺间歇性膨胀,达到增强和改善呼吸功能、减轻或纠正缺氧与二氧化碳潴留的一种治疗措施或方法;是严重呼吸衰竭患者患病期间的一种呼吸支持方法,通过机械通气治疗能使过去认为无法抢救的呼吸衰竭患者起死回生,病情好转,生活质量明显提高。但不正确的机械通气不但不能起到抢救患者的目的,反而会加速患者的死亡。机械通气分无创和有创,无创通气是指应用鼻或面罩以及鼻囊管或口接器连接呼吸机的一种通气方法。

有创机械通气是指通过建立人工气道与呼吸机相连的通气方法。机械通气可能发生的并发症有呼吸机相关性肺炎(VAP)、肺不张、肺气压伤、氧中毒、上呼吸道堵塞、通气不足、过度通气(呼吸性碱中毒)、呼吸机依赖、腹胀、胃肠胀气、低血压等[2,9]。

一、呼吸机相关肺炎

年龄大、营养状况差、内循环紊乱(如低镁血症)的患者,机体免疫防御功能降低是VAP 发生的危险因素。特别是机械通气患者处于应激状态,能量消耗显著增加,高代谢、高分解、负氮平衡,加上呼吸道分泌物中氮的丢失和蛋白的补充不足而出现的营养不良,集体的细胞免疫和体液免疫受损,从而增加感染的机会。pH 的改变,中性粒细胞的活化,氧自由基的形成,均可损害肺泡Ⅱ型上皮细胞,使肺泡表面活性物质合成减少,并灭活与合成代谢有关的酶,从而引起肺泡水肿、肺不张,加重肺组织的缺血缺氧,最终导致肺组织和免疫防御功能损伤,有利于细菌的黏附和定植,增加 VAP 发生的危险

1. 原因

(1)未及时更换呼吸机管道及清除集水瓶的冷凝水;实验表明呼吸机管道和集水瓶中冷凝水的细菌阳性率高达 86.7%,痰培养发现的细菌有 84.6%可在呼吸机管道中培养出来,说明冷凝水是呼吸机相关肺炎病原菌的主要来源。由于气管管道内细菌不能被集体抗菌措施清除,也不能被抗生素杀灭[10],并易随着喷射吸入气流形成的气溶胶或通气污染的冷凝水倒流进气道,而因气管插管建立的人工气道影响了原有气管纤毛的摆动清除功能。所以,细菌很容易逆行至下呼吸道而引起 VAP。同时下呼吸道的细菌容易随着

呛咳或呼出气流而种植于呼吸机管道内。如此可造成恶性循环,使肺部感染反复发作。

(2) 吸痰、气管插管、气管切开、呼吸机管道处理等气道护理操作时,未严格遵守无菌操作原则,增加污染机会。

(3) 人工气道的建立使气管直接向外界开放,失去正常上呼吸道的过滤及非特异性免疫保护作用,如病房空气污浊,病原体可直接进入下呼吸道。

(4) 患者痰液分泌过多且黏稠,痰液清理不及时、不彻底。

(5) 肠内营养患者,如鼻饲时速度过快、量过多易造成反流,导致误吸。

(6) 潮气量和气道峰压的大小设置对 VAP 的发生有影响。潮气量和气道峰压的大小对个体的损伤具有高度特异性,个体肺的几何形状(如支气管的长度、弯曲度、支气管分叉的角度)对肺泡通气有着非常大的影响。不同患者肺的顺应性不同,对潮气量和气道峰压耐受性也不同。对于耐受性差的患者来说,过度的机械牵拉可使肺泡上皮的紧密连接、气道表面的液体稳态、有效的黏液-纤毛清除功能均受到损害,从而有利于细菌的黏附和定植,VAP 发生的机会增加。且过度的机械牵拉还可明显地增加肺脏局部多种炎症细胞因子的产生和氧化—抗氧化的失调,以及影响肺表面活性物质的代谢,从而诱发或加重肺部的炎症反应。

(7) 患有肺水肿、肺微血栓形成、肺缺血、肺瘀血的患者,使用呼吸机易致细菌感染。

2. 临床表现

(1) 行机械通气治疗 48 h 后患者出现。

(2) 呼吸道分泌物增多,分泌物颜色改变。

(3) 呼吸道阻力增加、呼吸做功增加、缺氧和二氧化碳潴留加重。

(4) 血常规示白细胞、中性粒细胞增高。

(5) 痰培养常见铜绿假单胞菌、不动杆菌、克雷伯杆菌、变形杆菌、真菌。

3. 预防措施

呼吸机相关性肺炎是一类严重的院内感染,关系到危重患者的抢救成功率,因此做好病房和人工呼吸机相关物件的消毒管理,掌握正确的吸痰方法,重视呼吸道和消化道的管理,严格无菌操作是预防呼吸机相关性肺炎发生的关键。具体措施如下。

(1) 呼吸机通气环路中的冷凝水是高污染物,细菌主要来自患者的口咽部。因此积水瓶要始终放在呼吸环路的最低位,并及时倒去瓶内的冷凝水。

(2) 所有接触呼吸道的操作要严格无菌,吸痰管一人一吸一更换,气管切开内套管、接头、过滤器、雾化器要每日消毒。呼吸机管道及时更换消毒。

(3) 加强病房内空气、地面消毒管理。空气消毒每班一次,每天用含氯消毒液湿抹室内地面、病床、床头柜等设施,严格执行探视制度,出入病区更换衣服、鞋,接触患者和操作前后均应严格洗手。

(4) 机械通气的患者加强翻身、叩背、排痰,翻身、叩背每 2~3 h 1 次,每次 5~10 min。吸痰时注意无菌操作,吸痰管吸痰时,湿润后插入,吸痰前加大氧浓度,防止脱机吸痰时氧饱和度下降过快。吸痰时掌握要适当,出现吸痰指征时再操作,以减少外界细菌入侵的机会。

(5)患者行肠内营养时,尽量采用空肠鼻饲管,床头抬高 30°～45°,鼻饲时液体输注速度约为 20～40 滴/min,切勿过快以防反流,密切观察患者面色、呼吸。放气管套管气囊前彻底吸痰,防止误吸。

(6)每日予以 2～3 次口腔护理。操作前给气囊充足气。保持气管切开处敷料和周围皮肤清洁、干燥,每日常规换药 1 次,若痰液溢湿纱布及时更换。

(7)根据患者的个体差异设置合适的潮气量和气道峰压。

(8)年老、体弱、肺部有基础病变者,适当加强营养及免疫支持治疗,必要时予以免疫球蛋白、氨基酸等药物以提高机体抵抗力。

(9)气道分泌物定期培养。应根据培养及药敏选择有效抗菌药物。

(10)严密观察体温、脉搏、呼吸、血气变化,发现异常及时报告医生处理。

4. 处理措施

(1)遵医嘱治疗基础病。

(2)遵医嘱治疗 VAP(呼吸机相关肺炎)严重感染者,推荐采用抗菌药物阶梯疗法,即先使用高效、广谱、耐霉抗菌药物控制感染,然后根据细菌培养、药敏实验结果,将抗菌药物改为针对性较强的窄谱抗生素。

(3)按常规实施预防 VAP 护理措施。

(4)提供充足的营养,增强机体抵抗力。

二、肺不张

应用机械通气治疗的过程中,肺不张也时有发生。

1. 发生病因

导管进入单侧支气管气管插管时,导管插入过深,进入单侧支气管,造成单肺通气,一侧肺不通气,从而引起肺不张。

(1)痰栓堵塞　由于气道湿化不足和吸引不及时,不充分,造成痰液在气道内潴留、淤积,或形成栓塞,阻塞气道,致该支气管所属肺组织通气障碍,肺泡内气体被吸收以至肺泡萎陷和不张。

(2)氧中毒　当长时间吸入高浓度氧气时,肺泡内氮气逐渐被吸入的氧气取代,造成肺泡内氧分压增高、肺泡-动脉氧压差增大,最终肺泡氧气被血液吸收,该部肺泡萎陷,形成吸收性肺不张。

2. 临床表现

(1)气管偏向患侧,不张部位语颤增强,呼吸音减弱或消失。

(2)动脉血氧分压下降。

(3)胸部 X 线片可见不张部位肺纹理增粗,气管和纵隔向患侧移位,侧位片可见不张肺组织呈楔形或三角形密度影增高,其尖端指向肺门。

3. 预防措施

(1) 呼吸机通气过程中,定时翻身,叩背,及时吸出气道分泌物,及时湿化气道。

(2) 检查气管插管的深度确保气管导管置于合适的长度。

(3) 在应用呼吸机通气过程中,可间隔一定时间适当使用叹息功能模式,防止肺泡闭陷。

4. 处理措施

(1) 及时予以气管切开,以保证充分的气道湿化和吸痰。

(2) 借助纤维支气管镜对肺不张的部位进行充分的吸引[11]。

(3) 一侧支气管肺不张,可适当地将导管外拔,直至双肺呼吸音相等,并摄床边胸片以证实。

(4) 加强体位引流。

三、肺气压伤

机械通气时由于气道压过高或容量过高时导致张力性气胸、肺间质气肿、纵隔气肿、皮下气肿、心包气肿、空气栓塞等严重并发症(统称肺泡外气体),习惯称之为气压伤。

1. 发生原因

(1) 压力性损伤　压力过高(包括 PEEP),吸气峰压$>40\ cmH_2O$ 或平均气道压(P_{aw})$>1.6\ cmH_2O$ 时,引起肺泡和周围血管间隙的压力梯度增大,导致肺泡破裂而发生压力性损伤。

(2) 肺容积伤　吸气流速过快,气体分布不均匀,通气容量过大所致的肺泡过度膨胀、破裂是呼吸机诱导肺气压伤的直接原因。有研究表明气压伤实质上为容积性肺损伤。容积伤的形成主要与过大的吸气末肺容积对肺泡上皮和血管内皮的过速牵拉有关。

(3) 使用呼吸机时作心内穿刺,胸外心脏按压,颈内静脉或锁骨下静脉穿刺等均可能直接损伤脏层胸膜,引起气胸。

(4) 气体经气管切开进入纵隔(尤其是高阻力患者)。

2. 临床表现

(1) 胸痛、烦躁或大汗淋漓、呼吸困难、发绀加重、氧分压下降、伴血压下降和心率增快。

(2) X线示胸部位的肺纹理消失。

(3) 张力性气胸表现为呼吸减慢或呼吸暂停、发绀、低血压和心排血量减少、心动过速或过缓、一侧叩诊清音或胸部运动不对称等。

(4) 纵隔气肿常是肺气压伤的重要征象,患者主诉胸痛,50%的患者出现 Hamman征(纵隔摩擦音)。

(5) 捻发音是皮下气肿的特征。

3. 预防措施

(1) 限制通气压力。

（2）潮气量设置不宜过大。

（3）慎用呼气末正压通气（PEEP）和自主呼吸支持模式（PSV）。

（4）慎重或避免胸部创伤性检查和治疗。

（5）必要时遵医嘱镇咳。

4. 处理措施

（1）张力性气胸者，紧急进行排气。气胸者暂停使用呼吸机，胸腔闭式引流术实施后在继续使用呼吸机。

（2）纵隔气肿时。最有效的减压法是沿胸骨上切迹项头侧切开 2～3 cm 直径深筋膜进行排气。

（3）单肺疾病引起的气压伤或单侧原发性肺气压伤可使用不同步单侧肺通气，降低呼吸频率和机械呼吸气道峰压（PIP）。

（4）肺气压伤合并急性呼吸窘迫综合征（ARDS）、脓毒血症、肺内感染时应避免增加 PEEP 水平。

（5）机械通气时使用较小的潮气量进行通气。

（6）对症处理，如止痛、镇静、生压。

四、氧中毒

氧中毒是指长期高浓度吸氧造成的肺部病变。使用呼吸机期间长期吸入高浓度的氧，可在体内产生超量氧自由基，损害细胞酶系统，发生氧中毒。使肺泡表面活性物质减少，纤毛活动被抑制，肺毛细血管充血，通透性增加，引起肺泡内渗液，出现肺水肿。长期氧中毒可出现肺纤维化。氧中毒的危险性由两个因素所决定：① 吸入氧浓度；② 吸氧时间。

1. 发生原因

氧中毒的主要原因是长期高浓度吸氧。所谓高浓度，一般指氧浓度（FiO_2）>60%。氧中毒的时间因素，受患者个体差异的影响无法明确规定。据报道，正常人连续吸纯氧 6 h，就可以出现咳嗽，胸痛症状；成人在 1 个大气压下吸入 80% 的氧 12 h 以上，即可出现胸闷、咽痛、咳嗽；FiO_2>60% 持续 24～48 h 以上，可以引起与氧中毒相同的肺部病理改变。所以，所谓长期，应该超过 48 h，也可能长至 1 周左右。

2. 临床表现

（1）氧中毒的早期表现为器官刺激症状，如难以控制的干咳、呼吸急促、血压下降、胸骨后锐痛。

（2）18 h 后出现肺活量降低，继而肺顺应性下降，进行性呼吸困难，血气分析提示氧分压增高。

（3）24～48 h 内可并发 ARDS，发生肺间质和肺泡内液体渗出，可出现咯血。

（4）72 h 后胸部 X 线片可见到双侧弥散性浸润灶，肺间质纤维化及多器官衰竭等表现。

3. 预防措施

（1）呼吸机给氧避免氧浓度＞50％，氧浓度越高，肺损伤越重。

（2）病情严重需要吸入高浓度氧时，吸入时间不能过长。

（3）适当应用 PEEP 提高氧分压。

（4）动态监测动脉血气，维持所需要的氧分压。

4. 处理措施

（1）保持呼吸机给氧浓度＜60％，其他上述特殊措施。

（2）遵医嘱使用镇静、麻醉药，维生素 E、维生素 C 辅助用药可减轻氧中毒。

五、上呼吸道堵塞

呼吸道堵塞是指各种原因造成的，包括人工气道在内的呼吸道堵塞或梗阻。

1. 发生原因

（1）干涸的分泌物在导管端部形成痰栓。

（2）套囊开放时吸入口咽部潴留的分泌物。

（3）误吸胃液导致支气管痉挛，是呼吸机使用过程中病情突变的重要原因。

（4）气囊阻塞管口。

（5）导管扭曲或压扁。

（6）吸气活瓣失灵。

（7）插管过深至气管隆突。

（8）严重颈部大面积皮下气肿对气道的压迫。

2. 临床表现

（1）因分泌增加或吸引不当。导管或套管滑脱、导管扭曲或被压扁、气囊滑脱或脱垂、皮下气肿、误吸等原因可导致上呼吸道堵塞。

（2）呼吸困难程度取决于堵塞的程度。

（3）缺氧、发绀、焦虑、烦躁、呼吸窘迫，可出现三凹征（吸气时出现胸骨上、锁骨上及肋间凹陷）。若梗阻严重者可致窒息、心动过速，继而心动过缓、心律失常、心脏停搏。

（4）呼吸机气道压力升高报警。

3. 预防措施

（1）使用呼吸机前，先检查呼吸机装置是否完好。使用过程中，严密观察呼吸机导管是否通畅，有无脱落、扭曲、堵塞等意外情况发生，一旦发现，立即报告医生，及时处理。

（2）保持呼吸道通畅，及时清除口腔、鼻腔、咽喉部分泌物及反流的胃液。开放套囊之前，务必吸净口咽分泌物。

（3）痰液多且黏稠者，加强气道湿化，及时、充分吸痰，及时翻身、拍背、引流。

（4）气管插管通气患者，及时检查气管导管位置，防止导管滑脱、嵌顿。

4. 处理措施

（1）清除分泌物或痰栓。

（2）皮下气肿造成上呼吸道梗阻时，进行排气和减压。

（3）气管导管嵌顿于气管龙脊、气管侧壁引起的阻塞，可拔出导管 2～3 cm，调整气管导管。

（4）导管、套管、气囊引起的堵塞，应及时予以更换，重新建立人工气道。

六、通气不足

通气不足是指由于二氧化碳排出不足引起的二氧化碳潴留，又被称为呼吸性酸中毒。

1. 发生原因

在应用呼吸机的条件下，通气不足的主要原因是气道不通畅所致的二氧化碳排出受阻。有时也可由于管道漏气、脱落等引起，但这些现象通常可因呼吸机的报警而被及时发现和纠正，一般不会持续太久，很少会造成通气不足的主要原因。

（1）分泌物排出不畅　可由分泌物黏稠、气道吸引不充分、导管或套管被堵塞所引起。

（2）气道堵塞　各种原因所致的支气管痉挛、黏稠的分泌物以及导管扭曲或套管被气囊堵塞等均可致气管堵塞。

（3）TV 过低或 I/E 设置的呼气时间不够长。

2. 临床表现

（1）因分泌物排出不畅、气管痉挛、导管扭曲、气囊移位、气囊漏气、机械通气参数设置不合理导致二氧化碳分压升高或氧分压降低。

（2）烦躁、呼吸频率变慢、颜面潮红等二氧化碳潴留表现。

（3）严重时出现昏迷。

3. 预防措施

（1）去除诱因。

（2）正确设置呼吸机参数：TV、MT、I：E。

（3）气管插管前，对气囊进行漏气监测，具体方法：用无菌注射器将气囊充气至 10～15 mL 放入无菌生理盐水中观察有无漏气现象发生，检查各种连接导管封闭性能，防止脱机。

（4）加强气道湿化和充分吸引，防止分泌物引流不畅。

（5）定时翻身、叩背，防止痰液积聚肺部和小支气管。

（6）气管插管通气患者，及时检查气管导管位置，防止导管滑脱或移位。

4. 处理措施

（1）气囊漏气引起的低通气，应对气囊适当充气，必要时要更换气管导管，重新插管。管道漏气时立即更换管道。

（2）调节设置好呼吸机参数 TV、MT、I：E 根据患者的实际情况具体调节。

（3）认真分析原因，如导管内或套管移位应及时调整位置，必要时及时更换；支气管痉挛，可应用支气管扩张剂；分泌物黏稠不易排出，加强气道湿化和充分吸引。

七、过度通气

1. 临床表现

（1）因缺氧、疼痛、精神紧张、机械通气参数设置不合理而导致二氧化碳分压下降。

（2）呼吸由深快转为浅快、短促，甚至间断叹息氧呼吸。

（3）头痛、头晕及精神症状。

（4）因血清游离钙降低引起感觉异常，如口周和四肢麻木及针刺感，甚至抽搐、痉挛。

（5）血气分析二氧化碳分压下降，$<30\sim35$ mmHg。

2. 预防措施

（1）正确设置呼吸机参数 TV、MV、I：E，机械通气早期注意不要操之过急，使二氧化碳分压下降过快，一般使其在 $2\sim3$ d 内下降到理想水平。

（2）动态观察血气分析，根据血气分析及时调整通气量，尤其对于自主呼吸逐渐加强者。

（3）去除过度通气的原因：因疼痛、精神紧张而导致呼吸频率过快，则可使用镇静、镇痛药物；如患者存在代谢性酸中毒，可静脉补充碳酸氢钠予以纠正。

3. 处理措施

（1）根据病情、二氧化碳分压及患者自身情况调整适宜的呼吸机参数。通过调低 TV 来降低 MV，调低呼吸频率、调节 I：E，延长吸气时间，缩短呼气时间，增加无效腔等。

（2）出现神经症状时应用镇静剂，并注意纠正酸碱紊乱。

（3）无创机械通气患者出现过度通气时改用面罩连接方式进行通气。

八、呼吸机依赖

机械通气后期的并发症，即指患者撤离呼吸机后，其自主呼吸不足以维持适当地氧合。

1. 发生原因

（1）原发疾病未得到改善或继发某些并发症，可能导致撤机困难。常见的原因为呼吸肌乏力或呼吸机相关性肺炎。

（2）慢性阻塞性肺疾病患者，撤机困难时呼吸衰竭的诱因或加重因素。

（3）呼吸驱动力不足或呼吸肌疲劳。

（4）营养不良或水、电解质平衡失调。

（5）患者从心理上对呼吸机产生依赖。

（6）撤机方法不当。

2. 临床表现

（1）患者出现脱机困难，需长期依赖呼吸机进行呼吸称为呼吸机依赖。主要原因有患者肺功能不全，患者心理障碍，呼吸机使用时间过长，呼吸肌疲劳、萎缩。

（2）主要表现为逐步停机后伴有烦躁不安、激动、意识障碍；呼吸速率增加、呼吸困难；血压增高、心率增快；动脉血气异常等。

3. 预防措施

（1）积极治疗原发病，去除呼吸衰竭诱因。

（2）脱机前为患者进行呼吸功能训练。

（3）为患者讲解脱机的相关知识，提高患者对疾病的认识。

（4）合理的膳食管理，为患者提供能量及多种营养物质。

（5）加强心理护理，消除顾虑。

（6）正确掌握应用呼吸机的指征。

（7）对部分上机前就考虑到无撤机可能的患者，要严格掌握适应证。

4. 处理措施

（1）加强呼吸肌的功能锻炼。

（1）合理应用 SIMV 和 PVS 模式。

（2）尽量使用间断治疗，缩短呼吸机使用时间。

（3）改善患者营养，保持内环境稳定，恢复中枢及呼吸肌功能。

（4）正确选择好脱机时间，脱机时间应选择在 9：00～11：00 及 15：00～17：00 这个时间段，患者经过充足睡眠后，精力充沛，容易耐受各种刺激；医务人员多在岗容易对各种突发情况，增加患者的信心。

九、腹胀、胃肠胀气

1. 发生原因

多因气囊充气不足，吸入气体可从气囊旁经口鼻逸出，引起吞咽反射亢进，导致胃肠充气。

2. 临床表现

腹胀、胃肠胀气主要因为气管食管瘘，经面罩或口含管人工呼吸而导致。腹胀是由于胃肠道内存在过量的气体，以腹部胀大、嗳气、呕吐、皮色苍黄，甚至脉络暴露、腹痛、腹皮绷紧如鼓为特征。

3. 预防措施

（1）协助患者及时翻身，促进胃肠蠕动，促进患者排气。

（2）加强气管导管护理，及时检查气囊的充气情况。密切观察气管插管或气管套管的位置，如有疑问及时通知医生。

（3）避免进食产气的食物，注意血钾的变化，避免由于低钾引起的腹胀。

(4) 规范鼻饲的操作流程,避免由于护理操作不当引起的腹胀。

4. 处理措施

(1) 去除病因。

(2) 增加翻身次数,促进胃肠蠕动,促进患者排气。

(3) 热敷及按摩腹部,以增进胃肠蠕动,促进排便、排气,减轻腹胀。

(4) 胃肠减压或灌肠。

(5) 必要时遵医嘱给予促进肠蠕动的药物。

十、低血压

在机械通气过程中,某些个体由于有效循环血量不足,肺组织的顺应性差,机械通气的压力过高等原因,可出现低血压。

1. 发生原因

机械通气所形成的气道内正压(以气道平均压为主要指标)经肺组织传送到胸膜腔、肺内血管和心脏,使:① 胸腔内压力增高,外周静脉回流障碍;② 血管床受压,右心后负荷增加;③ 心脏和大血管受压,心脏舒张受限,产生类似心包填塞作用。这些因素以综合作用导致心排血量减少,动脉血压降低,严重时引起心、脑、肾等脏器灌注不足。

患者存在血容量不足和/或心功能不全,机械通气对循环的抑制更为显著。一般认为,正压机械通气对机体的循环功能主要起到抑制作用,引起不良的血流动力学效应。

2. 临床表现

机械通气过程中因胸膜腔内压升高,回心血量减少而导致血压下降。主要表现为胸闷、恶心、心率正常或下降,收缩压为 $80\sim60$ mmHg,表现为气促、烦躁、发绀;收缩压 <40 mmHg 时表现为点头呼吸、昏迷等。

3. 预防措施

(1) 加强心理护理,增加其机械通气的信心。

(2) 密切观察生命体征与神志、面色、尿量等病情变化。

(3) 及时监测中心静脉压(CVP)。

(4) 尽量减少镇静止痛药的剂量。

(5) 调节适当的呼吸比值,控制通气压力。

4. 处理措施

(1) 调节潮气量、吸/呼之比并选用最佳 PEEP。

(2) 适当补充血容量,使静脉回流量增加,恢复正常的心输出量。

(3) 应用增强心肌收缩药物,选用氯化钙、多巴胺、多巴酚丁胺或洋地黄增强心肌收缩力。

(4) 补充血容量,适当调节压力水平。血压下降明显者及时升压、扩容并积极给予静脉营养药物等治疗。

参考文献

［1］ 马晓薇,周文杰,马伟荣.颈脊髓损伤患者术后机械通气时间延长原因分析[J].宁夏医学杂志,2009,31(5)：401-403.

［2］ 于铁强,冯世庆.216例外伤性脊髓损伤住院患者流行病学分析[J].中国骨与关节损伤杂志,2010,25(7)：583-585.

［3］ Brown R, Dimarco A F, Hoit J D, et al. Respiratory dysfunction and management in spinal cord injury[J]. Respir Care, 2006, 51(8)：853-868；discussion 869-870.

［4］ Cardozo C P. Respiratory complications of spinal cord injury[J]. Journal of Spinal Cord Medicine, 2007, 30(4)：307.

［5］ 杨建东,冯新民,蒋百川,等.颈脊髓损伤后外科干预时机的选择[J].中国骨与关节损伤杂志,2010,25(5)：388-390.

［6］ Wing P C. Early acute management in adults with spinal cord injury：A clinical practice guideline for health-care professionals. Journal of Spinal Cord Medicine, 2008, 31(4)：403-479.

［7］ 姜树东,洪毅,李建军.高位颈脊髓损伤后膈神经交叉现象研究进展[J].中华外科杂志,2009,47(22)：1749-1751.

［8］ 康辉,贾连顺,张亮,等.颈椎脊髓损伤患者并发低钠血症的相关因素分析[J].中国骨与关节损伤杂志,2008,23(1)：1-3.

［9］ 叶添文,贾连顺.颈椎脊髓损伤呼吸系统并发症及其处理[J].国际骨科学杂志,2004,25(6)：2493-2494.

［10］ Singh N, Rogers P, Atwood C, et al. Short-course empiric antibiotic therapy for patients, with pulmonary infiltrates in the intensive care unit[J]. Am J Respir Crit Care Med, 2000, 164(1)：505-511.

［11］ 卢中秋,邱俏檬,吴斌,等.纤维支气管镜在严重多发伤并发呼吸衰竭救治中的应用[J].中国急救复苏与灾害医学杂志,2007,2(7)：385-387.

第六章　颈椎脊髓损伤前路手术技术要点及适应证

第一节　背景前言

　　临床中颈椎脊髓损伤多由颈椎骨折脱位引起,而其发病机制多为屈曲—牵张性损伤。屈曲—牵张暴力作用于头颈部可导致椎体骨折脱位,包括椎体屈曲压缩性骨折半脱位、一侧小关节脱位和严重的完全性骨折脱位;椎间盘突出;韧带结构损伤,从而出现不同程度的颈椎脊髓损伤,危害严重。通常这类患者入院后常常先行颅骨牵引,复位不满意者及复位后极不稳定者均需要采用手术治疗[1]。

　　颈椎在整个脊柱中是活动度最大的部分,位于头和躯干之间,周围组织的支持保护较少,颈椎的体积、强度均较其他椎体小,其后方的关节突关节面平坦,稳定性较差,遭受暴力时缺少相应保护机制,容易出现损伤。颈椎根据其解剖特点可以分为:上颈椎(C_1~C_2),下颈椎(C_3~C_7)。按照损伤机制颈椎骨折可以分为:屈曲型骨折、垂直压缩型骨折、过伸型骨折、其他不明机制所致的骨折。颈椎骨折伴椎节失去正常对位关系则称为颈椎骨折脱位,下颈椎骨折脱位比较多见。一旦骨折脱位极易引起颈椎椎管的变位、狭窄,出现椎节移位不稳,易伴发脊髓损伤,严重者可致残甚至丧失生命。颈椎脊髓损伤的治疗方法很多,但基本目的[2]是一致的,即恢复颈椎的解剖序列、高度、生理曲度、充分解除脊髓的压迫,使损伤节段颈椎获得相对坚强的内固定,以利于伤后颈椎的功能恢复。现多主张采用手术治疗颈椎脊髓损伤并取得良好效果。但对于手术治疗选择何种手术入路和方法尚有争议。如何在获得充分减压的同时,获得满意的复位率,一直是临床上研究的热点[3,4]。

　　以往认为在颈椎后结构遭受严重损伤的情况下施行前路手术,将加重前结构的破坏,会进一步加重颈椎的不稳定。随着前路钢板的应用,颈椎的即刻稳定性得以保证,颈前减压、植骨融合加内固定术已广泛应用于颈椎创伤的治疗。前路手术适用于[5]椎体爆裂性骨折、骨折块突入椎管者,特别是脊髓腹侧受压需要减压和主要累及椎体和椎间盘的损伤和前、后纵韧带损伤者。前路手术具有:术中不改变体位、脊髓和神经根减压彻底、椎体融合节段少、术后颈部疼痛发生率低、入路简单、出血少、手术时间短、创伤小、并发症少术后恢复快等优点。

1. 前路椎间盘切除减压单纯髂骨植骨融合术

自 1958 年史密斯(Smith)和鲁宾逊(Robinson)[6]首次报道颈前路减压、植骨融合术后。目前越来越多地被用于颈椎骨折脱位的治疗。减压的目的是恢复神经功能;融合的目的是提供稳定,维持椎间高度,减少脊髓神经的继发损伤。自体三面皮质髂骨是颈椎前路融合的金标准。但取髂骨进行椎间融合,术后需要较长时间的外固定,甚有假关节形成的发生。文献报道颈前路减压植骨融合术后假关节形成率为 $0\sim26\%$[7],假关节的形成是导致日后颈椎不稳和畸形的诱因。植骨块亦有脱落压迫刺激食道或向后移位压迫损伤脊髓的发生。单纯取髂植骨融合常发生植骨块的吸收,甚至骨折以至椎间高度丢失较高。且取髂骨处并发症发生率较高,据报道高达 30%[8]。常见的有血肿、长期疼痛、皮神经损伤、臀上神经损伤导致的感觉障碍、髂骨骨折、深部感染等并发症。

2. 颈前路椎体次全切除减压髂骨植骨融合钢板内固定术

自 1964 年博勒(Bohler)报道[9]了前侧颈椎前路钢板螺钉内固定以来,越来越多的学者认识到植骨块的稳定与其最终融合有密切的关系。继之先后出现了 Orozlo(1970 年)、Caspar(1989 年)、Aebi(1995 年)和 Lowery(1995 年)等各种不同特点的颈椎前路钢板内固定系统。颈前路钢板固定系统种类繁多,各有特点。Caspar[10]等认为凡涉及颈椎椎体部分或次全切且需植骨融合的病例,均为颈前路植骨融合的适应证。Caspar 钢板易被弯曲成适合于脊柱解剖的形状,螺钉能穿透椎体前后皮质增加其把持力。因有在钻孔和放置螺钉时损伤脊髓的危险性和钢板螺钉移位致早期或晚期的软组织损伤的可能性[11],未被广泛使用。1986 年莫尔斯切尔(Morscherl)[12]首次将颈椎带锁钢板应用于颈前路手术。此钢板能有效的防止植骨块移位、滑脱,较好维持颈椎间高度和生理曲度和提高了植骨融合率,并使颈椎获得了即刻稳定性,且螺钉为单皮质螺钉无损伤脊髓的危险,操作简便、安全。1996 年国内由袁文[13]首次报告了采用 AO 颈椎前路带锁钢板重建颈椎即刻稳定性,并被广泛地应用。但仍有不足之处:如螺钉进入椎间隙或钢板偏向一侧,颈椎生理前凸消失,钢板螺钉部分拔出、松动、断裂及出现食管瘘等并发症[14]。

3. 前路椎体次全切除减压钛网植骨钢板内固定术

自 1986 年 Riew[15]首次将椎体减压的碎骨块填充到钛网空腔内替代髂骨植骨块用于胸腰椎前路减压重建术后、1999 年 Majd[16]等报道将此术式应用到颈椎损伤中并取得了良好的疗效。此后有关该术式的报道逐渐增多。此术式应用钛质笼状螺纹融合器内置自体骨替代髂骨进行椎间界面融合技术。生物力学研究发现钛网要比髂骨具有更强的轴向应力负载作用[17]。钛网可有效的嵌入相邻椎体终板,消除微小位移。多孔性结构使钛网内添的骨质与减压槽周围骨壁充分接触,顺利融合,便于长期稳定性的维持。减压处获得的自体骨质直接添入内植物内腔中,无须另外植骨。对融合 3 个以上节段者,难以取得相同大小的髂骨块,而钛网的长度可以任意截取,较为便利。贾连顺、袁文[18]等应用钛网植骨,辅助前路颈椎带锁钢板技术治疗 28 例颈椎患者,随访 $10\sim47$ 个月,术后 3 个月均达到临床愈合,颈椎生理曲度保持良好。但有钛网在术后下沉、塌陷、脱位等并发症的报道[19]。

第二节　颈椎脊髓损伤的治疗原则及治疗现状

一、颈椎脊髓损伤手术的目的

颈椎骨折脱位后病理改变相当复杂,主要表现在:颈椎排列序列异常;颈椎生理弯曲中断、反曲、成角畸形,椎体及椎间高度丢失;椎管容积改变;脊柱生物学稳定功能丧失[20]。上述改变会对椎管内的脊髓产生损伤。脊髓组织病理学改变[21]:早期出现的出血、肿胀、血液循环障碍,随着压迫程度的加重或时间的增加,持续或继发性损害亦随之而来并进行性加重,发展到中、晚期脊髓组织坏死软化、囊性变、纤维化。颈椎骨折脱位对脊髓损伤致伤的外力有两种,一是在受伤的瞬间,骨折移位对神经组织的撞击,对脊髓及神经根造成牵拉或挫伤;二是骨折片、破裂的椎间盘组织、椎管内的血肿对神经组织的持续压迫。前者是瞬间形成的,不可逆的动态损伤,外科复位减压没有确切的意义。后者是持续的压迫,损伤可能可逆,需尽早解除,外科手术是最好的手段。另有部分颈椎骨折脱位患者可以没有脊髓损伤,但因颈椎稳定性丧失,潜在的继发性损害将始终存在,存在迟发性脊髓损伤的可能。对于颈椎骨折脱位手术的目的是尽早通过对骨折的复位、对椎管的减压或扩容来解除对脊髓或神经的压迫,重建脊柱的稳定性,使患者能够早期活动,减少并发症,为神经损伤的修复创造条件[22]。

二、治疗现状

在颈椎内固定广泛采用之前,传统的治疗方法无法重建颈椎的即刻稳定性,带来的后果是已恢复的椎间高度和生理曲度的再丢失,导致颈椎后凸畸形及与损伤椎节邻近节段的继发性退变。自 80 年代起,卡斯帕(Caspar)[10]、库帕(Cooper)[33]、埃布拉海姆(Ebraheim)等一相继报告了采用前路钢板和后路钢板螺钉系统重建颈椎即刻稳定性,对颈椎骨折脱位的治疗取得了令人瞩目的进展。国内于 1996 年由袁文等首次报告了采用AO 颈椎前路带锁钢板重建颈椎即刻稳定性。之后,颈椎内固定已越来越广泛地应用于颈椎创伤的治疗。

三、治疗原则

下颈椎骨折脱位合并颈椎脊髓损伤是临床上常见的创伤,可造成高位截瘫、呼吸衰竭甚至死亡。其特点[23]为:① 颈椎序列紊乱,稳定性严重受到影响;② 椎间盘损伤或突出,导致脊髓受压或脊髓损伤;③ 颈椎椎间高度及生理曲度不同程度丧失。因此,治疗应以恢复颈椎正常排列、彻底减压、恢复椎间高度和生理曲度及重建颈椎即刻稳定性为基本原则。

1. 如何选择正确的手术入路

我们认为决定采用前路或后路手术的因素是多方面的,除了术者技术的熟练程度外,以下几方面可帮助我们正确选择手术入路[24]：① 单节段新鲜骨折脱位,颈椎骨牵引较易复位者选择前路;② 合并有较大的椎间盘突出者禁忌行后路手术;③ 爆裂性椎体骨折,严重成角畸形者,选择前路;④ 有椎板压缩性骨折和关节面骨折,并凸入椎管者选择后路;⑤ 严重骨质疏松患者优先选择后路手术;⑥ 多节段颈椎损伤,颈椎严重不稳者选择后路手术。

2. 前路手术的可行性

下颈椎骨折脱位合并颈脊髓损伤是临床上常见的创伤,尽早复位、神经减压及坚强内固定是目前普遍接受的治疗原则。手术的目的在于充分减压的同时,尽可能地恢复颈椎正常序列,重建颈椎即刻和长期的稳定性,以防止损伤后椎间高度和生理曲度的再丢失,导致颈椎后凸畸形及与损伤椎节邻近节段的继发性退变[25]。

对于下颈椎骨折脱位合并脊髓损伤者,前路手术可以获得较高的复位率,具有后路手术不可替代的优势。我们认为对于以下患者可以优先选择前路手术[26]：① 单节段新鲜骨折脱位,稳定性差,牵引易复位,伴有神经功能障碍;② 爆裂性椎体骨折,严重成角畸形者;③ 压迫源于脊髓前方的下颈椎骨折脱位;④ 排除严重的骨质疏松症(图 6-1,图 6-2,图 6-3)。

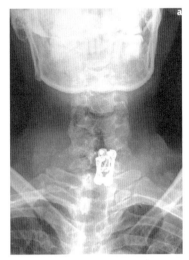

图 6-1 颈椎前路减压复位术后 X 线片

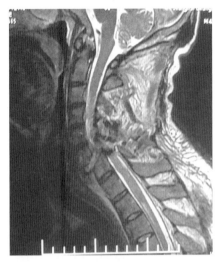

图 6-2 颈椎脊髓外伤患者术前 MRI

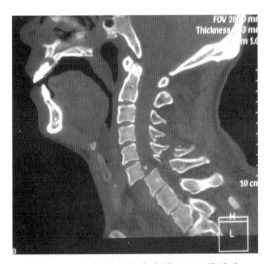

图 6-3 颈椎脊髓外伤术前 CT 二维重建

3. 前路减压、植骨融合内固定手术的适应证

颈前路减压植骨拥有良好的生物力学特性,符合三柱稳定原则。自卡斯帕(Caspar)[10]等报告了采用前路钢板系统重建颈椎稳定性后,现其已广泛应用于临床,且

疗效肯定。由于下颈椎骨折脱位合并脊髓损伤的压迫大多来自脊髓前方,因此前路减压更为直接,能有效地扩大椎管容积,为神经功能恢复提供了必要的条件。而且前路手术可以恢复颈椎的正常排列及正常的椎间高度和生理曲度,融合节段少,术后颈痛发生率低,对颈椎活动影响较小。因此,对于颈椎骨折脱位首选前路手术减压及内固定术。也有学者[27]认为虽然前路手术在治疗下颈椎骨折脱位方面有诸多优势,并不能完全取代后路手术。对于合并椎板骨折片或黄韧带突向椎管内或合并后部结构严重撕裂的,后路减压手术不失为一个很好的选择。对于任何屈曲型颈椎损伤,后路内固定在生物力学上优于前路内固定,尤其对骨质疏松患者。对有以下指征者应倾向于前路减压手术:① 单节段新鲜骨折脱位,稳定性差,伴有神经功能障碍;② 爆裂性椎体骨折,严重成角畸形;③ 压迫源自脊髓前方的下颈椎骨折脱位;④ 排除严重的骨质疏松症。

前路手术的适应证包括[28]:① 主要累及椎体和椎间盘的损伤;② 后纵韧带断裂伴有椎间盘突出、椎体后缘骨折;③ 三柱损伤、无后路致压物、颈椎严重不稳者;④ 其他以后结构损伤为主的颈椎损伤,但不是绝对适应证。

对于颈前路手术的适应证,笔者认为[29]颈椎骨折合并脊髓损伤的患者,确诊有椎体骨折块或椎间盘碎片突入椎管内致脊髓受压者;颈椎骨折有成角畸形致脊髓受压者;颈椎爆裂型骨折致椎管狭窄者;颈椎骨折合并有脱位,关节交锁不严重,骨牵引容易复位者均视为前路手术适应证(图6-4,图6-5,图6-6,图6-7)。

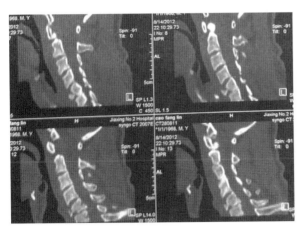

图6-4　颈椎脊髓损伤术前CT

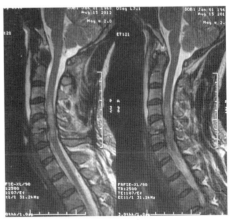

图6-5　颈椎脊髓损伤术前MRI

4. 手术时机的选择

急性脊髓压迫的病理结果是脊髓灰质的早期血管改变在创伤后几小时内发生,5 d后出现灰质的不可逆坏死,脊髓白质在7 d出现病理改变,这一结果提示早期手术减压有利于神经功能的恢复。但临床上目前还存在争议,一种认为早期手术神经损害的危险性增加,早期手术与神经恢复程度无相关关系,建议1周后手术;另一种认为早期手术可减少病椎继续滑移不稳,减少加重脊髓损伤的可能性;尽早恢复椎管解剖径,缩短可复性神经

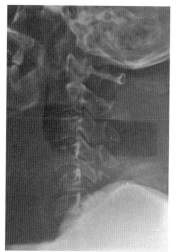
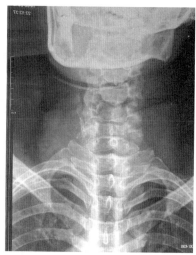

图 6-6　术前颈椎正侧位片

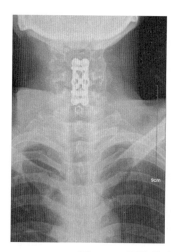
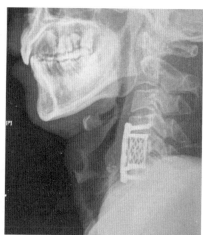

图 6-7　颈椎前路椎体次全切除术后 X 线片

损伤的恢复部分遭受压迫的时间,没有增加脊髓损伤及其他并发症;还可提供早期活动及早期康复,有利于神经功能的恢复[30]。卡库拉斯(Kakulas)[48]研究表明:在脊髓伤后6 h,灰质中神经细胞就已经开始退变、坏死,24 h 白质也开始坏死。因此,只有早期手术治疗,解除压迫和重建颈椎的稳定性,才能缩短颈脊髓受压的时间,改善血液循环,为促进脊髓功能恢复创造条件,目前多数学者主张早期手术。贾连顺认为,颈椎骨折脱位手术选择的时间非常重要,前路减压越早越好,应尽可能在发现压迫的 3 d 内手术。从临床疗效看,脊髓功能的恢复和改善除与脊髓损伤程度有关外,其关键还在于彻底减压,去除脊髓的致压因素。罗森费尔德(Rosenfeld)[29]等认为对于急性颈脊髓损伤,在伤后72 h 内行减压和固定不仅可以促进神经系统功能尽快恢复,还可以减少相应的并发症。但是往往由于患者就诊时间的延误以及住院后合并肺部及泌尿系感染,手术难以在48~72 h 内完成[31]。下颈椎骨折脱位合并颈髓损伤因肋间肌、腹肌受累,极易并发肺部及泌尿系感染,往往会影响对手术时机的把握。大部分患者选择在伤后1周、情况稳定后行手术治疗。

脊髓损伤的手术时机原则上是越早越有利于神经功能恢复但是也不能太早。我们多数病例在伤后7 d手术。由于许多病例就诊较晚,加之颈椎损伤后常合并有其他部位的损伤或严重的并发症,以致多数病例丧失最佳手术时机,神经功能的恢复除脊髓原始损伤的程度外,手术时机的掌握也直接关系到神经功能的恢复,说明手术越早去除脊髓致压因素,神经功能恢复越快,越完善[32]。

对于颈椎脊髓损伤患者受伤后应积极对症支持治疗,预防肺部感染、泌尿系感染、消化道应激性溃疡及褥疮的发生。行胸部X线片检查、血常规、血气分析、尿常规,排除上述并发症后应争取在伤后48～72 h内完成手术。若已错过最佳手术时机,则应在伤后1周、病情平稳后再行手术治疗。

5. 手术入路的选择[43～46]

对于严重的下颈椎骨折脱位导致的颈椎脊髓损伤,手术的根本目的在于恢复颈椎的正常排列和重建颈椎的稳定性,应遵循直接切除致压物和恢复重建颈椎力学功能为基本原则。因此,手术途径的选择不外乎前路手术、后路手术或前后路联合手术。依据其治疗原则,我们认为前路手术应为首选,因为前路手术有如下优点[33]:① 体位改变少,特别对于新鲜的骨折脱位来说,减少体位的改变可降低由此而产生的继发性损伤;② 前路手术易于处理椎间盘、椎体后缘对脊髓的压迫,获得直接、彻底的减压效果;③ 前路手术可恢复颈椎的正常排列及正常的椎间高度和生理曲度,这一点对严重的下颈椎骨折脱位来说尤为重要,不仅恢复了颈椎椎管的有效容量,而且对于防止日后相邻节段的继发性退变也有着极其重要的作用;④ 前路钢板固定可重建颈椎的即刻稳定性,有利于患者的早期康复训练(图6-8,图6-9,图6-10,图6-11)。

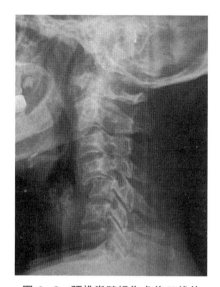

图6-8　颈椎脊髓损伤术前X线片

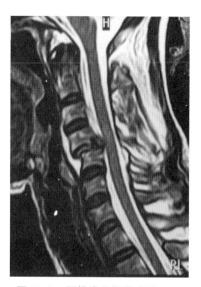

图6-9　颈椎脊髓损伤术前MRI

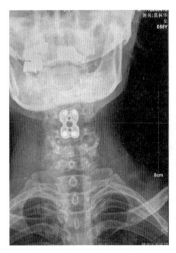 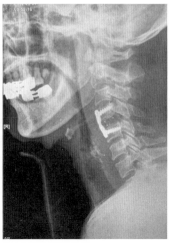 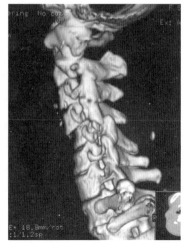

图 6-10　颈椎前路减压复位术后 X 线片　　　　图 6-11　颈椎脊髓损伤术前 CT

　　后路手术对新鲜的下颈椎骨折脱位关节突关节的复位是极有价值的,后路钉棒系统内固定使颈椎能获得即刻稳定的效果也早已被公认,既往多数医师认为:颈椎骨折脱位,小关节突交锁常见,前路手术复位难度较大,主张选择后路手术。但后路手术的缺陷在于无法行椎管探查,且因椎间盘损伤后,退变加重,有出现后凸畸形的可能。而且严重的下颈椎骨折脱位大多合并椎间盘损伤或突出,这在后路手术中是难以解决的,而且,随着骨折脱位的复位,损伤或突出的椎间盘又会进一步突向椎管内,造成神经损伤的加重。埃斯克丝诺恩特(Eisxnont)等报告 6 例伴有椎间盘突出的颈椎骨折脱位行后路复位后,3 例出现神经症状加重[47~49]。因此,若选择后路手术,在术前必须行 MRI 检查,确定没有合并椎间盘损伤或突出,否则就应首选前路手术。此外,后路手术难以获得理想的椎间高度重建,手术创伤大,融合范围广,影响颈部活动功能等,也是限制其广泛开展的因素前后路联合手术并不常用,只有合并椎板骨折片或黄韧带突向椎管内,或合并后结构严重撕裂时,在完成前路稳定手术的前提下,可考虑同时再行后路手术。袁文[37]等认为,颈椎骨折脱位前柱损伤发生在椎间盘水平,导致椎间盘破裂,颈椎脱位复位后,关节突关系恢复正常,但前柱椎间盘的损伤不能恢复,因此前路手术在处理颈椎骨折脱位中为首选。里佐多(Rizzodo)认为,在屈曲型损伤患者中,椎间盘损伤占 100%,在行后路手术时,随着骨折脱位的复位,损伤或突出的椎间盘又会进一步突向椎管,可造成神经损害加重[34]。选择采用前路手术、后路手术或前后路手术,除了术者技术的熟练程度外,以下几方面可帮助我们正确选择手术入路:① 合并有较大的椎间盘突出者宜前路手术;② 爆裂性椎体骨折、严重成角畸形者应选择前路手术;③ 有椎板压缩性骨折和关节面骨折并凸入椎管者选择后路手术;④ 关节突关节脱位牵引复位困难、关节突关节交锁应选后路手术;⑤ 严重骨质疏松患者优先选择后路手术;⑥ 多节段颈椎损伤、颈椎严重不稳者选择后路手术[35]。还需要考虑合并伤,部分患者由于合并伤限制了其手术体位,另外要考虑经济问题,部分拟分期前后路手术患者单纯前路或后路固定后效果可以接受,考虑经济问题放弃了二期手术。总之手术入路的选择影响因素是多方面的,应从每个患者的具体病情、个人情况、要求等综合考虑。

6. 手术入路及方法

史密斯(Smith)和罗宾逊(Robinson)[6]于1955年第一次描述了颈椎前路切除和融合手术,半个过世纪以来前路手术广泛用于颈椎的治疗,Smith-Robinson入路已经成为颈前手术的标准入路。后路手术始于18世纪90年代,最先应用棘突钢丝捆扎治疗颈椎骨折,颈椎侧块或椎弓根钉—板、钉-棒系统固定技术则是较新的手术方法,根据体外生物力学试验,发现后路内固定方法比前路内固定方法更好的屈伸及旋转稳定性,更符合人体生物力学。而前路手术入路较为简便,肌肉剥离较少,解剖、置钉相对容易,可以直接对前柱进行重建,且患者对该手术的耐受性更好。累及颈椎前、中、后柱的骨折脱位并广泛韧带结构断裂,单纯前路减压复位固定或后路复位固定均无法同时重建后结构及前柱的稳定性。对伴有小关节绞锁者,前路复位亦相当困难。后入路手术复位固定较方便,但不能解除来自前方的椎间盘和骨性致压物的压迫。而颈椎前后路一期或二期联合手术则可达到复位、减压、固定融合并重建足够的颈椎前、后部结构之稳定性。一般情况下,如果压迫来自脊髓前方,如有急性的椎间盘突出或椎体爆裂性骨折块侵入椎管内,压迫脊髓需前路手术;发生椎板骨折内陷压迫脊髓、关节突骨折致神经根损伤、关节突关节绞锁、创伤性节段不稳定伴发育性椎管狭窄及不能闭合复位的小关节脱位需要后路手术复位;爆裂型椎体骨折常常需要前路手术减压;而对于前、后柱都有损伤的患者,可以一期或二期行前后路联合手术。对有椎间盘突出或椎体爆裂性骨折块侵入椎管内,后路手术需切除棘突、椎板显露脊髓和神经根,牵拉脊髓和神经根再取出前方致压物,这样会使破坏后柱人为造成三柱破坏,后路固定装置通过中柱达到前柱达到短期稳定;但是中柱及后柱的固定装置势必应力集中,长期将会使中柱、后柱失去稳定性,对整个脊柱的稳定性产生破坏。另外,神经根和脊髓接近垂直方向走行,在牵拉脊髓、神经根的同时势必造成医源性脊髓损伤,加重患者病情。同样对中后柱损伤压迫、关节突关节交锁,关节脱位前路手术很难达到损伤位置、复位操作困难,后路可以直接到达损伤部位、直视下去除致压物减复位压。对于严重的下颈椎骨折单独的前路、后路往往不能达到减压、复位、内固定,前后路联合手术是理论上较好的处理方法。但是怀斯曼(Wiseman)等认为前后路手术很少有必要进行,随着前后路器械的发展,单纯前路、后路也可以达到较好的效果。影像学检查后可明确部分患者采用何种入路,但是对于一些骨折脱位的患者,如小关节脱位已经通过闭合牵引复位,爆裂骨折、压缩性骨折没有导致脊髓的压迫、韧带损伤导致的脊柱不稳定,此时对于采用何种手术入路没有明确的指征。Brodke[1]等对这一类没有明确前路、后路指征随机采取前路或后路手术,结果显示这两种入路手术的患者在神经功能改善、骨融合率、术后疼痛、并发症上面没有统计学差异。

颈椎骨折脱位治疗方法较多,手术治疗目的是恢复颈椎生理解剖序列,彻底解除颈脊髓的压迫,使损伤节段获得相对坚强的固定,以利于早期功能恢复及护理。手术包括:

① 骨折脱位的复位矫形：恢复脊柱正常的力线、损伤椎体的高度及椎管的管径。首先可行牵引，经牵引将压缩的椎体撑开，并由完整的前、后纵韧带将移位的骨片牵拉达到复位或初步复位；然后可在术中进一步复位矫形；② 减压扩容：骨折移位、碎骨块、破裂的椎间盘可以直接压迫脊髓，而皱褶的黄韧带与急速形成的血肿也可以压迫脊髓，造成脊髓的缺血、神经细胞变性。及时去除压迫后脊髓的功能可望部分或全部恢复；如果压迫时间过久，脊髓因血液循环障碍而发生软化、萎缩或瘢痕形成，则神经损伤难以恢复。减压的方式有前路和后路，可以去除致压物，后路扩大容积相当于间接减压；③ 固定：脊椎骨折通过内固定可以使融合节段获得即刻的稳定，为脊髓损伤的恢复提供稳定、宽松的环境；④ 植骨融合：无论多么坚强的内固定只作为矫形固定的临时措施，想要获得损伤部位的永久性稳定与矫形，只有靠植骨融合。以上 4 个步骤对脊柱损伤患者缺一不可，否则难以获得满意的治疗效果[37]。

所有患者术前均行小重量(2～4 kg)颅骨牵引。平均牵引 3.5 d。采用气管内插管全身麻醉。仰卧位，肩背部垫高，颈部略过伸，颈部略伸展，继续维持颅骨牵引，以保证术中椎体的稳定性，尤其是变换体位时，维持颈椎的稳定性(图 6 - 12)。

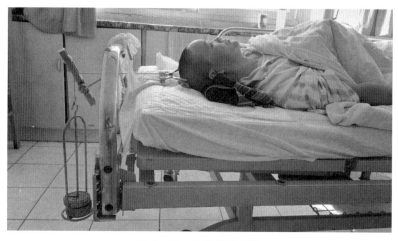

图 6 - 12 床旁颅骨牵引

前路手术：① 体位：气管内插管全身麻醉，颅骨牵引下，取仰卧位，肩部下方垫软枕，颈部轻度伸展位(图 6 - 13)；② 切口与显露：采用右侧颈前横切口或斜切口，一般固定节段较少的采用横切口，固定节段较多采用沿胸锁乳突肌内缘的斜切口。根据病变所在的节段选在高低不同水平的切口。C 臂 X 线机透视，确认脱位之椎体。拉钩保护好颈血管鞘及气管食管；③ 减压：在与其相邻的上下椎体正中先打入椎体牵开器螺钉，对术前未复位的病例按奥多内兹(Odonez)方法将撑开器钉呈内聚 10°～20°角插入椎体，Caspar 椎体撑开器连接后使椎节间轻度屈曲。借助撑开器适当用力撑开，达到使交锁的小关节突分开复位的目的。连接 Caspar 椎体牵开器，适当调节其张力，使得脱位椎节之椎间隙略张开。c 臂透视下确定脱位复位情况，如复位不满意，可将小刮匙置于椎体后缘撬拨下位椎体上缘,进行复位。如为单侧小关节交锁者,常伴有旋转脱位,将椎体撑开器钉与冠状面呈一定角度置入,借助椎体间的错位效果,在复位时进行旋转复位。椎间盘切除减压:对于骨折脱位无明显压缩、椎间盘破裂脱出行骨折节段椎间盘切除减压。一般在骨折或脱位的椎间隙进行。椎体次全切除减压:根据术前检查,对爆裂型骨折或骨折脱位伴明显压缩性骨折行椎体次全切除减压(图6-14)。先切除与脱位椎体相邻的上下椎间盘,随后两侧颈长肌内侧缘为界用咬骨钳将脱位之椎体大部切除,直至椎体后缘,并逐渐调节牵开器张力,使脱位之关节突关节进一步达到复位,最后用高速微型电钻及长喙状冲击式咬骨钳将椎体后缘骨皮质及邻近两椎间盘彻底切除,减压至后纵韧带或硬脊膜。如椎体出血较多可用骨蜡止血。磨钻切除的过程中连续生理盐水冲洗,以降低局部温度;④ 复位:减压完成后,加大牵引力复位。如达不到复位,可直视下以骨膜剥离器撬拨复位;⑤ 植骨融合:根据椎间隙或骨槽的大小,行髂前取骨术,取自体髂骨三面皮质骨骨块,休整成略长于椎间隙或骨槽的高度。加大牵引力,或椎体间撑开,将植骨块嵌入椎间隙或骨槽内,直至与其他椎体表面相平;⑥ 内固定:植骨融合后均用颈椎前路钢板螺丝钉内固定,固定的节段包括伤椎及其邻近的椎体。

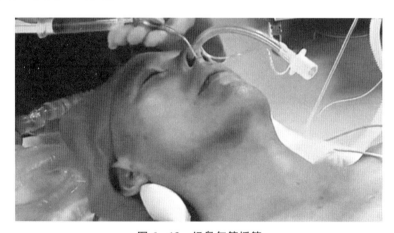

图6-13 经鼻气管插管

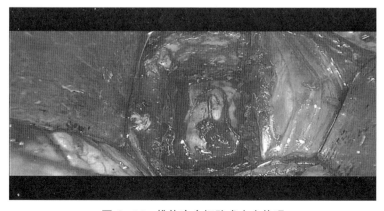

图6-14 椎体次全切除术中大体观

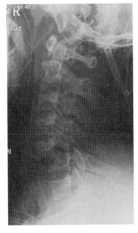

图 6 - 15　颈椎骨折脱位
术前 X 线片

7. 前路椎体次全切除术的选择

对于某些严重脱位且合并关节突绞锁的患者单纯通过前路椎体间撑开，很难获得满意的复位效果，尤其是复位后仍存在骨折块压迫脊髓者。椎体次全切除是一种可选的治疗手段，能够有效恢复颈椎正常序列和椎管容积，保持曲度，重建颈椎稳定性。对于存在下列指征者，可选择椎体次全切除术：① 椎体爆裂骨折者；② 椎体复位欠满意，椎管仍存在狭窄者；③ 陈旧性颈椎骨折脱位者。另外，屈曲一牵张性骨折几乎都是上位椎体前滑脱，术中往往针对下位椎体进行次全切除，以恢复椎管的容积（图 6 - 15，图 6 - 16，图 6 - 17，图 6 - 18）。

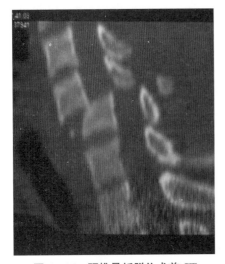

图 6 - 16　颈椎骨折脱位术前 CT

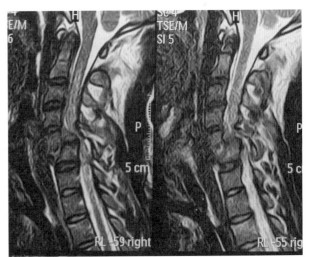

图 6 - 17　颈椎骨折脱位伴脊髓损伤术前 MRI

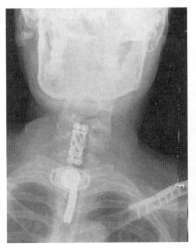

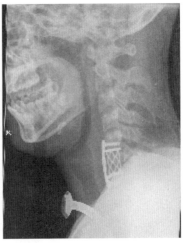

图 6 - 18　颈椎前路椎体次全切除术后 X 线片

8. 术前牵引复位的意义及术中复位技巧

术前牵引复位的意义及术中复位技巧。术前牵引治疗,可以达到制动颈椎,对脱位进行复位,减轻脊髓压迫,有如下优点:① 牵引对脊髓神经有一定的减压作用;② 在不加重神经损害的情况下对合并伤进行有效治疗。同时早期大剂量甲泼尼龙冲击治疗,可以促进脊神经功能的恢复。目前大多数医生认为,于伤后 8 h 内运用甲泼尼龙冲击治疗,可明显改善完全与不完全脊髓损伤患者的神经恢复;③ 增加术中复位的可能性。于泽生等认为对于颈椎双侧关节突绞锁的病例可首选颅骨快速牵引闭合复位,成功率 85.7%。有学者认为牵引可加重韧带损伤,并因直接牵拉损伤脊髓而加重神经症状。而 Mark 等报道行牵引复位其暂时性神经症状加重发生率为 2%~4%,长久恶化者<1%。我们认为术前牵引复位对后期神经功能恢复有帮助作用。在运用这一技术时,只要充分理解损伤脱位的机制,掌握复位的技巧,复位的成功率是高的。撑开器钉呈内聚 10°~20°。置入椎体,台下助手牵引头部使颈部屈曲,术者借助撑开器作椎体间撑开,使绞锁的小关节分离而复位。必要时,用刮匙撬拨下位椎体后上缘,利用杠杆力臂下压上位椎体前下缘,可加强复位效果。单侧小关节交锁者,使撑开器钉与冠状面呈一定角度,借助椎体间的错位效果,在复位时同期完成旋转复位[38]。

9. 围术期处理

术前处理:患者入院前或入院后均颈围固定,于伤后 8 h 内入院的应用大剂量甲泼尼龙(30 mg/kg 体重)静滴,15 min 内滴完,45 min 后再按照 5.4 mg/(kg·h)维持 23 h。行颈围固定或颌枕带牵引,颈椎 X 线正、侧位片,CT,MRI 检查后行颅骨牵引,牵引重量(2~6 kg)。处理合并损伤,并给予脱水、神经营养剂等对症治疗。

术后处理:常规放置引流管引流,术后 24~48 h 拔除引流管。术后常规应用抗生素、地塞米松、脱水剂和(或)神经营养剂 3~5 d,前路手术常规行雾化吸入 3 d。术后 24 h 不完全性截瘫患者可在颈托保护下起床活动,完全性截瘫患者可靠起或定时翻身以预防并发症。常规行 X 线片了解骨折脱位复位及内置物位置情况。术后 7~10 d 行高压氧治疗 1~2 个疗程。术后 3 个月内患者坐立和下床活动时常规佩戴颈围。下颈椎骨折脱位的早期治疗原则是尽早复位、神经减压和坚强内固定。手术的根本目的在于恢复颈椎的正常排列和重建颈椎的稳定性,根据颈椎损伤的类型采取合适的手术入路是手术成功的关键[39]。

10. 单纯前路手术的优点及不足

前路手术不仅创伤小,出血少,暴露简单。还可以很好地恢复颈椎正常序列及椎间高度和生理曲度,而且前路重建符合极简原则,融合率高,融合节段少,术后轴性症状发生率低,对颈椎活动影响较小。同时避免了前路手术在体位变换过程中可能导致的二次脊髓损伤。因此对于下颈椎骨折脱位伴颈椎脊髓损伤,首选前路手术减压及内固定。下颈椎骨折脱位大多合并椎间盘损伤或突出,对脊髓的致压物主要来自脊髓的前方,因此前路手术能够直接减压,充分解除脊髓的压迫,恢复颈椎椎管的有效容量,为神经功能恢复提供条件,可有效避免后路复位过程中可能造成的脊髓受压加重[40]。

虽然前路手术术中减压充分,能够即刻重建颈椎的稳定性,有利于患者的早期康复,但是并不能完全取代后路手术。若术前影像学提示存在绞锁的关节突骨折或者伴有前后复合体损伤,牵引和术中的椎体间撑开无法通过椎体韧带和复合体进行复位。因此,术前应对影像学资料进行仔细的评估,对于双侧关节突绞锁合并关节突骨折或者复合体损伤者,前路手术无法获得很好的复位,需通过后路关节突的"解锁"方可获得有效的复位。我们认为下列情况可能需要前一后一前路手术:① 绞锁的关节突骨折者;② 伴有前后复合体损伤者;③ 陈旧性骨折脱位者。

一般认为前路手术较后路有以下优点:① 体位改变少,减少体位变动造成的脊髓进一步损伤;② 对于来自脊髓前方凸入椎管的椎间盘、椎体后缘造成的压力,可进行直接、彻底地减压;③ 前路手术可恢复颈椎正常的椎间高度和生理曲度,且融合节段少,术后颈痛发生率低,颈椎活动影响较小;④ 前路手术入路简单、出血少、手术时间短,术后恢复快,有利于患者的早期康复训练。前路手术也有其缺点,其并发症较多[41]:全身麻醉插管时可能使颈椎过伸造成患者损伤加重;使用拉钩时用力过大,以免造成喉返神经、食管牵拉伤;颈深部血肿形成而压迫气管,影响呼吸功能,造成上呼吸道阻塞等。

11. 单纯前路手术的并发症及术中注意事项

部分颈椎前路术后,患者发生声音嘶哑,考虑术中喉返神经牵拉所致,术后给予营养神经及对症治疗后,症状可缓解。部分颈椎前路术后,出现咽喉疼痛,考虑主要和术前没有进行适当的气管推移训练有关,经雾化吸入对症治疗后大部分可痊愈。这提示我们在颈椎手术中应尽量的操作轻柔,尤其是在复位的过程中,更应避免暴力操作。术前应进行正规的术前指导,气管推移,肺功能锻炼等训练应是必不可少的,从而尽量减少术后的并发症。大部分的病例报道中,几乎未出现神经症状加重、大血管损伤或者气管食管瘘等严重不良事件的发生。对于脱位严重,单纯前路无法复位而行后路"解锁"的患者,术中应维持颅骨牵引,避免在体位的变化过程中再次损伤脊髓。复位过程应轻柔,不建议采用骨膜剥离子器械进行撬拨,暴力复位。对于复位不理想和椎管内残存骨折块的患者,建议行椎体次全切除术,以获得彻底的减压。

总之,对于下颈椎骨折脱位脊髓损伤,术前应仔细评估患者的影像学资料,明确是否存在关节突骨折或者前后复合体损伤,此时,通过牵引无法获得满意的复位。甚至需要前一后一前路联合手术才能达到满意的复位。而对于新鲜爆裂骨折,不合并关节突骨折和前后复合体损伤者,前路手术治疗可获得满意的复位率,不仅使损伤节段获得了即刻的稳定和重建,而且可防止继发性脊髓损伤,改善脊髓的功能状况。是治疗下颈椎骨折脱位并脊髓损伤的简单、有效方法[42]。

前路手术治疗严重下颈椎骨折脱位是一高难度、高风险的复杂操作,因此,围手术期管理显得尤为重要。充分的术前准备和良好的术后护理是保证手术成功的关键之一。对新鲜的颈椎骨折脱位来说,颅骨牵引的作用也是不容忽视的,牵引不但可防止继发性脊髓损伤,而且有利于术中复位。Caspar 椎体牵开器对颈椎骨折脱位的复位起着决定性的作用,操作中应注意边减压、边牵开,大多可获得满意复位。

参考文献

[1] Brodke D S, Anderson P A, Newell, et al. Comparison of anterior and posterior approaches in cervical spinal cordinjuries [J]. J Spinal Disord Tech, 2003, 16(3): 229 - 235.

[2] Coelho D G, Brasil A V, Ferreira N P. Risk factors of neurological lesions in low cervical spine fractures and dislocations[J]. ArqNeuropsiquiatr, 2000, 58(4): 1030 - 1034.

[3] 赵剑,刘瑶,潘丞中,等.颈椎屈曲牵张性损伤的前路手术复位与固定[J].中华创伤骨科杂志,2004,6(11): 1214 - 1217.

[4] 金大地,鲁凯伍,王吉兴,等.下颈椎骨折脱位合并脊髓损伤的外科手术入路选择[J].中华外科杂志,2004,42(21): 1303 - 1306.

[5] 廖兴华,肖刚,罗玉琛等.陈旧性下颈椎骨折脱位的手术治疗[J].实用骨科杂志 2004,11(1): 1 - 4.

[6] 彭新生,陈立言,等.新脊椎外科手术剖析[M].广州：广东科技出版社,2007: 75 - 80.

[7] Farey I D, McAfee P C, Davis R F, et al. Pseudarthrosis of the cervical spine after anterior arthrodesis. Treatment by posterior nerve-root decompression, stabilization, and arthrodesis [J]. J Bone Joint Surg Am, 1990, 72(8): 1171 - 1177.

[8] Bohler E. Anterior locking screw plate fixation for cervical spondylosis[J]. Am J Orthop, 1964, 31(1): 27 - 30.

[9] Caspar W, Barbier D D, Klara P M. Anterior cervical fusion and Casparp late stabilization for cervical trauma [J]. Neurosurgery, 1989, 25(4): 491 - 502.

[10] Rhee J M, Riew K D. Dynamic anterior cervical plates [J]. J Am Acad Orthop Surg, 2007, 15 (11): 640 - 664.

[11] Morscher E, SuRer F, Jenny H, et al. Anterior plating of the cervical spine with the hollow screw — plate system of titanium [J]. Chirurg, 1986, 57(11): 702 - 707.

[12] 袁文,贾连顺,戴力扬. AO 纯钛带锁钢板在颈椎前路固定的初步报告[J]. 中国脊柱脊髓杂志,1996,6(4): 161 - 163.

[13] Brodke D S, Anderson P A, Newell D W, et al. Comparison of anterior and posterior approaches in cervical spinal cord injuries[J]. J Spinal Disord Tech, 2003, 16(3): 229 - 235.

[14] Riew K D, Thee J M. The use of titanium mesh cages in the cervical spine[J]. Clin Orthop, 1986, 26(11):122 - 125.

[15] Majd ME, Vadhva M, Holt R T. Anterior cervical reconstruction suing titamium cages with anterior plating spine[J],1999, 24: 1604 - 1610.

[16] 张佐伦,孙建民,袁泽农.实用脊椎外科学[M].济南：山东科技出版社,2006,80 - 85.

[17] 贾连顺,袁文.颈椎外科学[M],北京：人民卫生出版社,2009,662.

[18] Lambiris E, Zouboulis P, rryllianakis m, et al. Anteriorsurgery for unstable lower cervical spine injuries[J]. Clin Orthop Relat Res, 2003, 411: 61 - 69.

[19] Doran S E, Papadopoulos S M, Ducker T B, et al. Magnetic resonance in aging documentation of coexistent traumatic locked facets of the cervical spine and disc herniation[J]. J Neurosurg, 1993, 79(3): 341 - 345.

[20] Nakashima H, Yukawa Y, Keigo I, et al. Posterior approach for cervical fracture-dislocations with traumatic disc herniation[J]. Eur Spine J, 2011, 20(3): 387 - 394.

[21] 郝定均,贺宝荣,许正伟,等.下颈椎骨折脱位并关节突交锁的手术方式选择[J].中华创伤杂志, 2010,26(8)：687-690.

[22] 贺宝荣,许正伟,郝定均,等.下颈椎骨折脱位并脊髓损伤的前路手术治疗[J].中国脊柱脊髓杂 志,2013,23(7)：606-609.

[23] Kwon B K, Beiner J, Grauer J N, et al. Anterior posterior operative reduction of cervical spine dislocation：techniques and literature review[J]. Cur OpininOrthop, 2003, 14：193-199.

[24] 金大地,鲁凯伍,王吉兴,等.下颈椎骨折脱位合并脊髓损伤的外科手术入路选择[J].中华外科杂 志,2004,42(21)：1303-1306.

[25] 袁文,贾连顺,陈德玉,等.前路手术治疗严重下颈椎骨折脱位[J].中国脊柱脊髓杂志,2001,11 (1)：23-25.

[26] 陈孜,肖光第,汤押庚.颈前路带锁钢板联合钛网植骨治疗多节段颈椎损伤[J].中华创伤骨科杂 志,2005,7(11)：1097-1098.

[27] Caspar W, Barbier D D, Klara P M. Anterior cervical fusion and Caspar plate stabilization for cervical trauma[J]. Neurosurgery, 1989, 25(4)：491-502.

[28] Rosenfeld J F, Vaccaro A R, Albea T J, et al. The benefits of early decompression in cervical spinal cord injury [J]. Am J Orthop, 1998, 27(1)：23-28.

[29] 郝定均,贺宝荣,许正伟.下颈椎骨折脱位并脊髓损伤的前路手术治疗[J].脊柱外科杂志,2009 (5)：266-268.

[30] 袁文,贾连顺,陈德玉,等.钛质网笼植骨及带锁钢板固定在颈椎前路手术中的应用[J].上海医 学,1999,22(3)：140-142.

[31] 袁文,贾连顺,戴力扬,等.AO纯钛带锁钢板在颈椎前路固定的初步报告[J].中国脊柱脊髓杂志, 1996,6(4)：161-163.

[32] Cooper P R, Cohen A, Rossiello A, et al. Posterior stabilization of cervical spine fractures and subluxations using plates and screws[J]. Neurosurg, 1988, 23, 300-306.

[33] Ebrahelm N A, An H S, Jack W T, et al. lnternal fixation of the unstable cervical spine using posterior Roy Camille plates：preliminary report[J]. JOrthop Trauma, 1989, 3：23-28.

[34] Eismont F J, Arena M J, Green B A, Extrusion of an intervertebral disc associated with traumatic subluxation or disloation of cervical facets[J]. J Bone Joint Surg Am, 1991, 73：1555-1560.

[35] Tribus C B, Cervical disk herniation in association with traumatic facet dislocatlon[J]. Techniques in Orthopaedics, 1994, 9：5-7.

[36] 袁文,贾连顺,陈德玉,等.前路手术治疗严重下颈椎骨折脱位[J].中国脊柱脊髓杂志,2001,11 (1)：23-25.

[37] 赵定麟,脊柱外科学[M].上海：上海科学技术文献出版社,1996：282.

[38] Koivikko M P, Myllynen P, Santavirta S. Fracture dislocations of the cervical spine：a review of 106 conservatively and operatively treated patients. Eur Spine J 2004, 13：610-616.

[39] 李建军,周红俊,孙迎春,等.脊髓损伤神经学分类国际标准(第6版,2006)[J].中国康复理论与实 践,2008,14(7)：693-698.

[40] 冷明昊,肖晶,何祥春.下颈椎骨折脱位合并脊髓损伤的手术入路选择[J].中国中医药咨讯, 2011.3(3)：48-50.

[41] 刘百峰,徐盛明,袁文.颈前路重建下颈椎稳定性的基础与临床研究进展[J],国外医学骨科学分 册,2004,25(6)：339-340.

[42] Levi L, Wolf A, Rigamonti D, et al. Anterior decompression in cervica I spine trauma：Does the timing of surgery affect the outcome? [J]. Neuro surgery, 1991, 29(2)：216-222.

[43] Torg J S, Thibauh L, Sennett B, et al. The pathomechanics and pathophysiology of cervical

spinal-cord injury[J]. Clinical Orthopaedics and Related Research，1995，321：259－269.

［44］　冯耀忠,陈永辉,石新成.下颈椎骨折脱位合并脊髓损伤的前路手术[J].医学信息：内、外科版，2009,22(4)：370－371.

［45］　王岩.坎贝尔骨科手术学.第11版[M].北京：人民军医出版社,2009：1397－1398.

［46］　Ordonez B J，Benzel E C，Nadefi S，et al. Cervical facet dislocation：techniques for ventral reduction and stabilization[J]. J Neurosurg Spine，2000，92：18－23.

［47］　Kakulas B A. The applied neuropathology of human spinal cord injury[J]. Spinal Cord，1999，37(2)：79－88.

［48］　梁正忠.陈在飞,等.下颈椎骨折脱位并颈脊髓损伤早期前路手术治疗效果分析[J].中国实用医药,2013(11)：62－63.

第七章 颈椎脊髓损伤后路手术技术要点及适应证

第一节 背 景 前 言

颈椎脊髓损伤是常见的脊柱创伤,特别是重度颈椎脊髓损伤可导致患者瘫痪甚至死亡,是临床治疗的难题之一[1~3]。近年来,国内外学者报道了一系列对此类损伤的临床治疗经验,术式选择、手术时机及相关预后因素都是临床医师需要进一步有效解决的问题[4]。国外有研究报道,伤后 8 h 手术治疗的预后和神经功能恢复要显著优于伤后 48 h[5,6],此结论也得到国内学者认可,但对手术入路的选择仍未达成共识[6,7]。针对同一患者,不同的医师可能选择不同的手术方式,如果单纯从稳定和神经减压角度而言,前后联合入路可能是最佳术式,但综合考虑患者对手术麻醉的耐受性、并发症发生情况、患者身体状况和对医疗费用的承受能力,大多数医师可能会尽量选择前路或者后路手术为患者解决问题。针对颈椎脊髓损伤前路手术,较常用的为椎体次全切除减压植骨内固定术,贺宝荣等[8]采用前路手术治疗下颈椎骨折脱位,颈椎获得即刻稳定,但他们认为前路手术不能完全取代后路手术,在发生复位困难时仍然需要采用后路松解。李玉伟等[9]采用前路零切迹融合器治疗下颈椎脱位,得到早期即刻复位、脊髓受压时间减少、手术时间短、固定可靠等满意效果,但需要严格把握适应证。张思胜等[10]采用颈椎后路侧块螺钉及钉棒系统治疗颈椎损伤,认为该方法安全、有效,适用范围更广。目前美国脊柱脊髓损伤研究组织于 2011 年制定了下颈段脊柱脊髓损伤分类评分系统(SLIC)[11],根据下颈椎损伤形态、椎间盘-韧带复合体状态、神经功能 3 方面进行综合评估选择手术或非手术治疗,以及手术入路。王建元等[12]、朱烨等[13]采用 SLIC 评分系统指导治疗下颈椎损伤,结论为 SLIC 评分系统具有较高的可靠性,且使用简单,易于掌握。该评分系统以损伤形态学为基础,结合椎间盘-韧带复合体和神经损伤状况,能客观全面地评估下颈椎损伤的程度,为下颈椎损伤选择手术或非手术治疗提供了量化指标,但也有一定的局限性,在手术入路的选择上,其仍然未提供量化标准[14]。

目前,难复性下颈椎骨折脱位患者一般采取手术治疗,常用的手术入路有前路、后路或前后路联合手术,但究竟采用何种手术入路一直存在争议,其争论的焦点问题在于内固定强度和复位过程是否出现椎间盘进一步后移压迫脊髓而加重脊髓损伤[16]。

第二节　颈椎后路内固定系统

自 1993 年丹尼斯(Denis)[17]提出脊柱三柱学说后,目前多数学者[18,19]越来越重视对脊椎稳定性的重建。随着医疗技术的进步,特别是内固定的发展,目前对不稳定性颈椎损伤,无论有无脊髓神经功能损害,只要是颈椎稳定性受到破坏,原则上都应手术治疗。治疗的目的在于彻底减压、纠正畸形、恢复椎管的解剖形态及重建颈椎的稳定性。手术的方式主要有后路、前路、前后路联合三种。

后路手术是最早用于颈椎损伤的脊髓减压,广泛应用于颈椎骨折脱位的复位。随着颈椎前手术适应证的逐步拓宽,后路手术的应用相对减少,但并不能完全取代后路手术[20]。后路手术主要适应于:后方结构受损,椎板、棘突、关节突、椎弓等骨折,小关节突绞锁,脊髓后方受压等。通过后路手术可直接解脱关节绞锁,清除凸入椎管内的椎板、关节突碎片及断裂的黄韧带,尤其适合于合并有多节段椎管狭窄病例[21]。

1. 钢丝线缆系统

传统的颈椎后路手术如棘突钢板、棘突钢丝固定,手术操作较为安全、简单。能提供相对的稳定性,但术后有发生再脱位可能性大[22]。常用的术式有 Rogers 法、Bohlman 三道钢丝法、Robinson 法和 Southwick 法等。而 Luque 棒或环 Harrington 棒等技术危险性较大,对合并棘突骨折或椎板骨折者难度较大,固定节段较多,影响术后颈椎的运动。目前临床已很少应用,线缆系统由不锈钢、钛、高分子材料多股编制而成,具有固定牢固,质地柔韧、抗疲劳性强,操作简便,损伤周围结构小等优点,但价格昂贵。

2. 侧块钢板螺钉系统

罗伊-卡米尔(Roy-Camille)等[23]在 1964 年首先报告用侧块钢板螺钉技术治疗颈椎不稳并取得满意的疗效。此后后路侧块钢板螺钉固定被广泛地用于由各种原因引起的下颈椎不稳的治疗。它最大的优势是可提供和前路钢板固定同等、甚至更大的生物力学稳定性。对前结构破坏较重不能提供足够的承重能力,或有较重颈椎后方结构(椎板、棘突、棘间韧带、棘上韧带等)严重损伤、一侧或双侧关节突骨折或脱位者,该系统为最佳选择[24],具有固定节段短,固定坚强,对颈椎活动影响小等优点。常见的有 Roy-Camille 钢板、AO 钢板和 Magerl 椎板钩-钢板等。此技术要求高,在 $C_2 \sim C_7$ 椎体,由于结构的特殊性,操作较困难,且易出现内固定松动、椎动脉损伤与颈神经根损伤、颈髓损伤及术后椎体高度丢失等并发症。目前多被椎弓根钉棒系统所取代[25](图 7-1,图 7-2,图 7-3)。

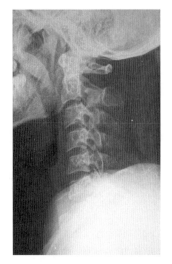
图 7-1 颈椎脊髓损伤术前 X 线片

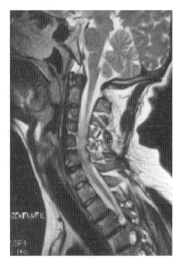
图 7-2 颈椎脊髓损伤术前 MRI

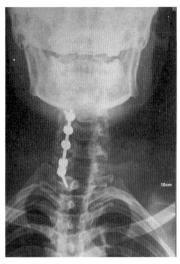
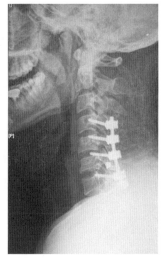
图 7-3 颈椎后路减压复位术后 X 线片

3. 椎弓根钉棒系统

自 1994 年日本学者 Abumi 等[26]首次成功地应用颈椎椎弓根钉技术治疗下颈椎损伤后,目前此技术在国际国内普遍开展。其适应证同侧块螺钉技术,但其拔出阻力为前者 1.5 倍。该器械具有三维立体内固定作用,既稳定又有利于颈椎术后的骨性融合,减少颈椎不稳所致的各种并发症。Kotani 等[27]通过生物力学测试证明认为:颈椎椎弓根针对颈椎三柱损伤模型有较强的固定作用,且在多节段固定时抗旋转和伸展力的作用最强。但也有进针时向外侧穿破皮质损伤椎动、静脉,合并神经根损伤会出现相应神经根损伤后的症状等并发症。目前导航技术引导置钉法、椎板开窗探查法的应用减少了上述并发症的发生。

4. 围术期处理

下颈椎骨折脱位的围术期处理下颈椎骨折脱位常因多种暴力作用于颈椎运动复合体导致脊柱损伤，大部分合并明显的脊髓功能障碍，致残率高且生活质量低下。此外，下颈椎骨折脱位患者常合并不同程度的呼吸功能障碍或电解质紊乱。下颈椎骨折脱位由于颈椎序列失稳，骨折块瞬时撞击压迫颈髓，脊髓出血水肿导致患者处于高危临界状态。脊髓损伤程度和范围随时变化或恶化，下颈髓损伤可能进展为高位颈髓损伤，积极有效的围术期处理和手术治疗非常必要[28]。有效的术前准备包括：早期颈托制动、颅骨牵引或适当内固定治疗稳定颈椎以避免加重颈髓损伤；早期使用甲泼尼龙、呋塞米、甘露醇等药物减轻颈髓损伤并注意纠正内环境紊乱；呼吸道管理对创造手术时机、降低术后感染和提高手术成功率有重要意义[29,30]。下颈椎骨折脱位由于颈椎处于极度不稳定状态，在无内固定维持的情况下妥善处理呼吸道并发症非常困难，在高热或肺部感染尚未发生之前积极手术内固定对改善呼吸功能和全身状况至关重要[31]。由于下颈椎骨折脱位的手术时机很关键，因而在全身状况允许的情况下应尽早手术。麻醉插管时应注意颈部不宜过伸，必要时可在纤维支气管镜引导下经鼻插管。手术操作应在颅骨牵引下进行，避免颈部过度活动且手术操作轻柔。下颈椎骨折脱位术后并发症较多，包括大血管损伤、脊髓功能障碍加重、截瘫平面上升、呼吸功能障碍、内固定失败、植骨块塌陷或脱落、植骨不融合、切口感染或肺部感染等[32,33]。因此，围术期处理非常重要，特别是防治术后高热或肺部感染是围术期处理的关键。术前呼吸肌功能受影响者，及时气管切开是预防肺部并发症的有效措施。术后呼吸功能不稳定者可保留气管插管，必要时使用呼吸机辅助呼吸，防止过多体能消耗且纠正低氧血症以维持内环境的稳定[34]。

入院后均将普通颈围更换为高帮颈围，并告病危。积极完善相关检查，所有患者均行颈椎正、侧位 X 线片、颈椎 CT 三维重建及颈椎 MRI 检查，大部分患者除伴有骨折脱位外，还伴有椎管变窄、脊髓及椎间盘高信号改变，关注是否合并明显的髓核向后突出越过下位椎体后缘皮质沿线；测量各颈椎椎弓根直径，有无椎弓根变异及受损情况。对于 CT 显示颈椎骨折并累及横突孔的患者，予以 CT 血管造影，观察椎动脉狭窄及损伤情况。同时给予激素及脱水药物，应用胃肠道黏膜保护剂。对于 MRI 发现 C_4 平面及其以上平面有高信号改变并且临床伴有血氧饱和度下降、呼吸功能障碍的患者给予气管切开。

术后以颈围外固定。术后第 2 天，观察伤口引流量及液体性质，若无明显液体引出及无脑脊液漏，则可拔除引流管。术后第 3 天待情况稳定后行早期四肢康复锻炼。常规应用激素 3～5 d，脱水药物 3～5 d，胃黏膜保护剂 5～7 d，长期使用神经营养药物。根据患者基础疾病和伤口局部情况予以适宜的抗感染、对症支持营养等治疗。加强护理、防止褥疮、呼吸系统及泌尿系统感染。对于有气管切开的患者，予以加强护理、拍背、雾化吸痰等处理。术后患者均摄颈椎正、侧位 X 线片及行颈椎 CT 三维重建，了解颈椎骨折脱位复位情况、椎弓根螺钉位置及内固定情况。出院后继续颈围固定 3 个月。

第三节　颈后路手术适应证及相关问题

一、后路手术适应证/禁忌证

关于手术方式,目前的方法主要有前路、后路及前后路联合入路治疗 3 种,各有其优缺点。我们认为,对于下颈椎骨折脱位,在后柱损伤大于前柱或合并侧方移位时,单纯后路经椎弓根固定较单纯前路手术更可靠,这是因为两侧椎弓椎互成近似直角的稳定解剖结构,椎弓根螺钉可通过其贯穿二柱,具有较强的抗侧弯和抗轴向扭转作用。王新伟等[35]报告如行前路手术不能复位,即便是经过二次后路手术,仍有 3.3% 的患者不能获得解剖复位。贺永雄[16]报道 19 例患者均行单纯后路椎弓根钉内固定,术后随访均获满意融合,复查颈椎 MRI 无明显前方椎间盘压迫,考虑患者虽然有骨折脱位并发椎间盘破裂,但颈椎后纵韧带尚完整,在颈椎复位固定的同时,通过后纵韧带的牵张可使突出的椎间盘复位,因此未造成脊髓压迫,这说明对于以后柱损伤为主的下颈椎骨折脱位患者,在无前方椎间盘压迫脊髓的情况下,单纯后路椎弓根钉棒内固定完全可以达到三柱固定的效果,如有前方压迫,可进一步行前路手术减除压迫。尤其是骨折严重脱位、颈脊髓完全损伤的患者,在前柱损伤较轻,稳定性破坏不重的情况下,单纯后路椎弓根固定完全可以起到患者功能性恢复的作用,没有必要再行前路手术而力求达到解剖复位。部分由于气管切开不能早期行前路手术者,可行后路手术,实现早期脊柱稳定。

椎间盘损伤是下颈椎骨折脱位常见损伤,主要有突出和破裂两种损伤类型[36]。突出是指髓核向后方突出超过下位椎体后缘骨皮质沿线,压迫硬脊膜或者神经根;破裂是指椎间隙较正常间隙变窄,椎间盘表现为高信号,但是并无髓核突入椎管内。笔者认为,单纯后路复位 CPSS 内固定术治疗下颈椎骨折脱位适应证为难以复位的关节突绞锁和椎间盘破裂者;对于术前诊断为颈椎间盘突出者,应一期前路切除突出间盘,以避免延误治疗。本研究中患者的椎间盘损伤类型均为破裂型。

以往文献报道的颈椎后路 CPSS 内固定禁忌证主要有[37]:① 颈椎后方存在感染者;② 椎弓根骨折或破坏者;椎弓根先天性发育异常或解剖变异者,如椎弓根外倾角过大、直径过小等;③ 单侧或双侧椎动脉异常者。应根据患者术前的病史、影像学检查判断有无椎弓根损伤及变异,若椎弓根存在问题,则应避开相应椎体而选择其他的椎体植入椎弓根螺钉进行固定;对于椎动脉异常者,应避免植入椎弓根螺钉。1994 年,Abumi 等[38]采用颈椎单纯后路椎弓根钉技术治疗下颈椎骨折脱位,并指出该术式对神经功能恢复及矫正骨折畸形效果满意,具有足够的力学强度。近年来,更多学者开始采用此技术治疗下颈椎骨折脱位[39~43],并认为后路切开后正确地纵向牵引椎体,不会导致突出的椎间盘后移,甚至可通过残留后纵韧带的张力复位突出的椎间盘,同时认为单纯后路椎弓根钉三柱固定安全、力学强度足够；但他们强调术前应告知患者如术后复查 MRI 发现椎间盘后移、脊髓症状加重，则需二次行前路手术[39~43]。

下颈椎骨折脱位常伴有椎间盘损伤。椎间盘损伤可分为突出和破裂两种类型。椎间盘突出指髓核向后突出越过下位椎体后缘皮质的沿线，即压迫硬脊膜或神经根；椎间盘破裂指椎间隙变窄，椎间盘高信号，但并无髓核突入椎管[50,51]。单纯后路椎弓根钉固定治疗下颈椎骨折脱位的适应证为关节突绞锁难以复位、椎间盘破裂者；另外，对于术前诊断为椎间盘突出者，在行后路复位内固定后，应一期前路切除椎间盘，以免延误治疗并规避风险。学者们认为，颈椎椎弓根螺钉内固定的禁忌证包括：颈椎后方存在感染；椎弓根骨折和破坏；椎弓根解剖变异或先天性发育异常，如椎弓根直径过小、外倾角过大；椎动脉单侧或双侧异常等[44~49,52~54]。术前应根据患者病史、影像学检查及 CT 血管造影判断有无椎弓根变异及受损，如果存在椎弓根问题，术中应避开存在问题的椎体而选择其他椎体置入椎弓根钉；对单侧或双侧异常的椎动脉，应避免置入椎弓根钉。

单纯后路椎弓根钉内固定可以有效还纳椎间盘，恢复椎间隙高度，矫正后凸畸形，解除脊髓压迫，改善神经功能。通过正确的纵向牵引可使椎间盘还纳，恢复椎间隙高度，并采用椎弓根钉内固定维持椎间隙高度，后纵韧带的张力可辅助椎间盘还纳并加以维持，使术后椎间盘不易向后突出压迫脊髓，为神经功能的恢复提供了良好的条件。另外，椎弓根钉足够的生物力学强度可维持矫正后的颈椎曲度，使术后颈椎不易再次发生后凸畸形，而且足够的生物力学强度有助于植骨的良好融合。

总之，对于下颈椎骨折脱位伴难复性关节突绞锁、椎间盘破裂者，单纯后路复位，并以椎弓根螺钉固定能三维固定损伤节段，力学强度足够，安全有效；术中运用正确的纵向牵伸技术，能有效解锁并复位，可防止椎间盘后移及加重脊髓损伤（图 7 - 4，图 7 - 5，图 7 - 6）。

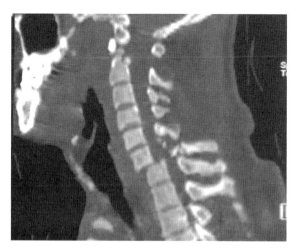

图 7 - 4　颈椎外伤术前 CT 二维重建

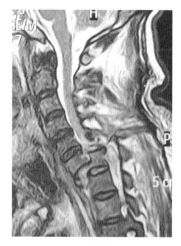

图 7 - 5　颈椎脊髓损伤术前 MRI

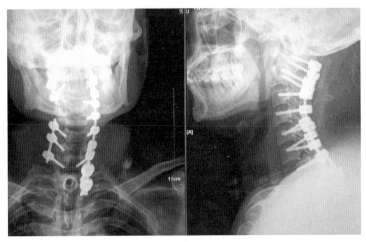

图 7-6　颈椎后路减压复位术后 X 线片

二、后路手术治疗的可行性

1994 年 Abumi 等人[56]首先介绍了颈椎外科手术的椎弓根螺钉固定的概念,并将椎弓根钉应用于中下颈椎。随着现代外科学、手术技术、手术固定器械以及局部实验解剖的发展,颈椎弓根螺钉内固定系统的手术适应证逐渐扩大:不管患者是否合并神经症状,对于那些因肿瘤、创伤、感染、先天性畸形等原因所致的颈椎骨性结构或稳定结构破坏者都可应用,并将其适应证[57]总结如下:① 颈椎骨折,尤其是累及到颈椎的三柱骨折;② 陈旧性颈椎骨折脱位等,以及那些术中可能复位较为困难在颈椎脱位;③ 颈部的脊髓肿瘤;④ 年龄大颈椎不稳并有骨质疏松者;⑤ 由于某些原因使颈椎侧块螺钉不能应用者;⑥ 对内固定的稳定性要求较高的颈椎畸形矫正者。2012 年 Abumi 等人[55]指出:目前最为稳定的下颈椎重建技术之一即是颈椎椎弓根螺钉内固定,同时他们再次强调颈椎椎弓根螺钉能提供良好的三柱固定,适用于多种颈椎疾患的重建,无论是由创伤引起的颈椎不稳或畸形,或还是由非创伤性如转移性肿瘤、类风湿性关节炎、长期血液透析引起的破坏性脊椎关节病等原因引起的;同时也指出其禁忌证:① 颈椎后方存在感染;② 由肿瘤或外伤等原因损伤或/和破坏了颈椎的椎弓根;③ 颈椎椎弓根的先天变异或缺失,颈椎椎弓根的直径过小(如<4 mm);④ 颈椎椎弓根与椎动脉单侧或双侧的解剖异常;⑤ 颈椎椎弓根与椎体矢状面所成角度过大等。同时国内的许多学者也指出了颈椎弓根螺钉的禁忌证[57,58]:① 颈椎先天发育异常或者变异的患者(如颈椎弓根直径<3.5 mm);② 颈椎椎弓根的破坏,如颈椎骨折脱位并有椎弓根骨折或者其他病变(如肿瘤)所致;③ 年龄大,全身状况差或者伴有严重其他系统病变并不能耐受手术者;④ 颈椎体严重骨折,前方伴有骨性物质压迫;⑤ 颈椎椎弓根髓腔闭塞如硬化;⑥ 椎动脉先天发育异常或者变异,导致其走行有异常。

范卡洛(Vaccaro)[60]等人研究发现在颈椎骨折脱位这一类型的损伤当中,后纵韧带大都保持完整或者略有稍许撕裂（通过 MRI 检查发现的）。在牵引闭合复位的过程中，完整的后纵韧带受到牵张会紧贴附于椎体后缘并产生一定的张力，正是因为这种回复的张力，可以防止损伤的椎间盘髓核等物质进一步向后突入到椎管内，甚至还可能使那些突出的椎间盘等组织回复或回纳[59]。任先军等[61]认为：在颈椎骨折脱位牵引复位的过程中，脱位节段的颈椎椎间隙在牵引复位的过程当中增宽，同时相应节段的椎间隙容积变大，这一过程可产生类似于负压或"真空"的效应，这一效应可能将突出的椎间盘组织回纳复位。经颈椎后路手术复位病应用椎弓根螺钉内固定治疗这类损伤的过程当中，不仅仅维持了椎间高度，而且可以通过椎弓根螺钉的撑开作用并由此产生的"真空"效应，以及过椎弓根螺钉的撑开类似于牵引作用可是后纵韧带产生牵张有可能使突出的椎间盘向椎体间复位或还纳；并不会像棘突钢丝等内固定物那样挤压该节段的椎间盘组织而无撑开作用，导致损伤的椎间盘进一步向椎管突出压迫[59]。因此，通过颈椎椎弓根螺钉内固定系统的治疗，是可以避免椎间盘损伤的进一步加重或突出，并且甚至有可能使突出的颈椎间盘物质还纳或复位。

颈椎后路椎弓根螺钉内固定系统不但能提供坚强的内固定，而且还可以使那些在 MRI 检查中看到的信号发生改变的脊髓节段得到彻底的减压，这对于那些合并有脊髓广泛性损伤的下颈椎骨折脱位并创伤性椎间盘损伤的患者尤其重要。因此，颈椎椎弓根钉内固定系统可能是目前治疗下颈椎骨折脱位的较为理想方法之一。由于创伤导致颈椎的不稳，因此这类患者即使通过内固定恢复一定的稳定后，通常还需要行植骨融合以达到或恢复稳定颈椎的目的。植骨融合的最终效果依赖于坚强的固定，颈椎后路弓根螺钉内固定系统就能达到这种坚强的内固定。同时颈椎弓根也为坚强的固定则提供了有坚实的骨质基础，因为颈椎椎弓根是颈椎椎体中最坚强的骨性结构[25]，它的结构似管状骨，能够对置入其中的颈椎椎弓根螺钉产生显著的"握紧"及把持作用；此外，它还是连接前、后柱的枢纽，通过颈椎弓根螺钉的固定，可有效限制颈椎融合节段的活动度，从而保证了融合节段的植骨融合率。

尽管颈椎弓根钉存在上述的优势，但是由于该手术技术难度高，同时存在一定的椎动脉及颈椎椎弓根等解剖变异，颈椎椎弓根螺钉在临床应用的过程中必定会存在一定的风险。在颈椎椎弓根螺钉的置入过程中稍有不慎，极容易产生严重的甚至灾难性危及生命的并发症，应受到足够重视。其中直接的并发症有：① 颈神经根的损伤：向头侧或尾侧的误置椎弓根螺钉；② 椎动脉激惹或损伤：向外侧的误置造成的；③ 硬脊膜损伤造成脑脊液漏或甚至脊髓神经损伤：向内侧误置造成的。尽管我们不能完全避免在颈椎椎弓根螺钉置入过程中相关的并发症，但是可以通过充分复习术前影像学检查、熟悉局部解剖关系以及掌握精确的置钉技术，是可以降低这些相关并发症的发生。内地许多学者也同样这样认为[62,63]将单纯后路手术列入禁忌证中，并强调手术需慎重选择。因此，他们大多选择前路手术或前后路联合手术。但是前路手术复位存在：严重脱位的患者不能单靠前路手术成功复位，迫使再行后路手术复位，或者需要加大后凸成角牵引以解除关节突绞锁而过度牵张导致脊髓损伤的可能;目前越来越多的生物力学以及临床上的研究数据表明颈椎前路内固定的稳定性不如后路的;此外对于完全性颈髓损伤的患者常常需要行气管切开术,这对于行前路或前后路联合手术的患者无疑会增加手术切口感染的可能;前后路联合手术又存在手术时间长、术中出血多、术中体位变换困难可能加重脊髓损伤等缺点。

三、颈椎后路手术的优势与不足

由于颈椎椎弓根螺钉技术难度大,至今不能普及,目前很多学者仍采用较为安全的侧块螺钉固定,但椎弓根螺钉固定抗拔出力显然强于侧块螺钉[64]。颈椎椎弓根钉棒系统材料均为钛合金,具有良好的组织相容性。其设计连接灵活,易于安装,操作方便,钉棒可在钉槽内滑动,不但具有提拉复位、纠正侧方移位的作用,而且具有纵向撑开和压缩功能,可三维复位固定不稳颈椎,非常适合于严重复杂颈椎骨折伴脊髓损伤的手术治疗。

对于难复性颈椎脱位,钉棒固定系统可预先置好一侧螺钉,先在骨折上位椎体安棒,然后提托撬拨上位椎体,下压牵拉下位椎体即可复位,复位后即可固定螺钉。固定好一侧后再固定另一侧,两侧均固定后可重复调整加压,进一步复位,横连可加固脊柱的三维稳定,防止侧方移位。同时钉棒系统体积小,提供了相对较大的植骨融合空间。前路手术在下颈椎骨折脱位的治疗中一直占有重要的地位,但是前路和前后路联合手术也存在许多缺点,例如:① 关节绞锁者复位困难;② 前后路手术损伤较重,翻转体位时有加重颈椎损伤的风险;③ 前路钢板内固定不能有效稳定三柱损伤;④ 增加气管切开者手术切口感染风险。

近年来,许多学者采用单纯后路颈椎椎弓根钉棒系统(cervical pedicle screw system,CPSS)内固定治疗下颈椎骨折脱位,发现单纯后路手术不仅不会导致破裂突出的椎间盘进一步后移,甚至可以通过后纵韧带的张力来复位突出的椎间盘,而且后路椎弓根系统实现了三柱固定,力学强度足够[65]。

下颈椎骨折脱位往往累及脊柱的三柱,因此需足够牢固稳定的内固定[66]。与单纯前路钢板固定、后路侧块螺钉固定、棘突钢丝固定及前后路联合固定等一系列固定方式比较,单纯后路 CPSS 内固定具有足够的生物力学强度,可为融合节段的植骨融合提供支持,有助于患者术后进行早期功能锻炼。临床发现,侧块螺钉仅能固定脊柱的后柱,侧块骨折及骨质疏松者均不能使用[67]。Lin 等报告,单纯的颈椎前路钢板在扭转、轴向、弯曲等方向上的稳定性表现较差,无法稳定后柱和三柱损伤模型,而 CPSS 具有较高的稳定性,能有效控制多节段三柱损伤模型的旋转和后伸,在抗扭转和过伸负荷时体现出巨大的优势[68]。研究发现,前路固定和前后路联合固定的手术方式存在绞锁关节突复位困难、术中翻转体位时增加脊髓损伤加重的风险、内固定的稳定性差以及容易感染等问题,而CPSS 内固定可有效地减少上述风险[69]。本研究中未发生复位困难、脊髓损伤加重及伤口感染等问题,影像学检查显示 CPSS 固定良好。

单纯后路 CPSS 内固定可有效的恢复椎间隙的高度,矫正颈椎后凸畸形,还纳椎间盘,解除脊髓压迫,有利于神经功能的改善。术中通过正确的牵引方式和撬拨技术可以使绞锁的关节突复位,椎间隙高度恢复,利用后纵韧带的张力帮助椎间盘还纳,同时利用CPSS 内固定维持椎间隙的高度和后纵韧带的张力,使颈椎间盘术后不易突出压迫脊髓[70]。

另外,CPSS 良好的生物力学强度可以有效维持颈椎后凸畸形矫正后的曲度,使颈椎不容易再发生后凸畸形,并且足够的力学强度有利于提高植骨融合率。本研究术后影像学检查结果显示,椎间隙高度和颈椎后凸畸形 Cobb 角较手术前明显恢复,受损的椎间盘还纳,未发现椎间盘后移、突出压迫脊髓导致脊髓损伤加重现象,脊髓损伤有不同程度的恢复。

前路及前后路联合手术存在一定的缺点:① 复位困难。纳丝尔(Nassr)等[72]认为,颈椎严重脱位患者单纯依靠前路手术较难消除关节突绞锁,特别是单侧关节突绞锁,不仅复位困难,而且复位时容易加重脊髓损伤,迫使再行后路手术复位。雷恩德尔(Reindl)等[74]报告8例颈椎骨折脱位患者中2例不能单纯依靠前路手术成功复位,需要再行后路手术复位。王新伟等[75]报告,经前路手术不能复位的患者中,即使经过后路手术,仍有3.3%的患者不能获得解剖复位;② 前后路联合手术虽然在手术操作方面更为全面地解决了颈椎损伤所需治疗的各个方面,但在术中完成前路或后路手术后翻转体位的过程具有潜在性加重颈椎损伤的可能,并且前后路联合手术时间长,术中出血较多;③ 多项研究数据表明,前路内固定的稳定性不如后路椎弓根钉内固定,且前路钢板仅可以稳定前柱缺损而不能稳定三柱损伤[76,77];④ 对呼吸困难需要气管切开的患者,前路手术或前后路联合手术会增加手术切口感染的风险。

下颈椎骨折脱位常累及脊柱三柱,故需要足够稳定的内固定。与前路钢板、后路侧块螺钉或棘突钢丝、前路加后路联合固定等其他内固定方式比较,单纯后路椎弓根螺钉固定系统具有足够的力学强度,可保证植骨融合节段的融合率,并有助于患者术后早期恢复锻炼。许多学者一致认为,侧块螺钉仅能固定后柱,骨质疏松或侧块骨折患者均不能使用;而后路椎弓根钉系统能固定三柱,生物力学强度足够稳定[85~89]。对几种颈椎内固定技术生物力学的比较研究显示,颈椎椎弓根螺钉内固定的稳定性显著高于单纯颈前路钢板、后路侧块螺钉或后路棘突钢丝等方法,甚至超过颈椎前后路联合手术内固定,尤其是在抗扭转及过伸负荷时具有优势,并且前路钢板在屈曲脱位或屈曲牵张损伤模型中稳定性较差[82~84]。Kotani 等[9]报告7种颈椎内固定方式的生物力学性能,结果表明单纯颈椎前路钢板在轴向、扭转、弯曲等方向稳定性较差,无法稳定三柱及后柱损伤模型;而椎弓根螺钉内固定较其他内固定方式具有更高的稳定性,并能控制多节段或三柱损伤节段的旋转和后伸。

前路固定及前后路联合固定的方法存在关节突绞锁复位困难、翻转体位时加重颈脊髓损伤可能、内固定稳定性较差及易感染等问题[78~84]。后路椎弓根钉内固定可以有效减少上述风险。本组病例术中未发生复位困难、加重颈脊髓损伤等问题,术后影像学检查显示椎弓根钉内固定良好,未发生伤口感染等并发症。因此我们认为,下颈椎骨折脱位伴单侧关节突绞锁者,如闭合或前路复位困难,则应首选后路椎弓根钉固定;伴双侧关节突绞锁者,由于所受暴力较大,如累及三柱则会出现影响呼吸循环及体温调节中枢的可能性,所以不论是否能闭合复位,均应首选后路椎弓根钉固定。

颈椎椎弓根有如下特点[92]:颈椎椎弓根是颈椎椎体中最坚强的骨性结构,它的结构类似于管状骨,能够对置入其中的颈椎椎弓根螺钉产生显著的"握紧"及把持作用;双侧椎弓根轴线的延长线成直角相交,这一解剖特点增强了颈椎椎弓根螺钉的抗侧弯和轴向扭转的能力。由于累及颈椎前、中、后柱的三柱骨折脱位常常合并有广泛韧带结构断裂损伤,简单的前路减压复位内固定或后路复位侧块螺钉内固定均无法同时重建颈椎前柱及后柱的稳定性。有生物力学研究表明[93,94]:颈椎椎弓根螺钉内固定的稳定性显著高于颈前路钢板、侧块螺钉及后路棘突钢丝等方法;有文献报道其稳定性甚至超过了颈椎前、后路联合手术内固定,尤其是在抗扭转及过伸负荷时具有明显优势[93];对于那些颈椎三柱均有损伤严重失稳的患者,单纯应用颈椎椎弓根螺钉内固定就实现坚强而稳定的内固定,其强度与颈椎前钢板固定和后路侧块螺钉联合固定一样,并且其螺钉的拔出力远大于其他固定方式[95]。此外,与其他内固定相比,松动率非常低并具有更大的把持力是颈椎椎弓根螺钉另一优点[92,96]。由此,让我们有理由相信,对那些严重的颈椎骨折脱位丧失其稳定性的患者,通过颈椎椎弓根内固定可以达到坚强的内固定,而并不需要其他另外的手术内固定,如前路等。椎弓根螺钉技术可达到完美的三柱固定(三维固定),患者术后不需坚强的外固定,利于术后早期康复训练;由于该技术所达到固定强度明显优于其他颈椎的内固定技术,在颈椎的异常排列(如颈椎骨折脱位)矫形中起着较大的作用,除了那些前柱严重破坏的患者外,颈椎椎弓根螺钉固定能够解决绝大部分的颈椎损伤[90,91]。

前路手术有以下优点[97]:① 麻醉后体位改变少,摆放容易,可减少体位变动造成的脊髓进一步损伤;② 对于来自脊髓前方由凸入椎管的椎间盘、骨折椎体后缘造成的压力,可进行直接、彻底地减压;③ 前路钢板容易适应和恢复颈椎生理曲度,且融合节段少,颈椎活动影响较小,术后颈痛发生率低;④ 前路手术入路简单、出血少、手术时间短,术后颈椎可获得即刻稳定,有利于患者的早期康复训练,减少截瘫并发症,增强患者伤后康复信心,从而直接或间接地影响手术近期或远期疗效[98~104]。前路手术的缺点主要是不能解除后方压迫,稳定性较后路稍差,且上颈椎前路手术相对复杂。

后路手术的优点:① 对于难以复位的颈椎脱位或小关节绞锁,通过后路手术可直接解除关节绞锁;② 可清除凸入椎管内的椎板、关节突等骨折碎片及断裂的黄韧带;③ 对并发多节段椎管狭窄的患者是一个很好的选择;④ 固定后稳定性良好,骨融合率可达100%[105]。后路手术的缺点主要是不能解除来自前方的压迫,而临床上脊髓来自前方压迫而导致神经损伤者较为多见。

四、手术方法及术中注意问题

手术方法全麻成功后取俯卧位,C 型臂透视定位颈椎损伤节段,以损伤节段为中心行后路正中纵向切口，依次切开皮肤及皮下组织，将棘突两侧的肌肉向外侧做骨膜下剥离，充分的显露损伤节段。台上助手用巾钳夹持住脱位节段上下棘突基底部，分别向上和向下慢慢用力纵向牵引，同时台下的助手把持患者下颌角缓慢纵向牵引头颈部，术者将骨膜剥离器插入绞锁的关节突关节，以脱位的节段下位椎体的上关节突为支点，对绞锁的关节突进行轻轻撬拨，使上位椎体向上、后运动，复位向前移位的椎体和绞锁的关节突，复位困难者可以切除部分上关节突。复位后显露需固定节段的椎体侧块的外侧缘，采用 Abumi 报道的方法确定进钉点，即 $C_{3\sim6}$ 的进钉点在椎体侧块背面的中外 1/4 垂直线与中上 1/4 水平线之间的交点，C_7 的进钉点位于椎体侧块的中上 1/4 水平线与中垂线之间交点的偏上处。钻头方向与矢状面呈 $40°\sim45°$，并始终与终板平行，在 $C_{4\sim5}$ 水平与冠状面呈 $0°$，在 C_3 水平向头侧倾斜 $5°\sim10°$，在 $C_{6\sim7}$ 水平向尾侧倾斜 $5°\sim10°$。开口器开口进钉点，使用直径 2.5 mm 限深手钻借助手感探寻椎弓根开口，遇到阻力后及时调整方向，在找到椎弓根开口后仅用两指轻拧手钻，钻头即可以轻松地进入，也可以采用磨钻扩大进钉点，直接显露出椎弓根的开口，在直视下和在透视下调整进钉方向，每次进入深度限 2 mm，一边钻一边探测钉道，最终的进入深度为 $24\sim26$ mm。植入定位钉并透视满意后，植入长 $24\sim26$ mm，直径 3.5 mm 的万向椎弓根螺钉。截取合适长度固定棒预弯后置入万向螺钉尾部凹槽，适当的撑开，将脱位节段复位后拧入螺栓固定。所有患者均行椎板减压，其中有 1 例患者伴有血肿行硬脊膜切开减压。最后，用减压骨粒或取自体髂骨进行损伤节段的植骨融合。放置引流管 1 根，逐层关闭切口，结束手术。

复位困难者可切除部分绞锁关节的上关节突。复位后显露固定节段的椎体侧块外侧缘。根据安部（Abumi）等[106]、中岛（Nakashima）等[107]方法固定，即 $C_3\sim C_6$ 进针点在侧块背面中上 1/4 水平线与中外 1/4 垂直线的交点，C_7 进针点位于侧块中垂线与中上 1/4 水平线交点偏上处。需要注意的是，钻头与矢状线夹角应为 $40°\sim45°$；钻头水平方向倾角应与终板平行，在 C_4、C_5 水平多为 $0°$，C3 向头侧倾斜 $5°\sim10°$，C_6、C_7 向尾侧倾斜 $5°\sim10°$。以开口器开口进针点并稍扩大，用直径 2.5 mm 的限深手钻以手感探寻颈椎椎弓根开口，遇阻力后调整方向，找到开口后仅以两指轻拧，钻头即可轻松进入；亦可采用磨钻扩大进针点，直接显露椎弓根开口，直视下或在术中透视辅助下调整进针方向。进针深度原则上每次限深 2 mm，边钻边探测钉道，最终进针约为 $24\sim26$ mm。置入定位钉，透视满意后，置入直径 3.5 mm，长 $24\sim26$ mm 的万向颈椎弓根螺钉。选取合适长度的固定棒预弯后置入，适当撑开脱位节段后固定。5 例伴有广泛脊髓水肿者，行广泛椎板减压，其中 1 例伴血肿者行硬脊膜及脊髓切开减压。取自体髂骨、同种异体松质骨或人工骨植骨融合病变节段。放置引流管，逐层关闭切口。对合并的头皮挫裂伤行清创缝合；闭合性肋骨骨折行局部胸带固定制动；创伤性湿肺予以临床观察，注意有无急性呼吸衰竭的先兆；髋关节后脱位予以手法复位。

手术采用巾钳夹持住脱位节段上下棘突基底部，分别向上和向下慢慢用力纵向牵引，同时台下的助手把持患者下颌角缓慢纵向牵引头颈部，术者将骨膜剥离器插入绞锁的关节突关节进行轻轻撬拨，解除关节突绞锁，同时可通过后纵韧带的张力回纳受损的椎间盘。牵引复位成功后，采用椎弓根钉棒系统内固定，其生物力学稳定性较好，可以起到类似于牵引的撑开作用，不仅保持了椎间隙的高度和后纵韧带的张力，又使回纳的颈椎间盘获得维持。

另外，因为颈椎的椎弓根毗邻脊髓、神经根及椎动脉，因此在置入椎弓根螺钉时，易发生严重并发症[108]。所以，术前应充分的复习各项影像学检查结果，分析可能存在的解剖结构变异，熟悉后路局部解剖关系，术中及时透视确认，熟练掌握置钉技术，可以有效地降低脊髓、神经根及椎动脉损伤等严重并发症的发生率。此外，利用三维 CT 辅助计算机导航及医用机器人辅助导航技术均可以有效地提高置钉的准确率，从而有效降低并发症的发生[109]。无论采用何种技术，术者良好的置钉手感非常重要，只要找到正确的椎弓根开口，轻轻拧动，钻头即可轻松进入椎弓根内。

手术应采用巾钳夹持脱位节段的上、下棘突，缓慢用力纵向牵引，助手可持患者双下颌辅助牵拉头部，骨膜剥离器插入绞锁的关节突轻轻撬拨，以解除关节突绞锁及通过残留的后纵韧带张力使受损的椎间盘回纳。牵拉复位后，应采用椎弓根钉固定，因其具有较为稳定的生物力学特性，可起到类似于牵引作用的撑开效果，既保持了椎间隙的宽度及后纵韧带的牵拉强度，又使回纳的椎间盘得以维持。另外，由于颈椎椎弓根毗邻脊髓、椎动脉及上、下神经根，所以在置入颈椎椎弓根钉时，稍有不慎，易发生严重的并发症。因此，术前应充分复习影像学检查结果，认真分析可能存在的变异，熟悉局部解剖关系，使用准确的置钉技术、良好的手感，术中及时透视来降低并发症的发生率。此外，CT 三维辅助计算机导航以及机器人辅助导航等技术的使用，均可提高置钉准确率，降低并发症的发生。最后，无论采取何种技术，充分的术前检查和术者良好的手感非常重要，一旦找到椎弓根开口，仅轻拧，钻头即可在椎弓根松质骨管道内轻松进入。

五、常见并发症

术中的并发症主要为螺钉置入的偏差，螺钉多穿破外侧壁，但患者很少发生临床症状。主要是由于椎动脉周围有静脉窦包绕存在缓冲空间，受压后可向横突孔外侧移位。因此，螺钉"胀破"外侧壁时是安全的。减少螺钉偏差的发生，除了精确定位外，螺钉的选择也很重要，螺钉越粗置钉时螺钉的可变化角度越小，发生风险的概率增加，因此在保证螺钉可靠的抗拔出力基础上，尽量选择直径较细的螺钉。螺钉的长度则以不穿破椎体前缘为标准。除此之外。术后 1 周常规予以脱水、神经营养及激素治疗，促神经恢复药物视个体情况酌情使用。本组 1 例术后并发呼吸功能衰竭，转呼吸内科长期使用呼吸机维持，术后随访 2 个月死亡。Halo 架的应用有利于脊柱的稳定和融合、护理和功能康复锻炼[110]，但同时也限制了呼吸运动，我们建议术后获得坚强内固定后可早期拆除。截瘫患者的常规护理也不能忽视，长期卧床导致的大面积褥疮，造成后期护理困难，术后极易继发大面积皮下坏死并感染，给患者治疗和康复带来很大困难。术后脑脊液漏常为骨折刺破硬脊膜所致,术中应常规予以修补,但往往术后仍有清亮脑脊液引出,早期拔除引流管,局部加压后大部分可痊愈。患者病情平稳后应尽早进行康复功能锻炼,促进患者功能进一步恢复。

贾连顺和叶添文[112]提出:颈髓损伤患者的死亡往往不是由颈髓损伤直接引起的,而是由颈髓损伤并发症所致。所以应注重手术前、后并发症的防治。并发症主要包括食道瘘、呼吸困难、水电解质紊乱、肺部感染、低血压、低蛋白血症及褥疮等。对于食道瘘,主要预防是前路手术时避免过度牵拉食管或锐器、电刀等导致的早期损伤。对于气管切开患者需选择合适套管并定时更换套管,如出现食道瘘需及时手术修补。最后需注意的是重视脊髓功能的康复治疗。脊髓功能的恢复是医患共同的目标,肌力、肌肉牵张、多种功能位置训练等运动疗法及电刺激等物理疗法一直是脊髓损伤康复的研究热点,在临床应用中也取得了很好的疗效[111,113]。

第四节　合并强直性脊柱炎颈椎骨折

合并强直性脊柱炎(ankylosing spondylitis,AS)颈椎骨折后,因颈椎结构及生物力学特性发生改变,骨折严重不稳定,且继发神经损伤的发生率高。其诊治过程比普通颈椎外伤有更高的要求,手术治疗难度大,手术入路的选择及固定方式也不尽相同[114,115]。

术式选择:对于骨折线经过椎间盘或椎体而未造成椎体压缩或骨缺损、复位后椎体骨折端对位对线良好的患者,采取单纯后路复位固定融合手术,否则采取前后路联合融合固定术(图7-7,图7-8,图7-9,图7-10,图7-11)。

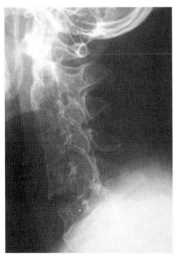

图7-7　强脊伴颈椎骨折脱位
术前 X 线片

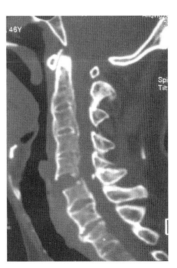

图7-8　强脊伴颈椎骨折
脱位术前 CT

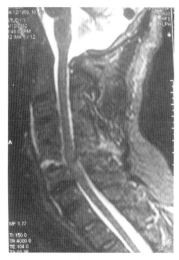

图 7-9　强脊伴颈椎脊髓
损伤术前 MRI

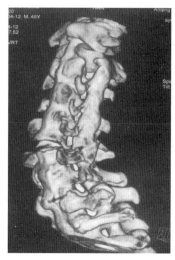

图 7-10　强脊伴颈椎骨折
脱位术前 CT

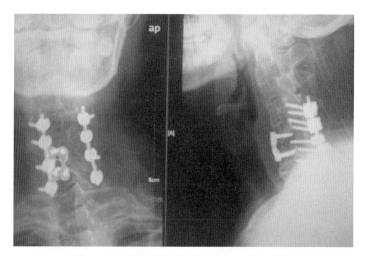

图 7-11　强脊伴颈椎脊髓损伤术后 X 线片

强直性脊柱炎患者颈椎自我保护机制显著降低,患者头颈部活动范围受限制,僵硬,导致外伤发生概率增加,因颈椎脆性增加,椎体节段间活动度降低或丧失,骨折发生率高,神经损伤发生率高,损伤程度重[116]。其治疗在遵循普通颈椎外伤诊治原则的基础上,有其自身的特点。其手术治疗的全过程都要充分考虑颈椎固有的畸形、骨质疏松以及颈椎僵硬造成骨折处应力集中和极度不稳定的特点。

麻醉准备要充分术前应做好充分准备,从麻醉开始每一步骤都有其特殊性。合并强直性脊柱炎颈椎骨折后任何后伸外力都会造成骨折处应力集中并移位,常规气管内插管时头颈仰伸的体位是绝对禁忌。本组麻醉全部采取清醒状态下插管,防止肌肉完全松弛后颈椎骨折处失去保护,异常活动增加而加重脊髓损伤。气管插管主要经鼻腔完成,同时准备好纤维喉镜以便辅助插管。插管过程应由骨科医师固定保护颈椎避免过度伸展,采取运动及感觉诱发电位监测可增加保护的可靠性[116]。

后路手术摆放体位也是关键步骤,应由术者或专业医师保护颈椎,曲度始终保持不变,头颅固定在头架上调整头架及手术床头端的高度适应颈椎曲度,使颈椎维持在自然曲度,通过C形臂X线机观察骨折处对位情况并加以调整。调整手术床采取头高脚低位便于暴露术野,同时减少出血。暴露椎板及关节突后首先适度清理骨折端,切除部分椎板,取出血块及碎骨片,再安装侧块螺钉,因存在韧带骨化而关节间隙不易辨认,可借助棘突及椎板间隙估计关节突位置。进针点可借助C形臂X线机定位,上下方向应尽可能平行关节面以增加螺钉长度,向外应偏斜25°左右避免前方损伤椎动脉。侧块螺钉安装完毕后,探查关节突有无绞锁,必要时切除部分关节突便于复位,通过撬拨提拉复位,预弯固定棒或板并与侧块螺钉连接固定。博诺(Bono)等[116]认为可首选复位固定然后进行适度减压,目的是防止椎板减压后全身情况变化不允许继续完成固定手术,但这样会造成脊柱更加不稳定。本组患者骨折处往往有血肿机化并累及椎管内,强行复位可能造成脊髓压迫。笔者认为,先行部分减压清理椎管,再复位固定,最后再探查椎管根据压迫情况适度增加减压范围是可行的。

由于合并强直性脊柱炎颈椎骨折的不稳定性以及椎体骨质疏松的存在,单纯后路固定术后仍然需要颈围领的保护,减少骨折局部的应力以防止内固定失败。本组患者术后常规应用合适高度的颈围领保护6~8周,未发生内固定松动、骨折移位等并发症。但并非后路固定手术适合于所有患者,对于骨折造成椎体压缩或缺损、复位后椎体骨折端存在间隙时,应考虑选择后方复位固定,再加前方植骨融合固定手术,避免因前方椎体丧失支撑功能、后方内固定承受的应力增加而造成内固定失败。

总之,对于合并强直性脊柱炎的颈椎骨折,在椎体无缺损、复位后骨折端可实现良好对位对线的患者,可通过单纯后方入路完成复位固定融合手术,并可实现骨折的稳定愈合。

强直性脊柱炎后期可造成全脊柱的竹节样改变,脊柱的柔韧性丧失,躯体活动的灵活性明显受到限制,再加上疾患本身造成的骨质疏松、韧带及椎间盘骨化等病理改变,使脊柱的脆性增加,轻微外力可造成脊柱骨折,颈椎骨折则是常见的发病部位,骨折发生后往往需要手术治疗以便尽快稳定脊柱,避免脊髓损伤加重,也便于护理[117]。但与普通患者的颈椎骨折脱位不同,强直性脊柱炎颈椎骨折需要相对更坚强的内固定以应对局部应力的集中,颈椎骨折后选择后路固定、前路固定还是前后路联合固定始终是困扰骨科医师的难题之一[118],如何根据患者颈椎局部及全身情况以及医师的经验和现有条件选择手术方式是手术医师首先面临的问题。

竹节样改变的颈椎在发生骨折后类似于四肢的长管状骨骨折,远端胸部相对固定,近端受头颅的重力作用,骨折端应力集中,存在移位的趋势,选择合理的固定方式对抗骨折端应力,维持复位显得尤为重要。从对抗应力维持骨折端稳定方面考虑,前后方联合固定可最大限度实现骨折端稳定,前路手术主要恢复前柱的支撑功能,后路手术可实现长节段固定对抗扭转及折弯应力,两者同时应用可实现颈椎的环形融合固定。对强直性脊柱炎颈椎骨折采取前后联合入路固定手术理论上是最合理的术式选择,但实际应用该术式的文献报道较少[119]。由于部分强直性脊柱炎颈椎存在后凸畸形,后柱是张力侧,前柱则是压力侧,参考四肢骨折切开复位内固定的经验,内固定置于张力侧相对稳定。从临床经验可知颈椎后弓侧块发生骨质疏松的程度较椎体轻,对螺钉的咬合能力更强,再加上多节段固定可增加内固定抗扭转和折弯能力,因此,单纯后路固定也是被经常采用的术式[117,120]。强直性脊柱炎患者的脊柱往往发生严重骨质疏松,椎体尤为严重,椎体对螺钉的咬合能力降低,单纯前路椎体钛板螺钉固定系统对抗扭转及折弯的能力降低,延长固定节段受术野暴露困难的限制,但前方入路固定骨折时可同时矫正后凸畸形[118],单纯前方椎体的融合固定被较少采用。治疗强直性脊柱炎颈椎骨折最多采用的是后方颈椎侧块或椎弓根固定[117,120],这是由强直性脊柱炎颈椎骨折的特性决定的。本研究结果表明,临床工作中在处理强直性脊柱炎颈椎骨折时,根据患者的具体情况采用单纯前柱固定、单纯后柱固定及前后联合入路固定三种术式,最多采用前后联合入路固定,其次是单纯后路固定,再次是单纯前路固定。此外,脊柱后凸畸形患者采取前路固定手术时,体位的摆放及术野的暴露有时存在困难,这也限制了单纯前路固定手术的应用(图 7 - 12,图 7 - 13,图 7 - 14)。

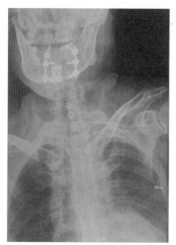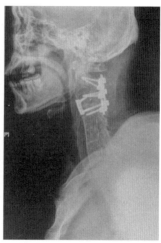

图 7 - 12　强直性脊柱炎伴颈椎脊髓损伤术后 X 线片

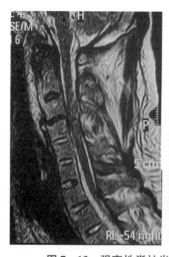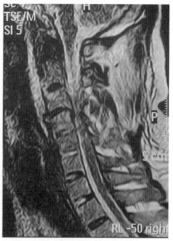

图 7 - 13　强直性脊柱炎伴颈椎脊髓损伤术前 MRI

具体到每例患者该采取何种术式,首先取决于骨折局部的情况,包括骨折部位是否存在骨缺损、移位程度及趋势、颈椎畸形的程度等,其次要考虑患者的全身情况,包括伴随的其他疾患、其他部位的骨折或脏器损伤、脊柱整体畸形的程度、四肢畸形的程度等,再次要考虑术者的经验和现有条件以及麻醉医师的经验。对骨折经过椎体无明显骨缺损的患者,在不伴有全身疾患或其他部位的骨折或脏器损伤而影响俯卧体位的摆放时,可选择后方入路复位固定手术,固定范围包括骨折椎体上下各 2~3 个节段,术后需要辅助外固定,胸椎则采取椎弓根螺钉,颈椎采用侧块螺钉固定更安全。对骨折经过椎间盘,局部纵向分离移位或有骨缺损移位趋势明显的患者,无严重影响体位摆放的伴随疾患,可采取前后联合入路固定手术,首先采取俯卧位从后方复位固定,恢复颈椎序列,然后翻身进行前方椎体的融合固

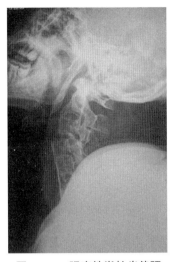

图 7‑14 强直性脊柱炎伴颈椎骨折脱位术前 X 线片

定手术,包括刮除未钙化的椎间盘组织,应用自体骨或融合器填充缺损,钛板固定上下椎体,若固定不可靠也可延长固定上下 2 个椎体。术后不需要辅助外固定。对骨折后轻度移位、稳定性尚可、移位趋势不明显,特别是伴随其他影响摆放俯卧位的疾患或多发创伤患者,可采取单纯前方入路复位融合固定手术,可延长固定节段,术后采取可靠的辅助外固定。前后联合手术可实现颈椎的 360°融合固定,内固定的稳定性显著增加,特别是在骨折处存在鱼嘴样缝隙或骨缺损时,前方的植骨融合可恢复前柱的支撑功能,减小后方内固定的负荷,骨折部位的整体稳定性增加,内固定失败的风险降低。骨折经过未完全骨化的椎间盘时,刮除椎间盘植骨融合固定既可增加稳定性,也有利于骨折部位的愈合。因内固定稳定性增加,术后一般不需要应用外固定支具,方便护理及日常生活。本组 9 例患者采取前后联合入路固定手术均获得满意的复位,并最终实现骨折愈合。术后对脊髓损伤丧失活动能力的患者在床上可实现安全的被动翻身护理,也可早期采取半坐或坐位,本组患者没有发生因卧床护理受限引起的并发症,包括褥疮、坠积性肺炎等,对脊髓不完全损伤患者,可早期主动活动,包括床上活动及下地活动。不足之处是手术创伤增大,手术相关并发症发生率会增加。本组 1 例患者发生喉返神经损伤。在完成后方固定手术后,若患者情况稳定,颈椎前柱骨折处存在如前所述的不利因素,此时再进行前方的固定手术已相对容易,基于上述因素本组患者较多采用了前后联合入路固定手术。文献中未检索到大宗患者总结报道,但个案报道的治疗结果良好[121]。

单纯后路可适合于多数患者,借助侧块螺钉或椎弓根螺钉,通过连接棒提拉可实现完全复位,恢复颈椎原有的序列,通过上下延长固定节段可实现相对可靠的固定,可在侧块骨折部位进行植骨融合。塔嘎尔得(Taggard)等[120]采取单纯后路固定方法治疗 7 例患者也取得了满意的疗效,未发生内固定相关并发症。后方入路固定术的不足之处在于,单纯

后路侧块固定类似于四肢管状骨的单皮质固定,骨折两端需要足够长的固定节段,切口长,失血多,内固定的稳定性有限,强直性脊柱炎颈椎侧块的骨性融合造成安装侧块螺钉或椎弓根钉的解剖标志不易辨认,螺钉位置的准确性受限。术后需要辅助外固定,对早期护理及正常生活会带来不便。此外,前方椎体骨折处存在缺损时,后方固定承受的负荷会增加,存在内固定失败的风险。术中摆放体位时存在骨折部位脱位加重的风险,在此过程中始终维持颈椎固有的形态至关重要,否则骨折端移位会造成脊髓损伤加重[122,123]。

单纯前路复位固定手术创伤小,免除了麻醉后摆放俯卧位带来脊髓损伤加重的风险,可以通过延长固定节段增加内固定的稳定性,但严重后凸的患者摆放体位也存在困难,对于下颌胸骨间距离过小的患者也影响前路手术的术野暴露,椎体严重的骨质疏松及骨折端的应力集中会造成内固定的失败,部分病例可发生骨折端移位钛板螺钉术后脱出而需要进行二次手术。有关单纯前方固定文献报道较少,基于上述不利因素,国内较少采用了单纯前方椎体的融合固定手术,术后需要辅助可靠的外固定,同样对护理及日常生活造成不便。

对强直性脊柱炎颈椎骨折进行手术治疗时,颈椎固有的结构变化决定了骨折复位后维持复位的内固定要足够坚强以应对骨折端的应力集中,最大限度避免骨折再脱位和内固定失败,对骨折局部存在缺损或骨折端分离的患者,可选择前后联合复位固定融合手术;对于骨折经过椎体、无骨缺损、骨折端分离间隙小的患者,可选择单纯后方复位固定融合手术,术后需要辅助外固定;选择单纯前方复位固定融合手术,存在内固定失败的风险,术后需要外固定。

第五节　合并 OPLL 的颈椎脊髓损伤

研究表明,在急性无骨折脱位的颈脊髓损伤中,26%~38%的患者存在 OPLL[124]。OPLL 可引起椎管狭窄,骨化物的静态压迫和动态因素是 OPLL 导致脊髓受损的主要原因。当椎管内存在韧带骨化时,脊髓往往已经处于受压状态。脊髓与骨化的韧带相互嵌压,虽然还没有脊髓压迫症状,但其实质已经有某些病理改变,处于一种"高危状态"。在外力作用下,尤其是颈部过伸时椎间盘向椎管内突出增加,黄韧带向椎管内皱褶以及脊髓矢状径的变化等因素的共同作用使椎管有效矢状径进一步缩小。正常椎管时,脊髓可以退让,而当存在 OPLL 时,由于椎管储备间隙减小,脊髓在椎管内退让余地消失或甚少,即使是轻微外力也可致脊髓发生严重损伤[125]。另外,由于骨化区域椎间较为稳定,邻近节段活动度代偿性增加,产生节段不稳,受到外力作用时,骨化区两端与非骨化区邻接的节段容易产生异常活动,引起瞬间脊髓损伤。此类损伤的特点:① 患者年龄较大,多为>50岁中老年患者;② 有颈部外伤史,但多为轻微创伤,过伸型损伤多见,X 线片检查无明显骨折脱位,MRI 检查他相局灶性高信号区;③ 多为不完全损伤,病情发展迅速,伤后即可发展为不全瘫。

对于 OPLL 后脊髓损伤的治疗一直存在争议。Endo 等[126]的一项回顾性研究表明,手术治疗和保守治疗对于脊髓功能的改善差异无统计学意义。尽管非手术治疗使脊髓功能恢复得到一些改善,但脊髓损伤的病理基础依然存在,脊髓长期受压,导致缺血、缺氧,最终变性、坏死,还包括组织对创伤发生的生化分子水平反应等,可使该处的组织细胞受到损伤,加重损伤。陈(Chen)等[127]的一项前瞻性研究表明,手术组的患者在 1 个月与 6 个月随访时结果明显好于保守治疗组。脊髓损伤治疗的目的在于防止或减少脊髓的继发性损害,进行早期手术减压和颈椎稳定性的重建,减轻水肿,降低脊髓内部压力,改善脊髓的血液循环,避免或减轻继发损害,为脊髓功能的恢复创造良好的外部环境。随着对无骨折脱位脊髓损伤病理机制的进一步研究,多数学者建议手术治疗[128,129]。

手术入路的选择主要根据骨化物的类型和椎管的狭窄程度。后路椎板切除或椎管成形是较为常见的术式,尤其对于连续型或混合型骨化灶超过 4 个椎节以上、年龄较大、症状严重、不能耐受手术的患者。椎板成形术对患者干扰小,并发症少,通过保留颈椎后方骨性结构,消除了椎板切除术后颈椎序列异常和后部结构移位对脊髓的压迫,也没有前路减压融合术后邻近节段的退变不稳、椎间盘退变突出等问题(图 7 - 15,图 7 - 16,图 7 - 17,图 7 - 18,图 7 - 19)。

岩崎(Iwasaki)等[130]的一项研究表明,对于椎管占有率＞60％的患者,椎板成形的疗效明显低于椎管占有率＜60％的患者。这可能是因前方残留较大的骨化物压迫引发症状复发或加重所致。OPLL 骨化灶位于椎管的前壁,理想的手术方法应是前入路,直接切除骨化灶,解除对脊髓、血管和神经根的压迫同时作椎体间植骨融合,以维持病变节段的稳定性。正木(Masaki)等[131]比较前路减压植骨融合和后路椎板成形治疗 OPLL 的疗效,认为前路手术效果优于后路。当混合型 OPLL 合并巨大椎间盘突出或局部存在显著

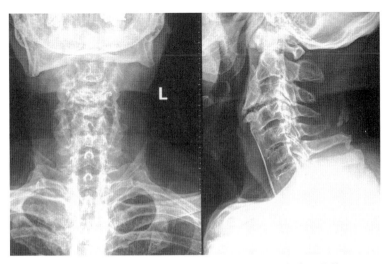

图 7 - 15 颈椎韧带骨化病合并颈椎骨折脱位术前 X 线片

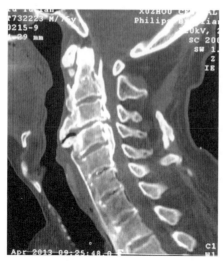

图 7‑16 颈椎韧带骨化病合并颈椎骨折脱位术前 CT

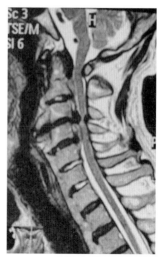

图 7‑17 颈椎韧带骨化病合并颈椎脊髓损伤术前 MRI 矢状面

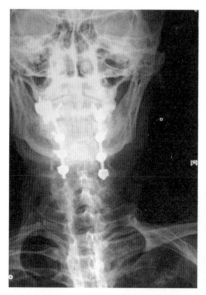

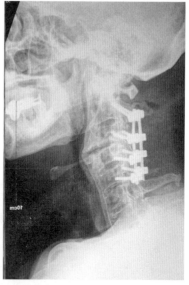

图 7‑18 颈椎韧带骨化病合并颈椎脊髓损伤术后 X 线片

增厚的骨化块时,脊髓的缓冲间隙几乎消失,加上椎管内的硬膜外脂肪及血管与组织所占的空间,脊髓往往处于高危状态,极易受外界影响而加重损伤。由于椎管储备空间已近临界点,前路手术风险大[132],而单纯后路减压效果又不理想,此时可行前后路联合手术[133]。先行后路手术,再Ⅰ期或Ⅱ期行前路手术,通过后路减压,有效地扩大颈椎管容积,使颈椎管矢状径扩大,脊髓获得向后移行的空间,对前方致压物产生间接减压。脊髓后移,使颈脊髓前方空间增大,椎管内压力降低,椎管内压力静脉丛瘀血减少,脊髓向后方漂移,赘生

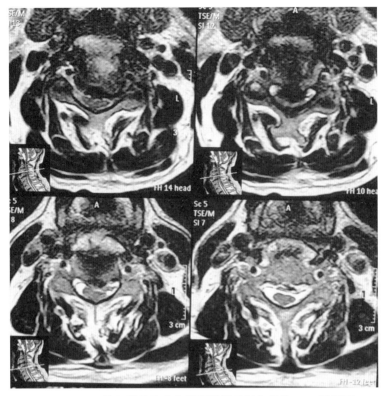

图 7‐19 颈椎韧带骨化病合并颈椎脊髓损伤术前 MRI 横断面

物与硬膜囊空间增大,提供了前路骨化物切除的操作空间,减压时不易损伤静脉丛,也不会因压迫物去除后脊髓骤然向前膨出,在减压口的后方边缘形成新的急性压迫,引起新的脊髓损伤,从而增加了前路手术的安全性。Ⅰ期或Ⅱ期行前路手术主要依患者的全身情况而定。对于年龄小、全身情况良好能耐受连续手术的患者,建议Ⅰ期后前路联合手术。此种术式并非是前后两个手术的简单叠加,而是一个手术过程中两个序贯步骤。杨大龙等认为手术入路选择适应证为:① 前路:孤立型或连续型 OPLL<3 个节段,OPLL 椎管占有率<50%;② 后路:连续 OPLL4 个椎节以上或年龄较大,存在一定的生理前屈,全身情况差不能耐受手术者;③ 后前路联合:孤立型或连续型 OPLL<3 个节段,OPLL 椎管占有率>50%,颈椎曲度欠佳。

参考文献

[1] Park J H, Kim J H, Roh S W, et al. Prognostic factor analysis after surgical decompression and stabilization for cervical spinal-cord injury[J]. Br J Neurosurg, 2017, 31(2): 194 - 198.

[2] Kouyoumdjian P, Guerin P, Schanelderle C, et al. Fracture of the lower cervical spine in patients with ankylosing spondylitis: retrospective study of 19 cases[J]. Orthop Traumatol Surg Res, 2012, 98(5): 543 - 551.

[3] Ngo L M, Aizawa T, Hoshikawa T, et al. Fracture and contralateral dislocation of the twin facet joints of the lower cervical spine[J]. Eur Spine J, 2012, 21(2): 282 - 288.

［4］ 孙志波,禹志宏,孙晨,等.一期后前路手术治疗下颈椎骨折脱位伴关节突绞锁[J].创伤外科杂志,2014,16(3)：233－235.

［5］ Liu Y, Shi C G, Wang X W, et al. Timing of surgical decompression for traumatic cervical spinal cord injury[J]. Int Orthop, 2015, 39(12)：2457－2463.

［6］ Fehlings M G, Vaccaro A, Wilson J R, et al. Early versus delayed decompression for traumatic cervical spinal cord injury：results of the surgical timing in acute spinal cord injury study (STASCIS)[J]. PLoS One, 2012, 7(2)：e32037.

［7］ 贾连顺.颈椎脊髓损伤的早期救治[J].中华外科杂志,2007,45(4)：274－276.

［8］ 郭晓东,滕宇.颈椎脊髓损伤的早期救治策略[J].临床急诊杂志,2011,12(5)：289－291.

［9］ 贺宝荣,许正伟,郝定均,等.下颈椎骨折脱位并脊髓损伤的前路手术治疗[J].中国脊柱脊髓杂志,2013,23(7)：606－609.

［10］ 李玉伟,王海蛟,周小小,等.前路复位减压零切迹椎间融合器内固定治疗下颈椎脱位[J].中国脊柱脊髓杂志,2015,25(7)：630－636.

［11］ 张思胜,赵红卫,刘万军,等.颈椎侧块钉棒内固定治疗颈椎损伤[J].实用骨科杂志,2010,16(2)：125－127.

［12］ Whang P G, Patel A A, Vaccaro A R. The development and evaluation of the subaxial injury classification scoring system for cervical spine trauma[J]. Clin Orthop Relat Res, 2011, 469(3)：723－731.

［13］ 王建元,刘华,盛伟斌,等.SLIC评分在下颈椎损伤术式选择中的应用价值[J].中国脊柱脊髓杂志,2016,26(5)：415－420.

［14］ 朱烨,何登伟,陈剑,等.下颈椎损伤分类评分系统的临床应用[J].临床骨科杂志,2016,19(2)：144－146.

［15］ 于圣会,盛伟斌,陈浩贤,等.SLIC评分系统在下颈椎损伤治疗中的应用[J].中华创伤骨科杂志,2010,12(5)：425－428.

［16］ 贺永雄,刘斌,邢文华,等.单纯后路颈椎椎弓根钉棒系统内固定治疗下颈椎骨折脱位[J].中华创伤骨科杂志,2011,13(4)：378－380.

［17］ Denis F. The three column spine and its significance in the classification of acute thoracolumbar spinal injuries[J]. Spine, 1983, 8(8)：817－831.

［18］ Roy-Camille R, Saillant G. Internal fixation of the unstable cervical spine by aposterior osteosynthesis with plate and screws. The cervical spine[C]. Edited by the Cervical Spine Research Society. Philodephia, JBLippinech Co, 1989：390－403.

［19］ Pintar F A, Maiman D J, Hollowell J P. et al. Fusion rate and biomechanical stiffness of hydroxylapatite versus autogenous bone grafts for anterior discectomy. An in vivo animal study [J]. Spine, 1994, 19(22)：2524－2528.

［20］ 贾连顺,袁文.颈椎外科学[M].北京：人民卫生出版社,2009,379.

［21］ Kakulas BA. The applied neuropathology of human spinal cord injury[J]. SpinalCord, 1999, 37 (2)：79－88.

［22］ Al-Khateeb H, Oussedik S. The management and treatment of cervical spine injuries[J]. Hosp Med, 2005, 66(7)：389－395.

［23］ Roy-Camille R, Saillant G. Internal fixation of the unstable cervical spine by aposterior osteosynthesis with plate and screws. The cervical spine[C]. Edited by the Cervical Spine Research Society. Philodephia, JBLippinech Co, 1989：390－403.

［24］ Morscher E, SuRer F, Jenny H, et al. Anterior plating of the cervical spine with the hollow screw-plate system of titanium[J]. Chirurg, 1986, 57(11)：702－707.

[25]　贾连顺,袁文.颈椎外科学[M].北京:人民卫生出版社,2009,378-380.

[26]　Abumi K, Itoh H, Taneichi H, et al. Transpedicular screw fixation for traumatic lesions of them middle and lower cervical spine description of the techniques and preliminary report[J]. J Spinal Disord, 1994, 7: 19-28.

[27]　Kotani Y, Cunningham B W, Abumi K, et al. Biomechanical analysis of cervical stabilization systems. An assessment of transpedicular screw fixation in the cervical spine[J]. Spine(Phila Pa 1976), 1994, 19(22): 2529-2539.

[28]　Ghisolli G, Wharton N, Hipp J A, et al. Prospective analysis of imaging prediction of pseudarthresis after anterior cervical discectomy and fusion: computed tomography versus flexion-extension motion analysis with intraoperative correlation[J]. Spine, 2011, 36(6): 463-468.

[29]　Harris M B, Reichmann W M, Bono C M, et al. Mortality in elderly patients after cervical spine fractures[J]. J Bone Joint Surg (Am), 2010, 92(3): 567-574.

[30]　Aebi M. Surgical treatment of upper, middle and lower cervical injuries and non-unions by anterior procedures[J]. Eur Spine J. 2010, 19 Suppl 1: s33-s39.

[31]　Zehnder S W, Lenarz C J, Place H M. Teachability and reliability of a new classification system for lower cervical spinal injuries[J]. Spine, 2009, 34(19): 2039-2043.

[32]　Chen R, Song Y, Kong Q, et al. Analysis of 78 patients with spinal injuries in the 2008 Sichuan, China, earthquake[J]. Orthopedics, 2009, 32(5): 322.

[33]　Zhac L, Xu R, Liu J, et al. Comparison of two techniques for transarticular screw implantation in the subaxial cervical spine[J]. J Spinal Disord Tech, 2011, 24(2): 126-131.

[34]　Lj L, Zhou FH, Wang H. et al. Posterior fixation and fusion with atlas pedical screw system for upper cervical diseases[J]. Chin J Traumatol, 2008, 11(6): 323-328.

[35]　王新伟,袁文,陈德玉,等.严重颈椎脱位手术治疗策略探讨[J].中华外科杂志,2007,45: 379-382.

[36]　张广泉,李琳,高延征,等.下颈椎骨折脱位伴关节突绞锁的治疗策略[J].中华创伤骨科杂志, 2013,15(9): 810-812.

[37]　曲延镇,王玉龙,郭晓东,等.单纯后路椎弓根钉内固定治疗下颈椎骨折脱位[J].中华骨科杂志, 2013,33(10): 990-996.

[38]　Abumi K, Itoh H, Taneichi H, et al. Transpedieular screw fixation for traumatic lesions of the middle and lower cervical spine: description of the techniques and preliminary report[J]. J Spinal Disord, 1994, 7(1): 19-28.

[39]　Nakashima H, Yukawa Y, lto K, et al. Posterior approach for cervieal fracture-dislocations with traumatic disc herniation[J]. Eur Spine J, 2011, 20(3): 387-394.

[40]　Abumi K, Shono Y, Kotani Y, et al. Indirect posterior reduction and fusion of the traumatic herniated disc by using a cervical pedicle screw system[J]. J Neurosurg, 2000, 92(1 Suppl): 30-37.

[41]　Yukawa Y, Kato F, Ho K, et al. Placement and complications of cervical pedicle screws in 144 cervical trauma patients using pedicle axis view techniques by fluoroscope[J]. Eur Spine J, 2009, 18(9): 1293-1299.

[42]　Zhou F, Zou J, Gan M, et al. Management of fracture—dislocation of the lower cervical spine with the cervical pedicle screw system[J]. Ann R Coll Surg Engl, 2010, 92(5): 406-410.

[43]　Yukawa Y, Kato F, Yoshihara H, et al. Cervical pedicle screw fixation in 100 cases of unstable cervical injuries: pedicle axis views obtained using fluoroscopy[J]. J Neurosurg Spine, 2006, 5 (6): 488-493.

[44] Abumi K, Itoh H, Taneichi H, et al. Transpedicular screw fixation for traumatic lesions of the middle and lower cervical spine：description of the techniques and preliminary report[J]. J Spinal Disord, 1994, 7(1)：19 - 28.

[45] Nakashima H, Yukawa Y, lto K, et al. Posterior approach for cervieal fracture-dislocations with traumatic disc herniation[J]. Eur Spine J, 2011, 20(3)：387 - 394.

[46] Abumi K, Shono Y, Kotani Y, et al. Indirect posterior reduction and fusion of the traumatic herniated disc by using a cervical pedicle screw system [J]. J Neurosurg, 2000, 92 (1 Suppl)：30 - 37.

[47] Yukawa Y, Kato F, ho K, et al. Placement and complications of cervical pedicle screws in 144 cervical trauma patients using pedicle axis view techniques by fluoroscope[J]. Eur Spine J, 2009, 18(9)：1293 - 1299.

[48] Zhou F, Zou J, Gan M, et al. Management of fracture—dislocation of the lower cervical spine with the cervical pedicle screw system[J]. Ann R Coll Surg Engl, 2010, 92(5)：406 - 410.

[49] Yukawa Y, Kato F, Yoshihara H, et al. Cervical pedicle screw fixation in 100 cases of unstable cervical injuries：pedicle axis views obtained using fluoroscopy[J]. J Neurosurg Spine, 2006, 5 (6)：488 - 493.

[50] Vaccaro A R, Falatyn S P, Flanders A E, et al. Magnetic resonance evaluation of the intervertebral disc, spinal ligaments, and spinal cord before and after closed traction reduction of cervical spine dislocations[J]. Spine(Phila Pa 1976), 1999, 24(12)：1210 - 1217.

[51] Grant G A, MiIza S K, Chapman J R, et al. Risk of early closed reduction in cervical spine subluxation injuries[J]. J Neurosurg, 1999, 90(1 Suppl)：13 - 18.

[52] Abumi K, Ito M, Sudo H. Reconstruction of the subaxial cervical spine using pedicle screw instrumentation[J]. Spine(Phila Pa 1976), 2012, 37(5)：E349 - E356.

[53] 王东来,唐天驷,黄士中,等.下颈椎椎弓根内固定的解剖学研究与临床应用[J].中华骨科杂志, 1998,18(11)：659 - 662.

[54] 贺永雄,刘斌,邢文华,等.单纯后路颈椎椎弓根钉棒系统内固定治疗下颈椎骨折脱位[J].中华创伤骨科杂志,2011,13(4)：378 - 380.

[55] Abumi K, Ito M, Sudo H. Reconstruction of the subaxial cervical spine using pedicle screw instrumentation[J]. Spine, 2012, 37：E349 - E356.

[56] Abumi K, Itoh H, Taneichi H, Kaneda K. Transpedicular screw fixation for traumatic lesions of the middle and lower cervical spine：description of the techniques and preliminary report[J]. J Spinal Disord, 1994, 7：19 - 28.

[57] 姚晓东,李金泉,唐焕章,等.经后路颈椎弓根钉系统固定治疗颈椎骨折脱位[J].中国矫形外科杂志,2009,17(24)：1890 - 1891.

[58] 宋晨阳,徐皓,陈建梅,等.颈椎弓根钉手术在难复性下颈椎骨折脱位中的临床应用[J].中国骨与关节损伤杂志,2009,24(3)：196 - 198.

[59] Abumi K, Shono Y, Kotani Y, et al. Indirect posterior reduction and fusion of the traumatic herniated disc by using a cervical pedicle screw system [J]. J Neurosurg (Spine1), 2000, 92：30 - 37.

[60] Vaccaro A R, Falatyn S P, Flanders A E, et al. Magnetic resonance evaluation of the intervertebral disc, spinal ligaments, and spinal cord before and after closed traction reduction of cervical spine dislocations[J]. Spine, 1999, 24：1210 - 1217.

[61] 任先军,张峡,张年春,等. 颈椎小关节突脱位闭合复位前后椎间盘和脊髓的损伤变化[J].骨与关节损伤杂志, 2003, 18(1)：4 - 6.

[62] 项良碧,祖启明,曹艳,等.颈椎椎弓根钉内固定治疗颈椎骨折脱位[J].中国矫形外科杂志,2006,14(22):1684-1687.

[63] 王新伟,袁文,陈德玉,等.复杂性下颈椎损伤的手术方案选择[J].中国骨与关节损伤杂志,2005,20(9):577-579.

[64] 刘景堂,唐天驷,王东来,等.颈椎椎弓根螺钉内固定系统的临床应用[J].中华骨科杂志,2003,23:590-594.

[65] 王雷,柳超,田纪伟,等.下颈椎骨折脱位的治疗术式选择[J].中国脊柱脊髓杂志,2013,23(7):610-616.

[66] 郭继东,侯树勋,史亚民,等.后路减压复位椎弓根螺钉内固定治疗难复性下颈椎骨折脱位的疗效评价[J].中国矫形外科杂志,2010,10(4):821-824.

[67] Ito Z, Higashino K, Kato S, et al. Pedicle screws can be 4 times stronger than lateral mass screws for insertion in the midcervical spine: a biomechanical study on strength of fixation[J]. J Spinal Disord Tech, 2012, 27(12): 1033-1036.

[68] Lin HJ, Xu RM, Liu GY, et al. Biomechanical study on the posterior screw fixation in the lower cervical spine[J]. Zhong Guo Gu Shang, 2011, 24(6): 530-533.

[69] Xu RM, Ma WH, Wang Q, et al. A free-hand technique for pedicle screw placement in the lower cervical spine[J]. Orthop Surg, 2009, 1(2): 107-112.

[70] Huang D, Du K, Zeng S, et al. The security analysis of transpedicular screw fixation in the lower cervical spine and a case repor[J]. Spine(Phila Pa 1976), 2011, 36(26): 1702-1708.

[71] Yu ZS, Yue JJ, Wei F, et al. Treatment of cervical dislocation with locked facets[J]. Chin Med J (En91), 2007, 120(3): 216-218.

[72] Nassr A, Lee JY, Dvorak MF, et al. Variations in surgical treatment of cervical facet dislocations [J]. Spine(Phila Pa 1976), 2008, 33(7): E188-E193.

[73] Vadera S, Ratliff J, Brown Z, et al. Management of cervical facet dislocations[J]. Semin Spine Surg, 2007, 19: 250-255.

[74] Reindl R, Ouellet J, Harvey EJ, et al. Anterior reduction for cervical spine dislocation[J]. Spine (Phila Pa 1976), 2006, 31(6): 648-652.

[75] 王新伟,袁文,陈德玉,等.严重颈椎脱位手术治疗策略探讨[J].中华外科杂志,2007,45(6):379-382.

[76] Coe J D, Warden K E, Sutterlin C E 3rd, et al. Biomechanical evaluation of cervical spinal stabilization methods in a human cadaveric model[J]. Spine(Phila Pa 1976), 1989, 14(10): 1122-1131.

[77] Kotani Y, Cunningham B W, Abumi K, et al. Biomechanical analysis of cervical stabilization systems. An assessment of transpedicular screw fixation in the cervical spine[J]. Spine(Phila Pa 1976), 1994, 19(22): 2529-2539.

[78] Yu Z S, Yue J J, Wei F, et al. Treatment of cervical dislocation with locked facets[J]. Chin Med J(En91), 2007, 120(3): 216-218.

[79] Nassr A, Lee J Y, Dvorak M F, et al. Variations in surgical treatment of cervical facet dislocations[J]. Spine(Phila Pa 1976), 2008, 33(7): E188-E193.

[80] Reindl R, Ouellet J, Harvey E J, et al. Anterior reduction for cervical spine dislocations[J]. Spine(Phila Pa 1976), 2006, 31(6): 648-652.

[81] 王新伟,袁文,陈德玉,等.严重颈椎脱位手术治疗策略探讨[J].中华外科杂志,2007,45(6):379-382.

[82] Coe J D, Warden K E, Sutterlin C E 3rd, et al. Biomechanical evaluation of cervical spinal

stabilization methods in a human cadaveric model[J]. Spine(Phila Pa 1976), 1989, 14(10): 1122 - 1131.

[83] Do Koh Y, Lim T H, Won You J, et al. A biomechanical comparison of modem anterior and posterior plate fixation of the cervicalspine[J]. Spine(Phila Pa 1976), 2001, 26(1): 15 - 21.

[84] Kotani Y, Cunningham B W, Abumi K, et al. Biomechanical analysis of cervical stabilization systems. An assessment of transpedicular screw fixation in the cervical spine[J]. Spine(Phila Pa 1976), 1994, 19(22): 2529 - 2539.

[85] Abumi K, Itoh H, Taneichi H, et al. Transpedicular screw fixation for traumatic lesions of the middle and lower cervical spine: description of the techniques and preliminary report[J]. J Spinal Disord, 1994, 7(1): 19 - 28.

[86] Nakashima H, Yukawa Y, lto K, et al. Posterior approach for cervieal fracture-dislocations with traumatic disc herniation[J]. Eur Spine J, 2011, 20(3): 387 - 394.

[87] Abumi K, Shono Y, Kotani Y, et al. Indirect posterior reduction and fusion of the traumatic herniated disc by using a cervical pedicle screw system[J]. J Neurosurg, 2000, 92(1 Suppl): 30 - 37.

[88] Zhou F, Zou J, Gan M, et al. Management of fracture—dislocation of the lower cervical spine with the cervical pedicle screw system[J]. Ann R Coll Surg Engl, 2010, 92(5): 406 - 410.

[89] Abumi K, Ito M, Sudo H. Reconstruction of the subaxial cervical spine using pedicle screw instrumentation[J]. Spine(Phila Pa 1976), 2012, 37(5): E349 - E356.

[90] Abumi K, Ito M, Sudo H. Reconstruction of the subaxial cervical spine using pedicle screw instrumentation[J]. Spine, 2012, 37: E349 - E356.

[91] Abumi K, Itoh H, Taneichi H, Kaneda K. Transpedicular screw fixation for traumatic lesions of the middle and lower cervical spine: description of the techniques and preliminary report[J]. J Spinal Disord, 1994, 7: 19 - 28.

[92] 谢道远,罗伟初,黄小军,等. 颈椎椎弓根钉内固定系统在颈椎骨折脱位手术中的应用研究[J]. 中国实用医药,2009,4(18): 81 - 83.

[93] Kotani Y, Cunningham BW, Abumi K, et al. Biomechanical analysis of cervical stabilizati on systems. An assessment of trans pedicular screw fixation in the cervical spine[J]. Spine, 1994, 19(22): 2529 - 2539.

[94] 罗飞,许建中,王序全,等. 三种颈椎前路内固定装置对术后脊柱稳定性的作用[J]. 中国临床康复,2003,20: 2830 - 2831.

[95] Young D K, Lim T H, Jae W Y, et al. A biomechanical comparison of modern anterior and posterior plate fixation of the cervical spine[J]. Spine, 2001, 26(1): 15 - 21.

[96] Johnston T L, Karaikovic E E, Lautenschlager EP, et al. Cervical pedicle screws vs lateral mass screws: uniplanar fatigue analysis and residual pullout strengths[J]. Spine J, 2006, 6: 667 - 72.

[97] Kwon B K, Beiner J, Grauer J N, et al. Anterior/posterior operative education of cervical spine dislocation: techniques and literature review[J]. Cur Opin Orthop, 2003, 14: 193 - 199.

[98] Lambiris E, Zouboulis P, Tyllianakis M, et al. Anterior surgery for unstable lower cervical spine injuries[J]. Clin Orthop Relat Res, 2003, (411): 61 - 69.

[99] 尹庆水,张余,刘景发,等. A X IS 颈椎侧块钢板治疗下颈椎不稳临床应用初步报告[J]. 中华骨科杂志,2001,21: 201 - 204.

[100] 徐红伟,龚遂良,郑琦. 椎弓根钉棒系统治疗颈椎不稳定骨折的生物力学研究[J]. 国际骨科学杂志,2007,28: 200 - 202.

[101] Patel A A. Subaxial cervical trauma: evaluation, classification, and treatment[J]. Contemp

Spine Surg，2009，10：1‐8.

［102］　金大地，陈建庭，江建明，等. Orion 锁定型颈椎前路钢板系统在颈椎外科中的应用［J］. 中华骨科杂志，1999，19：328‐331.

［103］　Bohhnan HH，Anderson PA．Anterior decompression and arthrodesis of the cervical spine：long‐term motor improvement in incomplete traumatic quadrlparesis．Part I — improvement in incomplete traumatic quadriparesis［J］. J Bone Joint Surg（Am），1992，74：671‐682.

［104］　袁文，贾连顺，陈德玉，等. 前路手术治疗严重下颈椎骨折脱位［J］. 中国脊柱脊髓杂志，2001，11：23‐25.

［105］　Brodke D S，Anderson P A，Newell D W，et al．Comparison of anterior and posterior approaches in cervical spinal cord injuries［J］. J Spinal Disord Tech，2003，16：229‐235.

［106］　Abumi K，Itoh H，Taneichi H，et al．Transpedicular screw fixation for traumatic lesions of the middle and lower cervical spine：description of the techniques and preliminary report［J］. J Spinal Disord，1994，7（1）：19‐28.

［107］　Nakashima H，Yukawa Y，lto K，et al．Posterior approach for cervieal fracture-dislocations with traumatic disc herniation［J］. Eur Spine J，2011，20（3）：387‐394.

［108］　Cao J，He F，He L，et al．Experimental study on screwinsertion in lower cervical pedicle assisted by multi-spiral computerized tomography three dimensional reconstruction techniques［J］. Zhong Guo Xiu Fu Chong Jian Waike Zazhi，2010，24（5）：525‐530.

［109］　Chanplakorn P，Kraiwattanapong C，Aroonjarattham K，et al．Morphometric evaluation of subaxial cervical spineusing multi-detector computerized tomography（MDCT）scan：the consideration for cervical pedicle screws fixation［J］. BMC Musculoskelet Disord，2014，15（1）：125‐129.

［110］　张洪磊，王大伟，马金柱. Halo—Vest 固定下前后路一期手术治疗急性复杂性下颈椎损伤［J］. 中国脊柱脊髓杂志，2005，15：270.

［111］　Patel A A．Subaxial cervical trauma：evaluation，classification，andtreatment［J］. Contep Spine Surg，2009，10：1‐8.

［112］　贾连顺，叶添文. 颈椎损伤治疗的现代概念［J］. 中华创伤杂志，2004，20：195‐197.

［113］　Lim P A，Tow A M．Recovery and regeneration after spinal cord injury：a review and summary of recent literature［J］. Ann Acad Med Singapore，2007，36：49‐57.

［114］　Shen S H，Dip S D．Surgical management of lower cervical spine fracture in ankylosing spondylitis［J］. J Trauma，2006，61（4）：1005‐1009.

［115］　Liao C C，Chen L R．Anterior and posterior fixion of a cervical fracture induced by chiropractic spinal manipulation in ankylosing spondylitis：a case report［J］. J Trauma，2007，63（4）：E90‐E94.

［116］　Bono C M，Min W．Avoiding complications in patients with ankylosing spon dylitis undergoing spine surgery［J］. Curr Opin Othop，2005，16（3）：178‐183.

［117］　Westerveld L A，Verlaan J J，Oner F C．Spinal fractures in patients with ankylosing spinal disorders：a systematic review of the literature on treatment，neurological status and complications［J］. Eur Spine J，2009，18（2）：145‐156.

［118］　Kouyoumdjian P，Guerin P，Schaelderle C，et al．Fracture of the lower cervical spine in patients with ankylosing spondylitis：retrospective study of 19 cases［J］. Orthop Traumatol Surg Res，2012，98（5）：543‐551.

［119］　Whang P G，Goldberg G，Lawrence J P，et al．The management of spinal injuries in patients with ankylosing spondylitis OT diffuseidiopathic skeletal hyperostosis：a comparison of treatment methods and clinical outcomes[J]. J Spinal Disord Tech, 2009, 22(2): 77 - 85.

[120] Taggard DA, Traynelis VC. Management of cervical spinal fractures in ankylosing spondyhtis with posterior fixation[J]. Spine, 2000, 25(16): 2035 - 2039.

[121] Liao CC, Chen LR. Anterior and posterior fixation of a cervical fracture induced by chiropractic spinal manipulation in ankylosing spondytitis: a case report[J]. J Trauma, 2007, 63(4): E90 - E94.

[122] Thumbikat P, Hariharan liP, Ravichandran G, et al. Spinal cordinjury in patients with ankylosing spondylitis: a 10-year review[J]. Spine, 2007, 32(26): 2989 - 2995.

[123] Bono CM, Min W. Avoiding complications in patients with ankylosing spondylitis undergoing spine surgery[J]. Curt Opin Orthop, 2005, 16(3): 178 - 183.

[124] Koyanagi I, Iwasaki Y, Hida K, et al. Acute cervical cord injury without fracture or dislocation of the spinal column[J]. J Neurosurg, 2000, 93 Suppl 1: 15 - 20.

[125] Katoh S, Ikata T, Hirai N, et al. Influence of minor trauma to the neck on the neurological outcome in patients with ossification of the posterior longitudinal ligament (OPLL) of the cervical spine[J]. Paraplegia, 1995, 33(6): 330 - 333.

[126] Endo S, ShimamuraT, Nakase H, et al. Cervical spinal cord injury a ssociated with ossification of the posterior longitudinal ligament[J]. Arch Orthop Trauma Surg, 1994, 113(4): 218 - 221.

[127] Chen T Y, Dickman C A, Eleraky M, et al. The role of decompression for acute incomplete cervical spinal cord injury in cervical spondylosis[J]. Spine, 1998, 23(22): 2398 - 2403.

[128] 杨进顺,黄文铎,王胜标. 无骨折脱位型颈髓损伤手术与非手术治疗疗效对比观察[J]. 中华创伤杂志,2004,20(6): 330 - 332.

[129] 黎文,林志雄,陈艺,等. 无骨折脱位型颈髓损伤的手术治疗[J]. 中华创伤杂志,2005,21(7): 499 - 501.

[130] Iwasaki M, Okuda S, Miyauchi A, et al. Surgical strategy for cervical myelopathy due to ossification of the posterior longitudinal ligament. Part 1: clinical results and limitations of laminoplasty[J]. Spine, 2007, 32(6): 647 - 653.

[131] Masaki Y, Yamazaki M, Okawa A, et al. An analysis of factors causing poor surgical outcome in patients with cervical myelopathydue to ossification of the posterior longitudinal ligament: anterior decompression with spinal fusion versus laminoplasty[J]. J Spinal Disord Tech, 2007, 20(1): 7 - 13.

[132] 徐展望,张建新. I 期前后联合入路脊髓减压病灶切除内固定治疗颈椎后纵韧带骨化症[J]. 中华创伤杂志,2005,21(8): 595 - 597.

[133] 吕振木,申勇,徐英进,等. 后前路联合入路治疗重症脊髓型颈椎病[J]. 中国矫形外科杂志, 2007,15(5): 344 - 346.

第八章　颈椎脊髓损伤并发症的种类及有效防治

肢体瘫痪和感觉丧失是颈脊髓损伤患者的主要特点,也是颈脊髓损伤并发症发生的主要原因。颈脊髓损伤后的任何阶段均可发生各类并发症,其中较为复杂的并发症明显延长患者的康复周期,甚至可以威胁患者的生命[1]。因此为了颈脊髓损伤患者能顺利进行康复和维持生存质量,就必须预防和处理好并发症。

第一节　术 中 并 发 症

一、周围神经损伤

1. 喉上神经损伤

颈椎前路手术中误伤喉上神经,多在分离、结扎、切断甲状腺上动静脉的时候[2]。喉上神经来自迷走神经的结状神经节,其位置靠近颈静脉孔,在舌骨平面上分为内支及外支[3]。喉上神经的外支主要为运动支,支配环甲肌,尚有分支到咽下缩肌、甲状腺。另外外支进入环甲肌之前分出一支经甲状软骨下缘入喉,并与喉返神经前支一同至甲勺肌和环勺侧肌。喉上神经由迷走神经分出后,在颈部行程较短,损伤较喉返神经少,且一般多为单侧,易伤及其外支。损伤外支,会使环甲肌瘫痪,引起声带松弛、声调降低。如损伤内支,会使咽喉黏膜感觉丧失,在饮水或进食时发生误咽而呛咳[4]。一般牵拉伤在术后1~2周可恢复,永久性损伤经较长时间后,呛咳也可减轻或消失。恢复期内告知患者暂禁流质,适当增加输液量,根据情况给予固体食物,嘱细嚼慢咽。

2. 喉返神经损伤

喉返神经发自于迷走神经,两侧行走途径不同。右侧在锁骨下动脉之前离开迷走神经,绕动脉的前、下后再折向上行,沿气管食管沟的前方上升,在环状软骨后方进入喉内。左侧行走途径较长,在迷走神经过主动脉弓时离开迷走神经,绕主动脉弓部之前、下、后,然后沿气管食管沟上行,在环甲关节后方进入喉内。根据国内孟昭辉等对喉返神经解剖的观察结果,左侧喉返神经大多行走于气管食管沟内,右侧喉返神经大部分沿气管食管沟的外侧上行。与颈前路有关的喉返神经损伤多为单侧,大多由于过度牵拉所致,一侧喉返神经损伤导致声带麻痹,表现为声音嘶哑及发声无力,且声嘶及发声无力是单侧喉返神经损伤仅有的症状。这种喉返神经牵拉为不完全性损伤,一般于术后1～3个月恢复。咳嗽软弱与声嘶的程度一致。部分单侧喉返神经损伤的患者,只有轻度声嘶及发声无力,不致发生呼吸困难,容易被漏诊。双侧喉返神经损伤后一般有短暂的声嘶、咳嗽无力病史,由于双侧声带近中线,吸气时不能外展,声音也可不受影响,但有严重的呼吸困难。此情况一旦发生,需紧急治疗,立即给予脱水药物20%甘露醇125 mL静滴,100 mL生理盐水+地塞米松5 mg静滴,每日2次,持续3日,以减轻脊髓和神经水肿,使症状得以缓解。

3. 颈交感神经干损伤

颈交感干位于颈椎前外侧,颈动脉鞘后方,被椎前筋膜覆盖,左右各一条。颈交感干由颈上、中、下三个神经节及联系于神经节间的节间支构成。术中将颈长肌过度向外侧分离或牵拉时,很可能损伤颈交感神经干或星状神经节。颈交感干损伤表现为Horner综合征,发生率为2%～4%,多可自愈,且少有临床意义。

可采取预防措施为:① 手术医生要熟悉喉上、喉返神经及颈交感神经干的位置及与周围组织的解剖关系;② 术中仔细操作,保护软组织,在视野不清晰时不随意钳夹或切断组织,止血时尽量不使用电刀而用钳夹准确止血,不钳夹过多组织[5];③ 不要为了保护神经而刻意去分离,术中显露椎前筋膜后将其与周围组织器官一起牵向对侧即可;④ 术中应注意牵拉的力度与时间,力度越大,时间越长,越容易损伤。

二、血管损伤

1. 甲状腺动、静脉损伤

颈前路手术通常经颈内脏鞘和颈血管鞘之间进入椎前间隙,有两条动脉和三条静脉跨越此路径。分别为甲状腺上、下动脉和甲状腺上、中、下静脉,甲状腺中静脉由甲状腺中部穿出、向外经颈总动脉前方注入颈内静脉。甲状腺中静脉和甲状腺下动、静脉常因术中误伤或已结扎的缝线松脱而导致大出血,且损伤时出血难止,易发生空气栓塞。术中一旦损伤血管,应冷静处理,切忌盲目钳夹,电凝,避免造成更大损伤。

2. 椎动脉损伤

椎动脉发自锁骨下动脉,依次经第6至第2颈椎横突孔上行,穿过枢椎横突孔后向上外弯曲进入寰椎横突孔,行出后由后弓椎动脉沟绕过上关节突,从寰枕后膜弓下方进入椎管,于脑桥下界和对侧椎动脉汇合为基底动脉,沿途分支供应颈髓、脑干及小脑等。查克拉伏尔蒂(Chakravorty)等[6]认为椎动脉颅内的脊髓分支仅对C_1～C_3段颈髓重要,其余大部分颈髓主要靠根动脉供应。脊髓前动脉在第一根动脉汇入后立即变粗,少数Y型脊髓前动脉仅由根动脉分升、降支构成;但因人类通常仅有一条根动脉于C_4～C_6区间汇入脊髓前动脉或于C_4水平汇入脊髓后动脉,脊髓前、后动脉又缺乏交通,使得椎动脉一旦发生损伤极易导致颈髓缺血,加之脑干、小脑缺血,死亡率很高。

椎动脉损伤在车祸、高处坠落等所致颈椎骨折、颅颈部损伤等外伤中发生率较高，寰枢椎骨折比其他颈椎骨折更易导致椎动脉损伤，手术所致的损伤，发生概率很低。术中的椎动脉损伤，表现为迅速的大量出血。① 一般出血常可通过局部应用止血剂或压迫控制，但单纯使用者易出现栓塞、出血、动静脉瘘等风险，远期还可并发脑梗死；② 理论上来说，血管修补可以保持动脉开放，使椎动脉恢复正常血流，从而减少因缺血所致的并发症，是理想的应对策略。但外科修补的技术难度较高，需要医生有较为熟练的手术技术，而且原本起保护作用的骨性结构、周围伴随的静脉丛会限制手术视野及操作，因而临床较少使用此方法；③ 结扎椎动脉可分为经骨盲视结扎、暴露椎动脉直视结扎两种，前者指不暴露椎动脉，而直接将丝线穿入横突孔内盲视结扎，此种方法较为简单，但易损伤神经根；后者先显露椎动脉再行结扎，术中需切除部分椎体、打开横突孔，操作较困难和费时[7]，但相较而言更推荐后者。选择结扎时需同时结扎损伤部位的远近端，如单纯结扎近端，远期出现栓塞、出血、动静脉瘘等并发症的概率较高。临床上大多数患者单侧结扎后无明显并发症，但有报道称急性结扎椎动脉的死亡率达 12%，这可能与优势椎动脉现象有关；④ 随着介入技术在主动脉、颈内动脉等大血管的应用，越来越多的医生开始将其应用到椎动脉损伤，介入栓塞椎动脉损伤部位远近端被认为可以有效控制出血，并减少假性动脉瘤和动静脉瘘的发生率。如果顺行远端栓塞不易进行，可经对侧逆行栓塞，但前提是对侧有足够代偿，而且颈后路手术的俯卧体位往往限制的栓塞术的进行。

三、硬脊膜撕裂和脑脊液漏

1. 原因

① 颈椎外伤时，椎体爆裂骨折块刺破硬膜囊致硬膜破裂，脑脊液漏；② 骨化的颈椎后纵韧带、突出的椎间盘及骨赘与硬膜粘连严重，且长期受压导致硬膜囊菲薄，减压时易撕裂硬膜囊[8]，导致脑脊液漏；③ 术者手术操作不当或由于硬膜囊粘连严重，带钩剥离子钩起时不慎钩破硬膜囊；④ 也有许多自发性脑脊液漏，可能与硬膜发育不良变性有关。

2. 处理

对颈椎后纵韧带骨化，突出物巨大，硬脊膜受压时间较长的患者术中应仔细操作，尽量避免硬脊膜撕裂的发生。术中发现硬膜损伤，应确定脑脊液漏部位，充分暴露破裂处，以便在直视下操作修复。一般用 4-0 的无创缝针缝线缝合，针距 3 mm，边距 2 mm，间断、锁边或连续缝合均可以，缝合结束后检查缝合处是否紧密。如果仍有脑脊液漏，可使用纤维蛋白胶粘合，小的漏出破裂处可直接粘合。如无法缝合或出现硬膜缺损，可采用吸收性明胶海绵、脂肪或生物蛋白胶填塞的方法，或用浅筋膜覆盖，吸收性明胶海绵填塞相结合。颈前路手术后发生脑脊液漏往往造成切口周围隆起，触之有波动感（图 8-1，图 8-2）。此类患者应卧床，切口抽取脑脊液并局部沙袋压迫（图 8-3，图 8-4），颈后路可嘱患者绝对卧床压迫,多数脑脊液漏者5～7 d即可获得愈合[9]。临床上如遇到严重的脑脊液漏,可采用腰大池引流,防止使用引流管后脑脊液引流过快所致的低颅压性头痛、恶心、呕吐。腰大池引流时通常采用侧卧位,取$L_{3/4}$或$L_{4/5}$椎间隙穿刺,留置导管,与密闭式无菌引流袋连接,床尾略抬高。根据患者颈部切口肿胀情况以及颅压水平调整脑脊液的引流量。一般引流管放置7～14 d后拔除。置管期间应定期进行脑脊液常规及脑脊液生化检查,对椎管内感染应早发现早治疗。

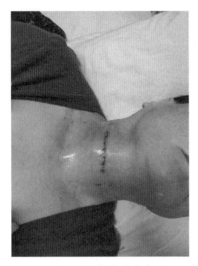

图 8-1 颈前路脑脊液漏

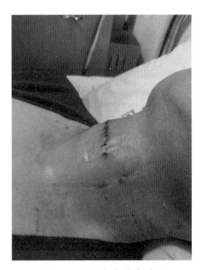

图 8-2 颈前路脑脊液漏

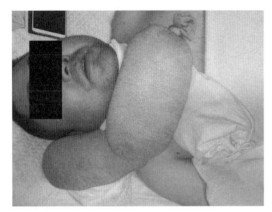

图 8-3 脑脊液漏沙袋压迫法

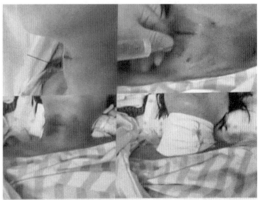

图 8-4 脑脊液漏抽取及弹力绷带压迫法

四、食管、器官、甲状腺损伤

大多由于牵开器的叶板不光滑而损伤咽部、食管或气管。拉钩用力过大,持续牵拉时间较长,也可造成损伤。此种并发症不多见,但如不及时处理,可发生急性纵隔炎,并可能致死。

食管穿孔常发生在较薄的食管后壁,由于食管后壁附着于椎前筋膜,这种结构可以限制外界污染向两侧蔓延。所以穿孔的最初几小时,颈部可没有炎症表现,几小时后由于口腔或胃内的液体经过穿孔进入食管后间隙和沿着食管平面进入切口及纵隔(图8-5,图8-6),引起切口周围感染(图8-7,图8-8)及纵隔炎症。食管瘘造成的切口感染不容易与切口本身感染相鉴别,此时可吞服美兰溶液,如切口内可见染色则确诊为食道瘘(图8-9,图8-10)。食管损伤治疗能否成功往往取决于穿孔的部位、大小、发现的时间和是否进行了及时有效的治疗措施。颈段食管穿孔大多是器械损伤引起,穿孔往往较小,发现较早,经非手术治疗约80%病例可获治愈[10],裂口较大和贯通伤引起的穿孔,伤后24 h内可将食管裂口一期缝合;24 h以后,则多不主张一期缝合,而是放置引流(图8-11)。穿孔时间较久,或经保守治疗病员出现发热,白细胞增高。X线片检查已出现颈部及纵隔感染、脓肿形成。一般对于第4胸椎平面以上的纵隔感染,均可经颈部切开引流,同时给鼻胃管饲食,创口大多能很快愈合。

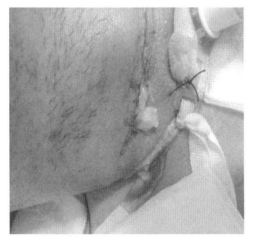

图8-5　食道瘘食物外溢

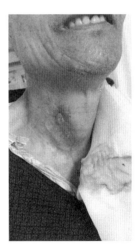

图8-6　食道瘘唾液外溢

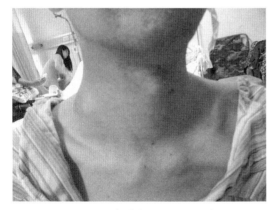

图8-7　食道瘘切口周围感染

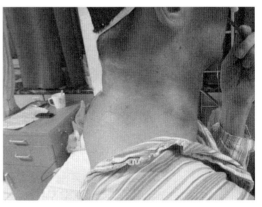

图8-8　食道瘘切口周围感染

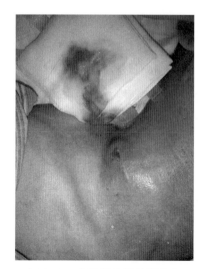

图 8-9　食道瘘吞服美兰染色

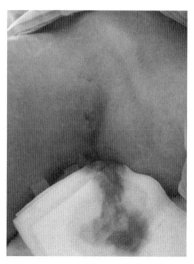

图 8-10　食道漏吞服美兰染色

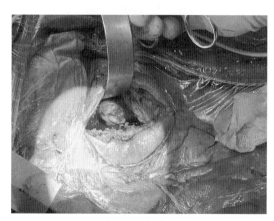

图 8-11　食道漏清创

气管损伤临床常以"呼吸困难、气胸、皮下及纵隔气肿、纵隔炎"为主要表现,被动通气者可仅表现为持续漏气,自主呼吸者可表现为呼吸窘迫,但若破损形成缓慢或范围较小,也可无症状,早期发现有一定难度。X线片检查可提供气管瘘的间接征象,如皮下及纵隔气肿、气胸、气腹。CT检查可直接显示气管瘘位置及周围结构。纤维支气管镜可直视下明确瘘口部位、面积、延伸方向、毗邻组织情况,是诊断气管瘘的"金标准"。对于血流动力学稳定、呼吸状态尚可、无并发症(如纵隔气肿、肺气肿、气胸、进行性加重的漏气、败血症)、无食管损伤的气管瘘患者,可考虑非手术治疗[11]。卡博格纳尼(Carbognani)等[12]认为,若裂伤长度＜2 cm、患者病情稳定,首选非手术治疗,此条件下的非手术治疗可以最低风险达到临床愈合效果。对于存在呼吸不稳定,进行性加重的漏气、纵隔炎、出血,通气功能下降,并发症无法得到控制或术中诊断气管瘘者,须行手术治疗。

有时候甲状腺也可在暴露过程中显露,由于甲状腺血液循环丰富,牵拉不当也可造成破裂出血。

五、胸导管损伤

下颈部骨折脱位或手术时在颈根部解剖可导致胸导管损伤,其发生率为1%～2%。损伤虽罕见,但也可见报道。

1．解剖位置

胸导管是全身最大的淋巴管，主要引流下肢、盆部、腹部、左上肢、左胸部和左头颈部的淋巴，是收集淋巴液进入淋巴循环的重要器官。胸导管自乳糜池上行于脊柱前方，在主动脉后方穿经膈主动脉裂孔入胸腔，在食管后、脊柱前方继续上行，至第5胸椎附近向左侧偏斜，出胸廓上口达颈根部后，向前弓状弯曲称胸导管，弓顶约平第6～7颈椎高度，多数继续向前下汇入左静脉角，少数可注入左颈内静脉。所以在颈根部，其前为颈总动脉、迷走神经和颈内静脉，后为前斜角肌筋膜，内为食管，外为肩胛舌骨肌。

2．损伤后的诊断及处理

胸导管损伤后主要表现为乳糜漏，术区可见牛奶样液体或白色小块状物质，此时就应怀疑胸导管损伤。新鲜的外伤性乳糜漏和术后乳糜漏首先考虑非手术治疗，保守治疗原则为：① 减少乳糜液流量；② 补充乳糜液丢失的营养物质，纠正和防止代谢紊乱；③ 加压包扎，切口引流；④ 严密监护、密切观察病情发展。一定期限内若保守治疗无效则进行手术治疗：在颈部和左锁骨上部显露乳糜瘘的部位，予以结扎及缝扎；若条件许可进行胸导管-颈内静脉或颈外静脉吻合术。

第二节　术后早期并发症

一、颈部血肿

颈脊髓损伤术后出现切口深部血肿(图8-12)，主要原因是由于结扎线头脱落、骨质创面渗血，以及血管丰富的肌肉组织大量渗血，且颈部组织结构疏松，缺乏严密的肌肉覆盖，术后出血常难以通过组织间的压迫止血。切口深部血肿多发生于手术后48 h，尤其是在12 h内。无论颈前路手术或者颈后路手术，发生切口深部血肿均易招致感染(图8-13)，或者压迫脊髓造成神经功能障碍加重，颈前路切口深部血肿严重者可压迫气管引起窒息。因此，需对其进行积极防治。

防止措施：① 术中彻底止血，关闭切口时，应对可能存在的出血点逐一止血，常规放置引流管，减少术后血肿发生；② 严密观察生命体征外，应密切注意切口及颈部外形是否肿胀，引流管是否通畅，引流量的多少，有无呼吸异常；③ 认真听取患者主诉，严密观察，警惕血肿压迫气管引起窒息；④ 对高血压病史者，应注意控制血压，防止血压过高导致切口内出血增多；⑤ 术后给予祛痰，消肿治疗，防止因剧烈咳嗽及反复吞咽动作造成创口再次出血[13]；⑥ 如术后出现呼吸困难，建议立即床旁进行抢救，拆除缝线探查，及时清除血肿(图8-14)。待呼吸情况略有改善后再送往手术室做进一步探查、止血等处理。

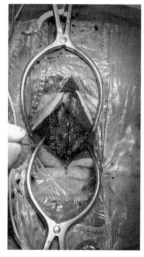
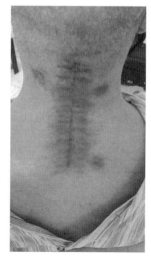
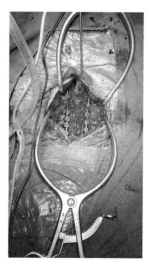

图 8-12　颈后路术后血肿　图 8-13　颈后路切口深部感染　图 8-14　颈后路血肿清除

二、呼吸道并发症

（一）术后突发呼吸困难

术后突发呼吸困难除了深部血肿压迫气管所致外，多为术中牵拉致喉头水肿和进食后会咽反射刺激喉头痉挛所致；亦可能为夜间患者的迷走神经兴奋性增高，发生喉头痉挛、气管痉挛，瞬间堵塞呼吸通道而引起，严重者可导致死亡[14]。

喉部松弛处的黏膜下有组织液浸润导致喉头水肿，多为颈前路术中长时间牵拉或术区血肿压迫气管所致。主要表现为：喉痛、声嘶、喉喘鸣和呼吸困难、甚至窒息，并可伴发热、寒战，喉镜下可见喉黏膜弥漫性水肿，苍白。处理措施：① 术前进行气管牵拉锻炼；② 如患者症状较轻，采可取鼻导管吸氧，纠正缺氧，静脉应用糖皮质激素及脱水药物减轻喉头水肿；③ 如患者出现喘鸣音加重、发声困难或失声、呼吸困难、发绀加重、面部及颈部肿胀和低氧血症等气道梗阻表现，$SpO_2 \leqslant 85\%$ 以下，甚至出现呼之不应、心搏骤停者，应立即抢救并行气管插管或气管切开术，解除气道阻塞，纠正缺氧症状。

喉痉挛指喉部肌肉反射性痉挛收缩，使声带内收，声门部分或完全关闭而导致患者出现不同程度的呼吸困难甚至完全性的呼吸道梗阻。喉痉挛轻者可表现为轻微吸气性喘鸣，重者可出现完全性上呼吸道梗阻。尽管前者不属致命性发作，但是处理不当可迅速发展成后者。处理措施：① 给予纯氧吸入，必要时纯氧正压通气，直至患者清醒，喉痉挛消失；② 可给予短效肌肉松弛药及扩张支气管药物，同时选用抗胆碱能药物阿托品，以减少腺体分泌，使口咽分泌物刺激减小；③ 如症状进行性加重，不能缓解，应行气管插管或气管切开。一般认为，喉痉挛患者 $SpO_2 < 85\%$，必须进一步处理。

喉头水肿及喉痉挛症状多见于体型特殊如肥胖、颈部短粗、气管移动性差的患者，选择前路手术应慎重；对于麻醉时插管困难及插管时会厌反射特别活跃者，术后应加强治疗与护理,酌情留滞气管插管并适当延长禁食时间[15]。

（二）呼吸功能障碍

呼吸功能障碍是颈脊髓损伤的早期并发症。如果损伤在 C_4 以上的颈髓损伤患者,膈肌和肋间肌全部麻痹,发生急性呼吸功能衰竭,严重者可造成死亡。

1. 呼吸功能障碍的病因

（1）延髓是启动、处理和传递信息最重要的指挥部。横隔、肋间肌、腹壁肌和辅助呼吸肌构成呼吸动作的效应器官。颈脊髓损伤后,呼吸中枢向下传导束丧失功能,呼吸的自动节律和深度不能控制而出现呼吸功能障碍。

（2）膈肌受第 3 至第 5 颈神经支配,第四颈脊髓节段损伤后,创伤性反应也往往波及第 3 颈神经,故患者的自主呼吸丧失。创伤性反应消退后,膈肌机能可望恢复而行自主呼吸,但呼吸仍较微弱。即使 C_4、C_5 以下节段损伤,由于颈脊髓受损而出血、水肿、和髓内压力升高,也会波及膈神经发出部位的神经细胞,使传导功能丧失,引起呼吸功能障碍。

（3）自主神经功能紊乱,副交感神经活跃,导致气管及支气管分泌物增多,肺内血管扩张,充血和支气管平滑肌收缩,使呼吸的通气功能减弱,加重了呼吸功能障碍。

2. 呼吸功能障碍的处理方法

早期无法改善呼吸中枢、肋间肌和膈肌的功能,因此改善呼吸功能障碍只能以保持呼吸道通畅、及时排出分泌物、积极控制肺部感染为主。

（1）气管切开及机械呼吸（图 8-15）恰当选择气管切开时机是早期治疗呼吸衰竭的关键,如果动脉血气分析氧分压低于 65 mmHg、胸式呼吸消失、末梢肢体血氧饱和度低于90%,说明患者不能通过自主呼吸来完成有效的通气及气体交换,应当立即行气管切开。建立人工气道后,经吸痰、给氧、抗炎等措施,血气结果和临床症状仍不能改善者,应及时使用机械通气[16]。

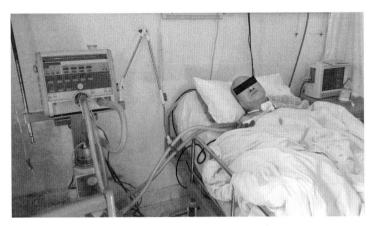

图 8-15　颈脊髓损伤后机械通气

无论气管切开还是使用呼吸机,都难免遇到气道干燥问题。因气流直接通过气管套管或呼吸机管路进入气管,同时由于机械通气使通气量增加,造成气道湿化不良。对于气管切开不使用呼吸机患者可将雾化器放置于气管套管附近,采用持续生理盐水雾化,雾化液中间断加入盐酸氨溴索、复方异丙托溴铵;对于使用呼吸机的患者,呼吸机自带温度调节功能,对气体进行预加热、加湿处理,可以让患者呼吸更适应,亦能充分润滑气道,防止过度刺激。同时采用小雾量,短时间,间隙雾化法,每2h1次,每次10min,雾化液中交替加入盐酸氨溴索、复方异丙托溴铵,效果较为满意,患者痰液稀薄,较易排出。

(2)定时翻身拍背,2～3h1次。翻身拍背后鼓励患者做深呼吸运动和咳痰动作。对于气管切开及使用呼吸机的患者,同样需定时翻身拍背,同时打破常规2h吸痰模式,采取适时吸痰模式,可以快速清理呼吸道阻滞物,保证气道顺畅,同时降低感染发生率。

(3)适当使用祛痰药物及抗感染治疗。肺部感染与呼吸功能障碍常伴发。此外,还可静脉使用茶碱类药物扩张支气管,防止气道痉挛。

(三)呼吸道感染

呼吸道感染是颈脊髓损伤早期死亡原因之一。

(1)颈脊髓损伤后,可因脊髓上升性水肿导致全呼吸肌麻痹,咳嗽反射被抑制,尤其

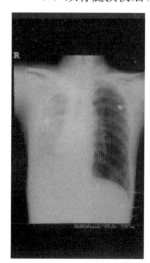

图8-16 颈脊髓损伤后肺不张

是有吸烟史的患者,呼吸道分泌物不易排出,容易引起肺感染及肺不张[17](图8-16)。对于未行气管切开的患者,应鼓励并指导帮助咳嗽、排痰。嘱患者行腹式呼吸,先深呼吸5～6次,于深吸气末屏气,继而咳嗽,连续咳嗽数次,使痰到咽部附近,再用力咳嗽将痰排出。根据排除气道异物腹部冲击法的原理,应用在排痰护理中,并与常规排痰法进行比较,效果好。对于气管切开及使用机械通气患者,无法自主咳痰,则由医生或护士进行定时吸痰。吸痰导管采用一次性吸痰管。吸引管以超过气管插管长度的2～3cm为宜。先行翻身拍背并给予2min高浓度吸氧,鼓励患者有效咳嗽后,在患者吸气时顺势将吸痰管经咽喉插入气管达一定深度,将吸痰管自深部向上提拉,左右旋转,吸净痰液[18]。每次吸痰时间不超过15s,以免患者缺氧。如患者呛咳明显,直接在导管开口处吸引,不必插入过深。

(2)适当使用抗生素 在持续性抗感染治疗期间,有些患者的痰培养显示致病菌并未有大幅度滋生,证明肺部感染并不是可持续性地存在,感染存在波动性表现[19]。及时根据患者的临床表现,影像学表现及痰培养结果判断感染程度,合理安排用药,如果情况允许,可以间断使用抗生素,或者长期应用多种抗生素,减少致病菌耐药性增加的可能。

三、血压异常及心率减慢

(一)血压异常及心率减慢的病因

颈脊髓、心血管自主神经和心血管在解剖上是完整的连接体系。支配心脏的交感神经节前纤维起始于$T_{1\sim5}$脊髓灰质侧角神经元,止于交感神经同一节段的椎旁神经节和颈

（上、中、下）神经节，发出节后纤维组成心（上、中、下）神经[20]，功能为兴奋心血管，使心率增快、血压升高。而支配心脏的迷走神经节前神经元位于延髓，自胸腔进入心脏，使心率、心脏传导性减慢，心脏收缩性减弱。颈脊髓损伤后交感神经功能障碍，副交感神经中支配心脏的迷走神经功能占优势，导致患者心动过缓，心输出量下降，血压下降。同时肋间肌瘫痪使胸腔负压下降，回心血量减少，外周血管阻力下降，心脏功能代偿性地依靠延长舒张期来增加每搏排出量。从而也会引起心率减慢，血压降低。

颈脊髓损伤导致四肢肌肉瘫痪、萎缩，收缩力下降，四肢血管失去了肌肉对血管的挤压作用，尤其站立位时，血液淤积于下肢，回心血量减少，心脏输出量减少，血压降低[21]。

四肢瘫痪患者长期卧床导致心脏长期处于低做功状态，心脏收缩力被动下降，心脏功能降低，站立时不能对抗地球引力，引起体位性低血压。

由于自主神经反射失常，导致血压的突然上升和突然下降。有报道称临床上可见在数分钟内血压由 220 mmHg/120 mmHg 降至 80 mmHg/50 mmHg，也有 90 mmHg/60 mmHg 突然上升到 200 mmHg/100 mmHg 甚至更高，而患者的主观不适感差异却不十分明显。

（二）血压异常及心率减慢的预防和治疗

血压异常的预防方法是：姿势的改变应逐渐变化，循序渐进，由坐位到站立位出现的体位性低血压是可预防的。患者由卧而坐时开始 45°再逐渐到 90°，训练过程中避免一些突然的坐起与仰卧动作。围腰、弹力裤和弹性袜可帮助血液回流。

从致病机制上和临床实践上来讲，抗胆碱能药物如阿托品治疗窦性心动过缓应该是临床治疗中经常使用的方法，可以较好地抑制迷走神经张力。但长期应用其副作用也是显而易见的，如口干、便秘、尿潴留等，而其中便秘和尿潴留本身就是脊髓损伤患者的顽固并发症，使用这些药物将进一步加重这些并发症[22]。选择性β-肾上腺素能受体激动剂可能是更好的一条治疗途径，国内外学者均报道了一些治疗经验。

患者伤后应严密观察其血压、心率及意识状态、心电图变化等；将心电监护的报警阈值定为收缩压 75 mmHg、心率为 40 次/分。通过报警声音提示早期发现病情变化，及时处理。

四、高热与低体温

体温衡定依靠产热和散热这两个过程的平衡。人体 80％左右的散热由皮肤完成，皮肤通过血管舒缩，汗腺分泌，辐射对流散热。呼吸、排泄和其他散热方式占人体散热的 20％。

颈椎外伤造成脊髓损伤，尤其是完全性颈脊髓损伤后，因失去交感神经支配，皮肤血管扩张，损伤平面以下停止汗腺分泌，体内积热不能由汗腺蒸发和顺利的排泄渠道完成，且细胞新陈代谢加速，因此出现体温异常，多表现为持续性高热，也有少数患者出现低体温。但无论是高热还是低体温，均可导致患者生理功能紊乱，威胁患者生命。

（一）高热

颈脊髓损伤后,患者体温调节中枢受到损害,失去调节功能,热量持续产生,散热受到阻碍,导致体内储热过多,引起患者反复的发热,部分自主神经调节异常的患者,可因肠和(或)膀胱的充盈刺激后,出现寒战、哆嗦甚至体温升高。此时患者可无感染病灶和体征。

这种高热出现迅速,体温较高,常达 39～40℃,甚至 41℃。持续 5～6 h,甚至长达 20 h 以上。常引起脱水、内环境紊乱。非颈髓损伤患者体温每升高 1℃,心率增加 12～18 次/min;颈髓损伤患者体温每升高 1℃,心率仅增加 4～5 次/min[23]。两者增快心率表现出的差异性与颈髓损伤患者交感神经抑制循环系统代偿能力下降有关,不能通过加快心率来满足重要组织器官的氧供需求。如不及时处理,就会发生组织缺氧导致全身多器官功能衰竭。

高热的处理对颈脊髓损伤患者的体温升高物理降温非常重要:用冷温毛巾或冷水袋,敷头额、双腋及腹股沟等部位,或用布包裹的冰袋枕于头部或放置于上述部位。亦可用冷水(28～30℃)或酒精(30%～50%)于四肢、躯干两侧及背部擦浴,也可用冷生理盐水(30～32℃)灌肠。采用空调调节室温,维持在 20℃左右。

高热时不显性水分丢失增多,加之食欲减退,应及时补充水分和电解质。口服有困难者给予静脉补液,并注意热量的供给,适当予以钾盐等。

当然也不排除有感染灶时的药物降温,由于患者排汗功能障碍。解热镇痛药效果差,临床上常不选用。

在处理高热时,应防止降温过快、过低。因为患者机体储备功能下降,若造成低体温而复升同样可以引起多器官功能衰竭,造成死亡。临床此种病例并不少见。

（二）低温

人的正常体温是 37℃。低体温是指患者的核心温度下落到 35℃以下。如果体温下跌在 32℃以下,情况会变得严重并最终致命。在 32℃时身体进入"冬眠"状态,关闭手臂和腿部的血流,急剧降低心跳和呼吸频率。在 30℃时身体进入新陈代谢几乎停止的"冰人"状态,如最终得不到一定的复温,将引起多器官功能衰竭,造成死亡。

颈脊髓损伤后,交感神经紊乱,皮下血管扩张,散热增快,瘫痪肌肉丧失舒缩能力,产热减少,代谢失常,难以抵御外界温度变化,尤其在冬季,或衣物、被盖不足可出现低温[24]。它与高热一样都是病情严重的表现。高位截瘫患者出现低体温,多数为人为因素。

低体温的处理:维持室温在 24～26℃。增加电热毯,给予热水袋、热饮料,摩擦身体表面使皮肤温度增加。体温升至 34℃后应停止加温,依靠盖被或毛毯、添加衣服,保持升温至 36～37℃。严密观察生命体征变化,注意呼吸、脉搏、血压的变化,做好抢救准备。向患者及家属讲解引起体温过低的因素,如何避免体温过低的发生。

五、消化系统并发症

肠道功能紊乱是颈脊髓损伤后的常见并发症,主要表现为顽固性便秘、大便失禁及腹胀等,直接影响到患者生活质量。因此,对颈脊髓损伤后出现的肠道功能障碍应予以足够的重视。

（一）肠道功能障碍的发生机制

颈脊髓损伤后,肠神经系统是完好的,结肠无组织学变化;内源性神经递质P物质、血管活性肠肽的神经纤维数量上没有明显的变化[25]。排便困难可能是由结肠平滑肌和骨盆横纹肌的正常协同功能丧失造成的。结肠失动力表现为结肠传输时间延长,顺应性降低,在颈脊髓完全性损伤患者中表现更明显,可出现便秘、腹胀和不适。这可能与交感神经系统的下行抑制性丧失有关。脊髓损伤平面越高,传输越慢。所有脊髓损伤患者随着腹内压的增加,受圆锥介导的肛门外括约肌紧张性也增加,可通过肛门内括约肌、肛门外括约肌的反射性松弛排便。若直肠容积较小、肛门括约肌松弛可导致大便失禁。

颈脊髓损伤的急性期,受迷走神经支配的胃、升结肠、小肠的蠕动并不停止。$S_{2\sim4}$ 神经支配的横结肠、降结肠、乙状结肠、直肠和肛门括约肌的运动性降低,从而使大便变硬而导致便秘。在脊髓损伤患者中出现麻痹性肠梗阻较少见,但必须注意急性胃扩张和应激性溃疡发生的可能。

（二）肠道功能紊乱的治疗

对颈脊髓损伤患者慢性便秘治疗管理的同时,应注意建立平衡膳食、足量饮水、适量纤维食物摄入的习惯,还应增加每日的活动,在许可范围内缩减或停止治疗便秘药物的应用。

1. 物理治疗

手指直肠刺激与排便反射　颈脊髓损伤患者可利用直结肠反射排便。手指刺激可诱发出圆锥调节的反射性直肠蠕动波。完好的直肠肛门抑制性反射可诱发 IAS 舒张和排便。但因直肠感觉减弱,故需定期进行排便。2000 年,Shafik 等[26]在研究中发现在进行手指直肠刺激时,排便时直肠内压力增加在正常人和脊髓损伤患者均可出现,这种反射可以被酚妥拉明所抑制,但不能因阻断阴部神经（支配肛门外括约肌）而阻断。手指直肠刺激法可以使肛门、直肠被动扩张,这种反射有赖于肛门直肠的内括约肌完好。研究表明,手指直肠刺激的感觉神经输出途径是通过 $S_{2\sim4}$ 神经节段实现的,依次还有同节段的副交感神经的输出以增加左结肠的运动能力,这种脊髓反射可以增加结肠的蠕动和促进排便。高位的脊髓损伤患者肠神经系统并未受损,在高位脊髓损伤患者机械性刺激导致的乙状结肠和直肠的收缩较低位脊髓损伤的患者更强。

灌肠法　当栓剂或手指刺激无效时,常采用灌肠法。长期使用能产生依赖性,并有直肠损伤和自主反射异常等不良反应。

生物反馈治疗　对大多数脊髓损伤个体来说,生物反馈治疗可能不是一种有效的治疗方式。文献回顾没有发现关于生物反馈治疗对脊髓损伤患者神经源性肠病有临床疗效的报道。

2. 药物治疗

枸橼酸莫沙必利等可减少脊髓损伤患者的便秘,缩短传输时间,长期使用要警惕发生心律失常。刺激性的缓泻剂可增加肠道的动力以缩短水分的再吸收时间。番泻盐、比沙可啶可直接刺激肠肌层内神经丛，并能增加肠腔内液体量。但可发生剂量依赖性，如腹绞痛、腹泻、电解质紊乱。长期使用刺激性轻泻剂，特别是番泻盐，导致进行性无反应。渗透性轻泻剂，如乳果糖能吸收水分到结肠内，使粪便更加液化，引起腹绞痛。脊髓损伤患者使用缓泻剂的频率比正常人高10倍，且使用频率随病程的增加而增加。

3. 手术治疗

使用便椅所致皮肤外伤、痔出血、出汗、恶心、厌食、疲乏、腹痛、粪便外漏等一系列情况导致社交受限，或不满意在排便上花费大量时间，常促使患者考虑外科手术。

是否行结肠造口术或回肠造口术取决于专科筛选流程结果和个体期望值。外科手术使颈脊髓损伤患者达到最佳肠功能的能力是有限的。最常用的术式是结肠造口术或回肠造口术。选择何种造口术则依赖于结肠运输试验结果。应避免行阶段性结肠切除一期吻合术。大多数脊髓损伤患者对造口后的生活质量感到满意。术后患者每周平均排便时间从术前的11 h降至4 h。

关于正常人便秘的外科治疗在脊髓损伤患者并不完全适用。肠造口术可出现许多并发症，包括改道性结肠炎、肠梗阻、造口局部缺血、造口回缩、造口脱垂、造口旁疝、造口旁瘘管和造口处静脉曲张破裂出血。多数并发症可另行手术矫正。

六、泌尿系统并发症

颈脊髓损伤后，泌尿系统早期并发症表现为排尿功能障碍，是需要早期处理的一项重要环节。有相当一部分颈脊髓损伤患者，因尿路感染、结石、肾盂积水引起的肾衰竭导致死亡。因此，泌尿系统并发症的处理非常重要。

1. 排尿的解剖生理

控制排尿的神经很复杂，包括2个神经中枢和3组神经，即脊髓反射中枢、脊上反射中枢和交感神经、副交感神经及体神经。膀胱和尿道的黏膜与肌肉的传入纤维经感觉支进入脊髓中枢。副交感神经进入 $S_2 \sim S_4$ 脊髓，运动支经盆神经及盆神经丛而达膀胱及后尿道平滑肌。交感神经进入 $T_{11} \sim L_2$ 脊髓，运动支经椎旁交感神经节、主动脉神经丛、骶前神经丛分为左右腹下神经而达膀胱三角区、颈部、后尿道、前列腺及精囊。体神经进入 $S_2 \sim S_4$ 脊髓，运动支经阴部神经分布至尿道外括约肌、肛提肌、坐骨海绵体肌、球海绵体肌及肛门外括约肌。排尿的生理过程主要受副交感神经控制。脊上反射中枢包括大脑皮质、下丘脑和脑干等。大脑和下丘脑对排尿主要起抑制作用，而脑干主要使膀胱在排尿时产生持久而有效的收缩。当排尿失去脊上反射中枢的支配时，骶髓反射中枢即独立地调节排尿功能。

2. 排尿功能障碍的病因及分类

颈脊髓损伤，随意排尿功能破坏，但骶髓排尿反射中枢并未受到损害，膀胱本身功能也正常，这种排尿功能障碍为上运动神经元损伤。凡骶髓排尿反射中枢或其周围神经发生损伤时称为下运动神经元损伤。

神经源性排尿功能障碍常见的有3种：① 逼尿肌反射亢进：多由上运动神经元病变引起。主要症状为尿频、尿急和紧迫性尿失禁。膀胱内压测定时出现无抑制性收缩，特别在体位改变及直立位测压时更易出现；② 逼尿肌无反射：多由下运动神经元病变引起。主要症状为排尿困难、尿潴留及充溢性尿失禁等。膀胱测压时呈松弛性瘫痪，受到各种刺激后无膀胱收缩。电刺激脊髓反射试验时，刺激膀胱壁、颈部及肛门括约肌的肌电图活动消失或减弱；③ 逼尿肌和括约肌功能的协同失调：排尿是一种协同动作。逼尿肌收缩和膀胱颈、尿道外括约肌张开必须协同进行，才能使尿液全部排出。如逼尿肌和括约肌功能协同失调，则尿液不能排出或只能部分排出。

3. 排尿功能障碍的处理

（1）导尿引流尿液　分为留置导尿和间断性导尿。早期持续开放导尿为好，既可防止膀胱过度充盈，又可观察患者尿量变化。一般2～3周后开始膀胱功能训练。即夹闭导尿管，每3～4 h开放1次，促使膀胱得到充盈、排空训练。

（2）尿路感染的预防及治疗

卧床3周以上，尿液中的钙质排出量是正常尿液中的3～4倍，长期的卧床状态可致骨质疏松，钙盐可自骨中游离到尿液中。长期卧床的脊髓损伤患者，由于身体处于非随意状态，使尿液无法自膀胱完全排尽，因而使尿液凝集，其中多余的钙质即形成结石。在这种情况下，易导致泌尿系的感染，特别是卧床的脊髓损伤患者，同时带有留置导尿管的那部分伤员，更易发生泌尿路的感染，严重反复的膀胱炎可逆行向上发展形成肾盂肾炎，长期反复发作的泌尿系感染，得不到彻底纠正，可逐渐演变为慢性肾小球炎而导致慢性肾功能不全。临床上经常可以看到反复的泌尿系感染，和对抗生素不敏感的一类患者，尿中经常有大量的白细胞存在。

预防及治疗：① 定期尿液分析，及时了解泌尿系统的情况和感染程度；② 足量定期的综合药物疗法，即有全身用药，又有局部及膀胱冲洗，以求确保圆满的阶段性治疗；③ 必要时作尿液细菌培养，确定敏感的抗生素；④ 及时检查肾功能，以便及时发现缓慢进行的慢性肾功能不全；⑤ 生殖器官的定期清洗消毒，保持干燥、卫生；⑥ 导尿冲洗膀胱要执行无菌操作。留置导尿要4 h开放1次，每周更换导尿管1次。

4. 排尿功能的训练

截瘫患者膀胱膨胀后的排尿信号表现出一些自主神经兴奋体征。如不安静、头部胀痛、血压升高、心动过缓、面红、鼻塞、颜面出汗、阴茎勃起等。可根据这些表现控制其出入量来掌握其排尿规律，训练排尿，尽可能排空，使其逐渐形成反射性膀胱，可通过轻扣法、拍打法、挤压法，进行刺激和增加外压力，使膀胱的残留尿尽量最少。逐渐形成规律的排尿反射过程。

5. 手术治疗

人工膀胱反射弧　通过将未损伤节段体神经反射的传出神经连接于盆腔神经，达到建立人工膀胱反射弧的目的,以改善膀胱的贮尿功能和可控行的排尿功能。这类手术是一种理想的解决脊髓损伤后膀胱功能障碍的治疗方案,但目前尚未找到理想的体反射弧。临床曾有学者报道通过跟腱-脊髓中枢-膀胱新的反射通路,实现了控制排尿。但未见大量报道。

七、电解质紊乱

颈脊髓损伤常伴有不同程度的电解质紊乱,其中以低钠血症最为常见,发生率为45%～93%。且较难处理。严重的低钠血症可造成患者各器官系统的功能紊乱,不利于脊髓功能的恢复及患者的康复[27]。

（一）电解质紊乱的机制

颈髓损伤继发低钠血症的发生机制尚不明确,可能机制为颈髓损伤使交感神经系统受到抑制,通过肾交感神经,抑制肾脏对肾素的合成与分泌。继而醛固酮的合成分泌也随之减少,使尿钠尿氯排出量增加,导致低钠血症。低钾血症主要是由于创伤所致的钾的丢失及摄入不足和利尿剂的应用所致。

（二）电解质紊乱临床表现

低钠患者主要临床表现为损伤患者表情淡漠、反应迟钝、肢体软弱无力,常常被脊髓损伤的症状掩盖。发展致后期为不能自控的烦躁。低钾血症一般晚于低钠血症的发生,患者主要表现为厌食,恶心、腹胀、肠蠕动减慢甚至消失。

（三）电解质紊乱的治疗

低钠血症的治疗为在去除诱因的基础上及时补充,当天补钠量应为钠丢失量的1/3～1/2,加上每日生理需要量4.5 g,轻度低钠静脉输入2 000 mL 5%的葡萄糖盐水即可纠正,严重低钠时配合应用10%的氯化钠。血钠浓度的纠正应维持在133 mmol/L以上为宜,血钠浓度偏高不利于脱水剂对神经损伤的治疗。低钾血症的治疗应根据不同的程度予以治疗。静脉补钾的速度应控制在20 mmol/h内,同时应在尿量超过40 mL/h的情况下给予。如经过治疗仍不能纠正低钾,应考虑是否伴有缺镁问题,临床上镁缺乏表现往往被低钾的临床表现所掩盖。

第三节　术后远期并发症

一、褥疮

褥疮又称压力性溃疡、压疮,是由于局部组织长期受压,发生持续缺血、缺氧、营养不良而致组织溃烂坏死。皮肤压疮是截瘫患者最常见的并发症,可发生于任何时期。面积较大、坏死较深的褥疮,可使患者丢失大量蛋白,造成营养不良、贫血及低蛋白血症。如继发感染,可致高烧、食欲不振、毒血症等。据有关文献报道,每年约有 6 万人死于褥疮并发症。

（一）褥疮的形成

导致褥疮形成的主要原因是超时压迫、摩擦、剪切力,同时某些辅助因素,也会促使褥疮的形成。某些情况的处理不当：脊髓损伤患者在给肢体远端做保温处理时(使用热水袋、热水瓶),由于患者皮肤无感觉,稍一疏忽,即可导致灼伤,造成创面长时间不愈合。

（二）易发部位

多发生于无肌肉包裹或肌肉层较薄、缺乏脂肪组织保护又经常受压的骨隆突处。

（1）仰卧位好发于枕骨粗隆、肩胛部、肘、脊椎体隆突处、骶尾部、足跟。

（2）侧卧位好发于耳部、肩峰、肘部、肋骨、髋部、膝关节的内、外侧及、内外踝。

（3）俯卧位好发于耳、颊部、肩部、女性乳房、男性生殖器、髂嵴、膝部、脚趾。

（三）临床分期（见图 8-17）

（1）可疑的深部组织损伤-皮下软组织受到压力或剪切力的损害,局部皮肤完整但可出现颜色改变如紫色或褐红色,或导致充血的水疱。与周围组织比较,这些受损区域的软组织可能有疼痛、硬块、有黏糊状的渗出、潮湿、发热或冰冷。

（2）第Ⅰ期压疮　瘀血红润期——"红、肿、热、痛或麻木,持续 30 min 不褪"在骨隆突处的皮肤完整伴有压之不褪色的局限性红斑。深色皮肤可能无明显的苍白改变,但其颜色可能与周围组织不同。

（3）第Ⅱ期压疮　炎性浸润期——"紫红、硬结、疼痛、水疱",真皮部分缺失,表现为一个浅的开放性溃疡,伴有粉红色的伤口床(创面),无腐肉,也可能表现为一个完整的或破裂的血清性水疱[28]。

（4）第Ⅲ期压疮　浅度溃疡期——表皮破损、溃疡形成。典型特征：全层皮肤组织缺失,可见皮下脂肪暴露,但骨头、肌腱、肌肉未外露,有腐肉存在,但组织缺失的深度不明确,可能包含有潜行和隧道。

（5）第Ⅳ期压疮　坏死溃疡期——侵入真皮下层、肌肉层、骨面、感染扩展,典型特征：全层组织缺失,伴有骨、肌腱或肌肉外露,伤口床的某些部位有腐肉或焦痂,常常有潜行或隧道。

（6）无法分期的压疮典型特征　全层组织缺失,溃疡底部有腐肉覆盖(黄色、黄褐色、灰色、绿色或褐色),或者伤口床有焦痂附着(碳色、褐色或黑色)。

有一种褥疮由于长期压迫,在某些骨性突起处、如坐骨结节、股骨大转子部位,皮下脂肪有缺血坏死,皮肤虽然未破溃,或仅有一个较大、较深的囊性无效腔,充满坏死碎片,周围有反应性纤维化增厚囊壁。由于创口小而腔大,引流不畅,可称为闭合性褥疮。引流不畅,可很快侵犯深部骨质,引起广泛骨膜炎或骨髓炎,可伴有全身感染或中毒症状。这种褥疮就其范围而言与第四期压疮相当,不易引起察觉,一旦发现,常常已经较为广泛。

压疮分期	压疮各期描述	图片对照
Ⅰ期	皮肤完整、发红,与周围皮肤界限清楚,压之不褪色	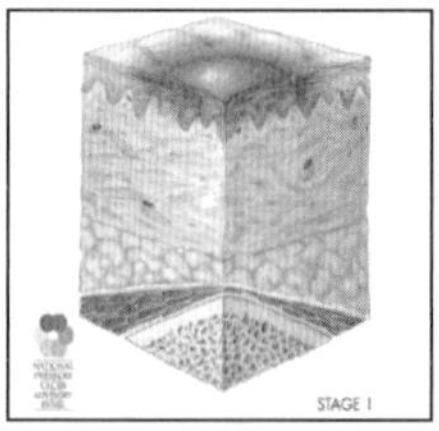 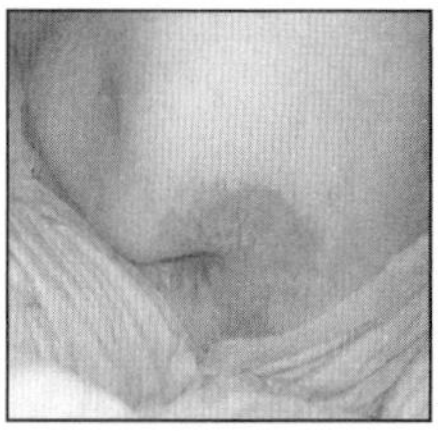
Ⅱ期	部分表皮缺损,皮肤表浅溃疡,基底红,无结痂,也可为完整或破溃的血泡	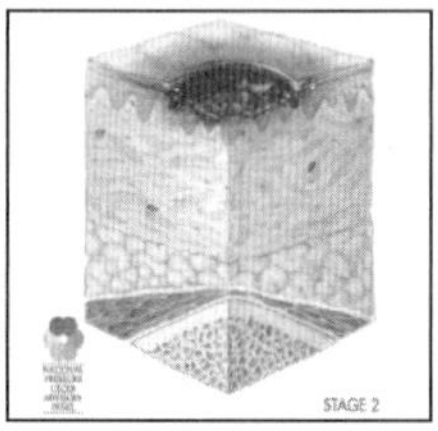 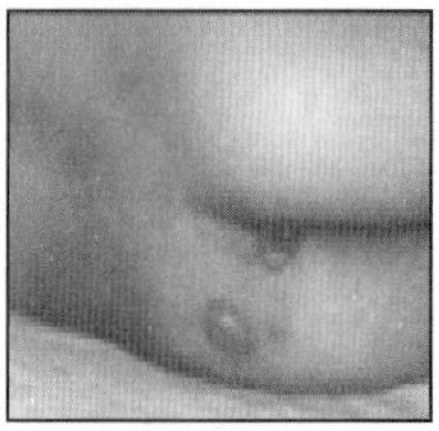
Ⅲ期	全层皮肤缺失,但肌肉、肌腱和骨骼尚未暴露,可有结痂、皮下隧道	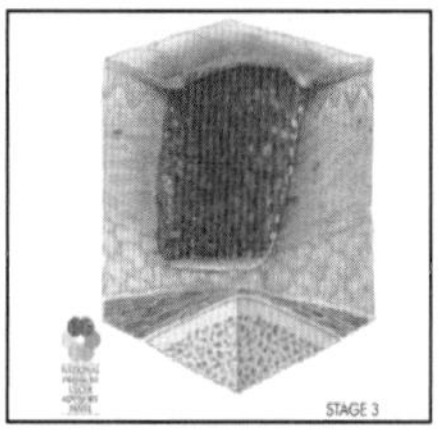 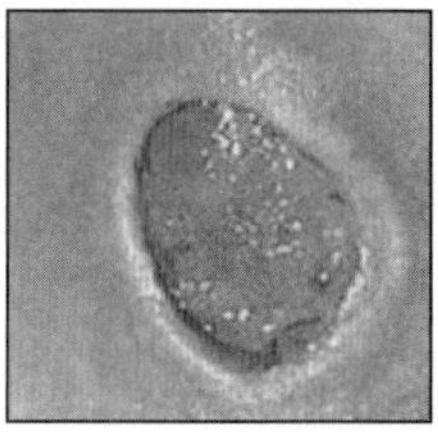
Ⅳ期	全层皮肤缺失伴有肌肉、肌腱和骨骼的暴露,常有结痂和皮下隧道	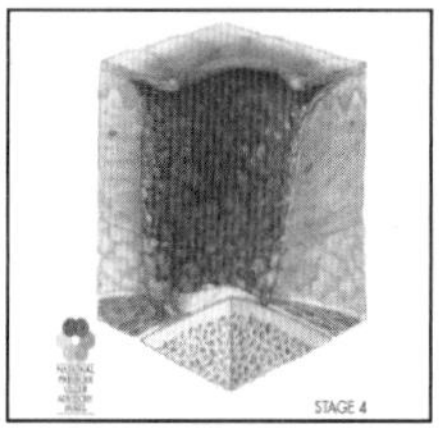 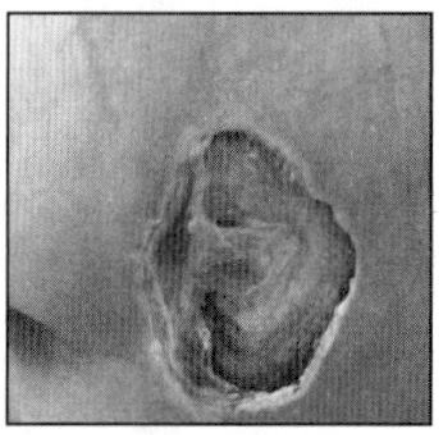
可疑深部组织损伤	由于压力或剪力造成皮下软组织损伤引起的局部皮肤颜色的改变(如变紫、变红),但皮肤完整	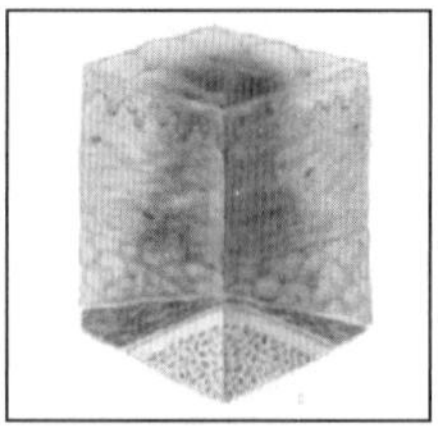 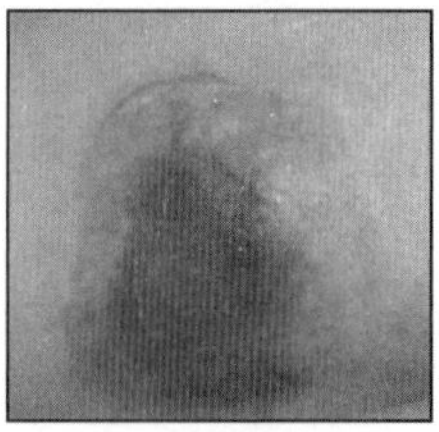
不可分期	全层皮肤缺失但溃疡基底部覆有腐痂和(或)痂皮	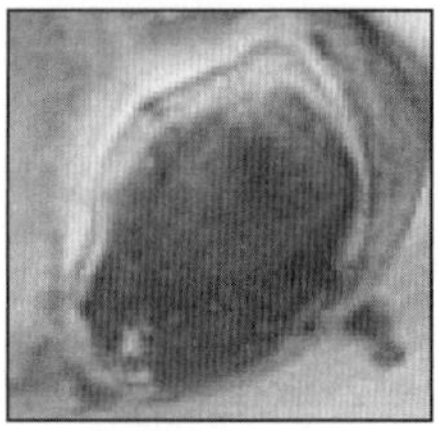 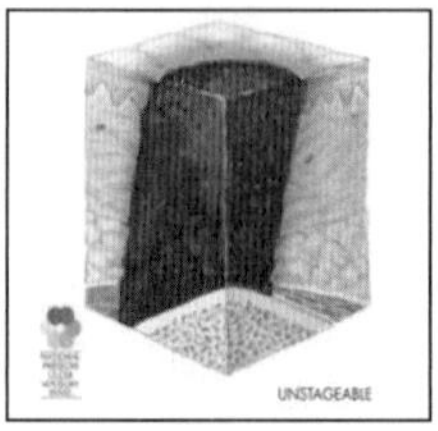

图 8-17　压疮各期对照表

[美国国家压疮咨询委员会(NPUAP)2007 年压疮分期]

（四）褥疮的预防及治疗

预防压疮主要在于消除其发生的原因与诱因,因此要做到勤观察、勤翻身、勤擦洗、勤按摩、勤整理、勤更换。

（1）避免局部组织长期受压　① 鼓励和协助卧床患者经常更换卧位,一般每2 h翻身一次,必要时可将间隔时间缩短。翻身时应抬起患者,注意避免拖、拉、推等动作;② 患者身体空隙处垫软枕、海绵垫,可使用气压垫、水压垫等,从而降低骨突出处所受的压力。不宜使用可引起溃疡的圈状垫,如橡胶气圈和棉圈;③ 对使用石膏、夹板、牵引固定的患者,要检查衬垫是否平整、位置是否适当。还应随时观察局部和肢端皮肤颜色改变。

（2）避免局部理化因素的刺激　① 保持皮肤清洁干燥;② 大小便失禁、出汗;③ 床铺要经常整理,及时更换被服。避免潮湿、摩擦、尿便等刺激及分泌物多的患者应及时擦洗;不可让患者直接卧于橡胶单(或塑料布)上,严禁使用破损的便盆。

（3）增进局部血液循环,经常查看受压部位,定期用50％乙醇或红花酒精按摩。① 全背按摩:协助患者俯卧或侧卧,暴露并观察背及臀部,先用热水擦洗。用50％乙醇做全背按摩。从患者骶尾部开始,双手沿脊柱两侧向上至肩部后环形向下按摩,回到尾骨处。如此反复数次[29];② 局部按摩:用50％乙醇,以手掌大小鱼际紧贴患者皮肤呈环形按摩,压力由轻到重,再由重到轻,每次3～5 min。

（4）改善营养状况　病情许可应给予患者高蛋白、高维生素膳食,同时适当补充矿物质,如口服硫酸锌以增强机体抵抗力和组织修复能力,还可促进慢性溃疡的愈合。

褥疮的治疗原则是解除压迫,清创及清洁伤口,促进创面的愈合。

（1）瘀血红润期　此期应及时去除病因,采用各种预防措施,阻止压疮的发展。按摩局部时,以拇指指腹做环形动作,由近压疮处向外按摩。亦可用红外线照射。

（2）炎性浸润期　此期应保护皮肤,避免感染,除加强减压措施外,局部可用红外线照射。对未破的小水疱可用厚层滑石粉包扎,减少摩擦,防破裂感染,让其自行吸收。大水疱用无菌注射器抽出疱内液体,涂以消毒液后用无菌敷料包扎。

（3）溃疡期　除全身和局部措施外,应根据伤口情况,按外科换药法处理。创面有感染时,局部处理原则是解除压迫,清洁创面,祛腐生新,促进愈合。适当清创清除坏死组织,锐物清创最迅速,可用手术刀或剪子除去腐肉及痂直至暴露健康组织。该期亦可辅以红外线照射,使疮面干燥,有利于组织修复。

溃疡大而清洁者可采用分层皮片移植或覆以全层皮瓣。对坏疽性溃疡应去除坏死组织,充分引流后再做上述处理。对于创面脓液宜经常培养并做药敏试验,从而指导选择敏感抗生素外用,若无全身感染迹象,一般建议不需系统使用抗生素。此外对于重症患者应加强支持疗法。

二、痉挛与挛缩

颈脊髓损伤患者常常伴有痉挛问题,痉挛出现在脊髓损伤患者的主要原因是受伤部位以下反射弧受到刺激所致,痉挛的结果是脊髓损伤患者接受行走、站立位置转移、穿衣及膀胱功能训练的障碍，尤其是下半身瘫痪，当其反射太强时，是很难控制的，以致影响很多身体功能。脊髓损伤患者的挛缩也非常多见，痉挛是导致脊髓损伤患者形成挛缩的主因。一旦痉挛解除，挛缩就不存在，反之则更严重。因此，维持正确的姿势和给予全关节运动是非常重要的。当前痉挛状态治疗的最新观点是：痉挛在不同患者之间差异很大，制定治疗方案时，要因人而异。而且单从痉挛不能决定治疗，是否治疗痉挛和如何积极实施应以患者的功能状态为指导。如恰当的筛选个体化治疗方案，对大多数痉挛患者常可获得满意疗效，甚至明显改善患者的生活质量。

处理方法：① 运动物理治疗：被动活动和主动训练，有助于痉挛症状的缓解；② 锻炼：被动或主动伸展与小范围锻炼相结合，有的能有效地减少痉挛；③ 药物治疗：具有代表性的药物是巴氯芬、替扎尼定、安定；④ 手术治疗：对严重的痉挛患者则可采用手术方式选择性部分切断脊神经。

三、深静脉血栓

有关研究显示，卧床不动几周即可引发血栓性静脉炎的形成，严重的血栓静脉炎可以致命，主要原因是下肢静脉有血块形成，卧床不动情况下会降低静脉血液的循环，常见的症状有小腿胀痛乃至大腿肿胀(图 8 - 18)。血栓静脉炎的真正危险是栓子松脱，进入肺静脉，造成肺栓塞[30]。血栓性静脉炎发生在脊髓损伤患者，常见于卧床太久不动和血循环缓慢。所以，康复计划中应将预防静脉栓塞，增加血流速度，减少下肢血淤积的方法包括在内。最简单的办法是每日规律性的关节运动、下肢经常性抬高，裤腿不可太紧，以免影响血流。被动活动时，防止过度的牵拉动作，以防止髂、腹股沟静脉血栓形成。血栓性静脉炎的早期症状是肌肉肿痛，但由于脊髓损伤患者感觉丧失，患者没有明显征兆，医护人员只有在细心的查体、巡视过程中可以发现，早期可以采取抗生素治疗、抗凝治疗、减少活动，经常测量肿胀下肢的周径了解变化趋势，给予更恰当的对症处理。长期卧床引起血液流速缓慢易发生深静脉血栓。预

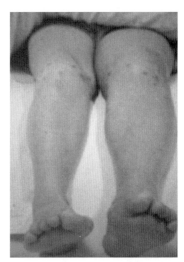

图 8 - 18　左下肢深静脉血栓

防措施：伤后 6 周内应密切观察体温变化。无其他原因的低热应警惕血栓形成，观察双下肢有无局部红、肿、热等现象，每日测量双下肢周径 1 次；加强下肢各关节被动活动；抬高患肢，尤其在夜间；避免在下肢进行静脉穿刺；禁止吸烟；有条件使用足底静脉泵。如并发血栓形成，患肢制动，遵医嘱给予溶栓或抗凝治疗，注意监测凝血系统。

四、骨化性肌炎与异位骨化

骨骼是构成躯体的力学支撑框架，钙盐和磷盐沉积在此架构中，使骨骼变得坚硬实

在。颈脊髓损伤后,患者长期卧床不动,使肢体丧失了许多受力的机会,骨骼是承受身体的重量而促使钙的新陈代谢。如果活动减少不动,钙会自骨中游离出来。骨骼因而变得疏松和脆弱,此为骨质疏松的先兆。在长期卧床的肢体瘫痪患者中,会出现身体自然调整钙盐的现象,部分身体残障患者,在出现大量钙离子流失后,会导致尿道结石形成。临床上也可见到一种特殊的现象,即钙离子沉积在骨骼周围的软组织中,影响肌肉和关节的功能,形成的这种骨化现象临床上称骨化性肌炎(图8-19),以股骨外侧多见,进一步发展即成为异位骨化。临床此类情况并不少见,在脊髓损伤患者中有报告达5∶1的发生率。一般在2周左右即可形成。如果发现股上部明显硬节或伴有疼痛不适,检查呈条索状质地相对较

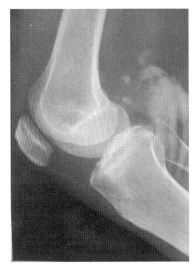

图8-19　下肢骨化性肌炎

硬的结构,要考虑骨化性肌炎的可能。X线可明确诊断,条索状形态结构密度增高,接近附近的股骨结构。但CT三维立体成像检查,可发现早期形成过程当中的这种变化。早期下床活动,或早期进行站立(站床或站柜),将有助于减少骨质疏松症的发生。对于永久性残障患者,钙离子流失将无法防范,站立床或倾斜台的站立,将能使钙离子流失逐渐减少。

参考文献

［1］　刘大立,张俊,范永春,王庆锁,李长君.脊髓损伤并发症处理与康复对策［J］.中国伤残医学,2006,14(5):7-10.

［2］　郭浩山.颈前路减压植骨融合内固定术治疗脊髓型颈椎病的疗效分析［J］.山东中医药大学,2008.

［3］　陈少希.甲状腺手术并发症的预防体会(附411例报告)［J］.广东医学,1995(11):746-748.

［4］　高冀敏.脊髓型颈椎病手术治疗的回顾性研究［D］.山西医科大学,2007.

［5］　范凌,潘显明,权毅,等.颈椎前路手术早期并发症的防治探讨［J］.中国现代医学杂志,2011,21(35):4430-4434.

［6］　Chakravorty B G. Arterial supply of the cervical spinal cord and its relation to the cervical myelopathy in spondylosis［J］. Ann R Coil Surg Engl, 1969, 45(4):232-251.

［7］　潘杰,邹乐,谭军.医源性椎动脉损伤的研究进展［J］.中国矫形外科杂志,2009,17(22):1710-1713.

［8］　刘志荣,施建国,范亮全,等.颈椎前路手术并发脑脊液漏的处理［J］.颈腰痛杂志,2011,32(2):125-127.

［9］　贾连顺.颈椎手术并发脑脊液漏的早期诊断与处理［J］.中国脊柱脊髓杂志,2010,20(3):253-254.

［10］　陈家华,章五一,徐万成.食管破裂早期诊断与治疗进展［J］.中国综合临床,2000,16(1):8-9.

［11］　张稚琪,吕扬,周方,等.颈椎前路内固定失败伴迟发性气管穿孔翻修一例［J］.中华创伤杂志,2016,32(10):942-947.

[12] Carbognani P，Bobbio A，Cattelani L，et al. Management of postintubation membranous tracheal rupture[J]. Annals of Thoracic Surgery，2004，77(2)：406‐409.

[13] 赵军，权正学，欧云生，等. 颈前路手术早期并发症的防治[J]. 中国修复重建外科杂志，2008，22(8)：901‐904.

[14] 方旭，赵文志，郑连杰. 颈椎前路手术的并发症及其处理[J]. 中国脊柱脊髓杂志，2007，17(8)：567‐570.

[15] 陈雄生，贾连顺，曹师锋，等.颈椎前路手术的并发症[J]. 中华骨科杂志，2003，23(11)：644‐649.

[16] 赵文良，周国昌. 创伤性脊柱脊髓损伤急性期合并症107例临床分析[J]. 中国脊柱脊髓杂志，1996(6)：250‐253.

[17] 贾燕瑞，苏庆军，海涌. 急性颈脊髓损伤患者围手术期的护理[J]. 护士进修杂志，2011，26(3)：232‐234.

[18] 黄爽，王津. 颈脊髓损伤合并四肢瘫患者的术后护理[J]. 天津护理，2014，22(1)：40‐41.

[19] 刘桂华，那昱华，钱欣. 有创机械通气患者肺部感染的临床表现、细菌学变迁及治疗方法探讨[J]. 当代医学，2014(33)：20‐21.

[20] 牛欣. 生理学[M]. 长沙：湖南科学技术出版社，2009：110‐112.

[21] 王一吉，周红俊. 脊髓损伤后的体位性低血压[J]. 中国康复理论与实践，2008，14(3)：244‐246.

[22] 雏生杰，李建军，李寿霖. 脊髓损伤康复期患者窦性心动过缓调查及治疗策略探讨[J]. 中国医药导报，2011，08(21)：128‐130.

[23] 王晔，白梅梅，佟梅. 急性颈髓损伤致各系统异常的观察及护理[J]. 内蒙古医学杂志，2012，44(11)：1390‐1391.

[24] 马淑焕. 脊髓损伤后体温异常的观察及护理[J]. 中国实用神经疾病杂志，2008，11(7)：149.

[25] 徐青，高飞，王磊，等.脊髓损伤后肠道功能障碍：美国临床实践指南解读[J]. 中国康复理论与实践，2010，16(1)：83‐86.

[26] Shafik A，El‐Sibai O. Effect of magnetic stimulation on the contractile activity of the rectum in humans[J]. American Surgeon，2000，66(5)：491‐494.

[27] 梁朝革. 上颈髓损伤合并水电解质紊乱、低蛋白血症的围手术期处理[J]. 脊柱外科杂志，2003，1(5)：313‐314.

[28] 胡军，王秀锋，李玉环，等. 压疮分期与危险因素的研究及预防进展[J]. 上海护理，2011，11(2)：69‐72.

[29] 王艳丽. 浅谈压疮的预防[J]. 中国伤残医学，2013(5)：442‐443.

[30] 林桂珍，徐淑萍，李爱香. 脊髓损伤并发症的康复治疗[J]. 中国医药导报，2009，6(3)：82‐83.

第九章 颈椎脊髓损伤术后呼吸机脱机的条件及有效办法

第一节 呼吸机撤离

机械通气的撤离是指行机械通气患者在原发病得到控制,通气与换气功能得到改善后,逐渐地撤除机械通气对呼吸的支持,使患者恢复完全自主呼吸的过程(简称撤机)。

机械通气的撤离过程是一个重要的临床问题。当导致呼衰的病因好转后,应尽快开始撤机。延迟撤机将增加医疗费用和机械通气并发症的发生,过早撤机又可导致撤机失败,增加再插管率和病死率。

呼吸机撤离是指导致呼吸衰竭的基础病因改善或缓解,呼吸机由控制通气转为自主呼吸过程。此过程可突然或逐渐撤离通气支持。两个多中心研究表明能够突然撤离呼吸机大约占机械通气患者的75%,其余患者需实施逐渐的撤机过程。

撤机是指两个分开但又密切相关的过程,即撤机和拔除人工气道。

临床将呼吸机撤离分为两种类型:即快速撤机与困难撤机[1]。

1. 快速撤机

一般指无肺疾患患者,这些患者机械通气是手术后或对治疗改善迅速的急性呼吸衰竭患者。此类患者一般在通气治疗后6~8h(一般<24 h)。大多数术后患者是在手术室或复苏室撤机、拔管。临床医生应选择适当的患者采用该种方法撤机。患者的纳入标准应根据血流动力学、神经系统及呼吸参数。撤机的重要方法是自主呼吸实验(SBT)。对心脏手术或高龄伴心功能不全患者应降低通气支持同时维持稳定血流动力学,足够的氧合,二氧化碳及良好的精神状态。

病情选择不当脱机过早或由于其他并发症必须重新插管,这些患者需延长 ICU 停留时间,增加花费及病死率。

2. 撤机困难

机械通气患者有很多原因阻碍撤机。临床医师必须考虑患者初始上机原因是否已纠正,多数困难撤机患者存在一个或更多问题。

(1)神经问题 通气机依赖可涉及脑干、脑损伤或创伤以及脑肿瘤;大量应用镇静药及阿片类药物;由于创伤或疼痛导致神经损伤呼吸机功能失常;在极少数病例,这些异常可用药物或自身调节而恢复,这些患者往往需机械通气维持存活。

(2) 呼吸负荷过重 涉及呼吸肌疲劳,可由过重的呼吸功、呼吸机设定或人工气道的影响。由于废用肌萎缩,或外科创伤的肌肉损伤,支气管痉挛或过多分泌物使呼吸负荷增重;COPD 患者因气体陷闭肺过度膨胀,损害了有效的吸气努力。撤机过程发生高碳酸血症是呼吸泵力量和负荷不均衡,而浅快呼吸是呼吸衰竭的信号。

另一个原因是人工气道太细、太长,或患者咬管、阻塞管腔。

(3) 代谢因素 不适当的营养和电解质失衡;COPD 二氧化碳潴留有酸碱代偿;机械通气患者过度通气,引起代谢失衡影响撤机;肾衰竭也可引起代谢失衡干扰撤机过程。

(4) 低氧血症 因脓毒症,使血中氧含量低,$PaCO_2$ 降低损害细胞氧摄取。这些原因可延迟或干扰撤机过程。

(5) 心血管原因 体内液体量过多、心功能低下,导致心力衰竭阻碍撤机,相反,由机械通气产生胸腔正压,可减少静脉回流至心脏,降低 CO 也阻碍撤机过程。

(6) 心理因素 长期机械通气支持患者心理依赖害怕脱离呼吸机,在某种程度影响撤机过程。

困难撤机尽管仅占一小部分,但仍是 ICU 面临的难题。这是因为:经历数周机械通气并发症明显增加;对全身疾病状况估计不足,影响呼吸功能因素了解太少;不能清楚了解机械通气下的心肺相互作用,尤其对老年人(>60 岁),机械通气时心血管事件发生率明显增加;这些患者病情复杂,临床诊断困难,需多学科合作,而且病情恢复缓慢。因此,困难脱机是一项复杂的系统工程[2]。现仅就当前有关几个问题进行阐述。

第二节　困　难　撤　机

一、困难撤机的概念

近年来,困难撤机标准未统一,罗宾尼夫(Robinif)认为反复撤机失败超过 15 天,就达到了困难撤机的标准;希尔 NS(Hill NS)在研究慢阻肺时将困难撤机定义为反复撤机失败 2～3 周;野泽 E(Nozawa E)对心外科手术后患者反复撤机失败超过 10 天定义为困难撤机。美国区域撤机中心(RWC)在 141 例困难撤机患者研究中发现,心外科占 28%,非心脏因素 15%,重症肺炎 15%,COPD 28%,神经肌肉病变占 14%,该中心将困难撤机定义为 3 周的反复撤机失败;Mliquel 等人将困难撤机定义为连续 3 天撤机失败。因此,当今国际上对困难撤机的时间尚无统一定论,多数认为反复撤机失败至少超过 2 周。

二、撤机参数的临床应用

撤机参数是用于评价患者维持自主呼吸和氧合的客观指标。这些指标既反映了呼吸驱动力,也反映了肺机械参数的变化。更直接评价方法是无辅助自主呼吸,这可了解患者自主呼吸能力。当前将撤机参数分为:神经肌肉功能测定:呼吸机对抗呼吸系统机械和代谢负荷做功的能力是依赖完整的神经肌肉功能,撤机参数是在这几个水平上测定神经肌肉功能[如气道闭合压($P_{0.1}$)、最大吸气压(PImax)、肺活量(Vc)、最大故意呼吸(MVV),测定呼吸肌负荷参数:阻力(R)、顺应性(C)、分钟通气量(V_A)以及在此基础上的综合参数 CROP 及 RVR(f/V_T)(Breaths/min·L)]。Tobin 研究表明 RVR 敏感性92%,特异性22%。在 SBT 1 min 后 RVR 值(ROC 面积 0.74)较 SBT 30 min RVR 值(ROC 面积 0.92)明显降低。在试验中,撤机失败组趋向呼吸浅快,成功组患者趋向呼吸变慢。Jacob 等也发现,在预测撤机后果上 RVR 优于 V_E 和 PImax,RVR 假阳性过多(RVR<105 Breaths/min·L 撤机失败)其特异性11%~64%。近年来有作者将 RVR 值80,其敏感性62.4%特异性88.5%,RVR 提高 97 敏感性增加 15%,特异性提高 4%。

将 RVR 与 SBT 结合起来研究:RVR 与 1 h SBT 耐受力相关性很好,ROC 面积0.844。RVR 能较好分析力量和负荷关系。

Yang 和 Tobin 提出 CROP 指数(Cdyn×PImax×[PaO_2/PAO_2]/rate),其组成是由动态肺顺应性、最大吸气压、氧合和呼吸频率组成,CPOP>13 时,敏感性 0.81,特异性0.57,阳性预测值 0.71,阴性预测值 0.70,ROC 面积 0.78。当辅助通气时这个值并不单比 f/V_T 更好。但其测定是整体的通气耐力与气体交换的有效性可提供更好的预测结果,但比较复杂难以使用。

脱机参数的研究现状:① 脱机参数是一个标准,不能说明患者何时开始脱机;② 通气参数是在休息状态下评价自主呼吸及循环状况,对患者心血管储备及自主呼吸运动负荷了解甚少;③ 病种不同,脱机参数有明显个体化倾向;④ 没有顾及机械通气与心肺相互作用,即只简单测定通气未考虑氧合。因此,当前尚没有一种准确指标能够预测患者是否能成功撤机。临床在恢复自主通气模式后可以动态连续监测撤机参数,在一定程度上提高对撤机后果预测的敏感性、特异性,可能找到一个较好的预测值[3]。

三、自主呼吸实验的临床应用

(一)撤机前满足的一般条件(筛选试验)

(1)导致机械通气的病因好转或被祛除。

(2)氧合指标:PaO_2/FiO_2≥150 mmHg;PEEP≤5 cmH_2O;FiO_2≤40%;pH≥7.25;对于 COPD 患者:pH>7.30,FiO_2<35%,PaO_2>50 mm Hg。

(3)血流动力学稳定,无心肌缺血动态变化,临床上无明显低血压[不需要血管活

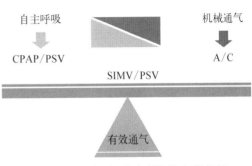

图 9-1 自主呼吸与机械通气杠杆作用

性药物治疗或只需要小剂量药物,如多巴胺或多巴酚丁胺$<5\sim10\ \mu g/(kg\cdot min)]$。

(4) 有自主呼吸的能力(图 9 - 1)。

(二) SBT 的通气策略选择

采用低水平支持,CPAP(持续正压通气)$\leqslant5\ cmH_2O$ 或 PSV$\leqslant7\ cmH_2O$。

(三) SBT 耐受性的评价(表 9 - 1)

表 9 - 1　SBT 耐受性的评价

SBT 成功的客观指标	SBT 成功的主观临床评估指标
1. 血气指标 $FiO_2<40\%$,$SpO_2\geqslant90\%$ $PaO_2\geqslant60\ mmHg$ pH 值$\geqslant7.32$ $PaCO_2$ 增加$\leqslant10\ mmHg$ 2. 血流动力学稳定 HR<120 次/分 HR 改变$<20\%$ 收缩压<180 并$>90\ mmHg$ 血压改变$<20\%$,不需要用血管活性升压药 3. 呼吸 RR$\leqslant35$ 次/min;RR 改变不$>50\%$	1. 无精神状态的改变 例如嗜睡、昏迷、兴奋、焦虑、出汗 2. 无呼吸做功增加的表现 如使用辅助呼吸肌,胸腹矛盾呼吸

自主呼吸测试:$30\sim120\ min$,如患者能够耐受应考虑脱机。

四、失败的处理

没有通过 SBT 的患者,应采用不导致呼吸肌疲劳的机械通气方式,并查找 SBT 失败的原因。导致失败的原因被纠正后,SBT 可每 24 h 进行 1 次。

PSV、CPAP、T-piece 是常用评价 SBT 脱机的方法。几个随机研究拔管前 SBT 最好方法,比较 CPAP5 cmH_2O、T-piece 1 h;T-piece 与 PSV 7 cmH_2O 比较,发现拔管失败率无差别。将 ATC 与 CPAP 预测拔管后果采用前瞻性对照随机研究(99 例),SBT 1 h,拔管成功率96% vs. 85%(P=0.08),再插管率14% vs. 28%。单中心研究表明 ATC 可作为 SBT 是一种有效模式。采用计算机闭环脱机模式 CPAP/ATC 与内科医师操作脱机比较,结果表明特异性计算机脱机系统与内科医师操作相比机械通气时间与 ICU 停留时间减少。近年来研究 COPD 患者在应用 T-piece 时,在气管插管气囊充气时可增加吸气负荷,影响患者潮气量,因此采用气囊充气与放气评价膈肌努力,通过监测呼吸类型、跨膈压、PTP 及肺参数(R、C)等研究表明在 T-piece 放气囊与充气囊比较,膈肌努力明显减低,可改善 V_T。

有关 SBT 时间,目前国际上尚未确定,一个多中心研究表明,对符合脱机条件的机械通气患者分为两组:SBT 30 分(n=270 例)237 例脱机成功(87.8%);SBT 120 分(n=256 例)216 例(84.8%)脱机成功(P=0.32),而 48 h 再插管分别 32(13.5)与29(13.4%),48 h 后拔管成功,SBT 30 min 与 120 min 分别为 75.9% vs. 73%。两组有相似的病死率(19％ vs. 18％)。再插管 61 例(13.5％)中,有较高的病死率(20 例/61 例, 32.8％);拔管成功者中病死率 4.6％(18 例/392 例)(P<0.001)。因此,实验表明 SBT 开始后 30 min 与 120 min 对成功拔管同样有效。此后诸多研究表明 30 min 与 1 h 对成功拔管无显著差异。但大多数学者均采用 30 min 与 1 h SBT 时间,过长 SBT 可增加呼吸负荷。

实施 SBT 需经历两个阶段,第一个阶段即开始 SBT 要密切观察 2~5 min(常用时间 2 min、3 min 与 5 min)。此阶段密切观察氧合、呼吸频率、潮气量(>5 mL/Kg)、$f/V_T<$ 100。第一阶段任何一项异常即认为失败。

通过第一阶段才开始第二阶段 SBT,依据经验可选择 30 min、60 min 或 120 min,此阶段是对心肺功能耐力的检验。在此阶段有一个、多个参数不正常即认为患者难以脱机,停止 SBT,恢复机械通气。应提供全部通气支持以允许呼吸肌休息,24 h 后再重复 SBT。在此期间应分析失败原因给以纠正。

通过 SBT 的患者,临床医师应关注患者能否拔管。一些研究表明成功通过 SBT 患者,指令咳嗽力量大小、气道内分泌物的量是预测拔管后果的重要因素。气道分泌物多与咳痰能力差两者的相互作用增加拔管失败率。在预测成功 SBT 患者拔管后果方面,这是气道能力或"拔管参数",要比传统的脱机参数(P：F 与 RSBI 等)更重要。有关拔管参数尚需大量观察。因此,意识、咳痰能力和分泌物的量是决定拔管成功的重要因素。

五、多发性神经病与肌病(CIP/CIM)与困难撤机

长期机械通气伴严重损伤的患者,撤机困难可达 30％,具体表现在不耐受自主呼吸,SBT 失败,拔管数小时需重新插管,重新插管已成为增加病死率独立危险因素。

在机械通气期间,发生在各种基础病或并发症可导致撤机失败,而心、肺、胸壁和代谢因素,在首先排除这些常见原因;而后应考虑神经-肌肉疾病。

近年来集中研究外周神经原因导致脱机失败。危重患者暴露在多种应激因子：液体、电解质变化、分解代谢应激、营养缺乏和药物联合作用机体产生损伤。因此,ICU 患者有更高的产生神经肌肉-无力的发病率(30％~60％)。另外,长时间住院增加发病率和病死率。近年来在 ICU 常见的神经-肌肉疾病谱已有很大发展,其 CIP、CIM 比原发神经肌肉疾病(GBS、肌病和运动神经元疾病)高 2~3 倍。

ICU 常见是由 Sepsis、SIRS、MODS,还有其他因素如神经肌肉阻滞剂：皮质类固醇、细胞毒药物、哮喘状态已证实可发生 CIP/CIM。CIM 在 ICU 患者更常见。在 Sepsis 和 SIRS 早在发病 2~5 d 发生 CIP,但最常见大于一周机械通气患者,延迟出现多数因同时合并脓毒症性脑病或在机械通气时应用神经肌肉阻断剂或镇静剂。

危重患者出现撤机困难时,典型 CIP/CIM 表现为四肢无力、软瘫、腱反射减低或无腱反射、颅神经正常。这些患者感觉检查是困难的。鉴别 CIP/CIM 常靠电生理学方法,肌肉活动幅度两种情况均减低。在 CIM 感觉神经活动潜在幅度是正常的,CIP 是减低或缺

乏。膈神经的研究和呼吸肌针肌电图也能诊断 CIP/CIM。

尽管 ICU 临床检查是困难的,神经生理学检查,血浆 CK 测定、肌肉活检,电生理学检查对诊断神经-肌肉疾病是基本的,常用检查为 EMG、神经传导研究和反复神经刺激。CIP 主要发生在严重危重脓毒症患者,危重患者影响机械通气撤机有诸多因素。近代研究表明机械通气的危重患者容易出现神经并发症,成为延长机械通气时间的重要因素,从而导致撤机失败。凡·戴·布格赫(Van de Berghe)等人证实强化胰岛素治疗可降低危重患者 CIP 的发病率。进一步研究多种不同干预手段,不同撤机策略,早期气切,拔管后应用 NPPV 等可能有助于降低脱机失败率,从而改善 CIP 后果[4,5]。

六、无创通气

撤机失败者常出现浅快呼吸。COPD 患者从正压通气转为自主呼吸,呼吸肌负荷增加,出现动态肺过度膨胀及 $PEEP_i$,吸气阻力与呼吸功增加。COPD 和心外科手术出现呼吸机依赖的患者存在高呼吸驱动力,增加呼吸负荷与减低吸气肌力量之间不均衡,从而引起呼吸窘迫与高碳酸血症。

正压通气转为自主呼吸的心血管反应对撤机成败是重要的。此时静脉回心血量回流至右室增加;因心室相互作用室间隔左移;由吸气负荷胸内压负向波动增大,使左心室后负荷增加。撤机失败患者合并左室功能不全加重心功能不全,使 PAWP 增加,同时混合静脉血氧饱和度降低,反映了在自主呼吸时心血管系统不能满足全身氧需。

撤机失败者使用 NPPV 可以减轻呼吸肌负荷,从而改善浅快呼吸。一些研究表明正压通气(PS)加用外源性 PEEP 可改善肺泡通气,从而抑制浅快呼吸,同时可抑制胸内压负向波动并抵消内源性 PEEP。很多研究表明应用 NPPV 可缩短有创通气时间,降低 VAP 发生率。作为有创通气的补充可减少再插管率。

应用无创通气应意识清楚、血流动力学稳定,有咳嗽反射及咳痰能力,有很好的依从性。在 NPPV 时缺乏合作,过多分泌物,严重力量和负荷失衡以及血流动力学不稳定是失败的原因。无创通气已作为一种撤机工具[6]。

七、困难撤机的管理

1. 机械通气模式的选择

对撤机困难的患者通气模式可选择 A/C、SIMV/PSV 或 BIPAP/PS、PCV/PS 以及 ASV、PRVC 等,要尽快恢复患者自主呼吸,其中设定触发灵敏度应适当(即不支持过度,也不诱发呼吸肌疲劳);自主呼吸模式有 PSV、PAV(PPS)或 CPAP/PSV[7]。

2. 困难撤机的管理

采取以下干预措施对加快脱机是合适的,尤其对难以撤机的患者至关重要。尤其在长期机械通气不能转为自主呼吸的患者,这些干预有助于撤机:

(1)抬高床头至少 30℃ 有助于缓解来自腹内容物对膈肌的压力;减低吸入性肺炎

的机会；再者使患者更容易清除过多的气道分泌物。

（2）动态治疗　应用旋转床 40℃旋转，降低 VAP 和肺膨胀不全。

（3）吸痰　清除气道分泌物采用密闭的吸痰系统。

（4）足够气道湿化　一般 37℃有助于预防黏液栓。

（5）防止支气管痉挛　通过雾化应用支气管扩张剂。

（6）控制感染　预防和治疗 VAP 的发生。

（7）预防使用制酸剂　有助于降低应激性溃疡的发生，制酸剂可升高胃液 pH，避免胃内容物反流。

（8）ICU 的睡眠剥夺也损害了撤机努力，应避免不必要中断睡眠。

（9）对抗意志消沉　白天借助环境刺激激励患者与家人及来访者沟通，并借助写字板、图画、字母表、音乐；气切患者使用有孔管道阀可说话等。

（10）机械通气患者一旦意识清楚尽早在床上活动。除非有反指征，接受长期机械通气患者应每天定时到椅子上坐一下，进而可在床旁站立；如可能应有便携呼吸机或用带阀面罩通气，可允许在室外甚至户外接受阳光和新鲜通气。并尽量生活自理（包括漱口、刷牙、进餐、在床旁洗脚等）。

八、近代呼吸机撤离

传统撤机模式是应用 MMV、IMV 与 SIMV，该种模式在撤机过程中有阶梯变化，在呼吸机依赖患者很难适应。近年来呼吸机同步性能改善可无缝隙（seamless）的降低通气支持，使患者不知不觉地过渡到自主呼吸，明显提高撤机成功率，如 PSV 优于 SIMV，组合通气模式（如 BIPAP/PS）克服传统通气模式的缺点，使患者更舒适。近年来 PAV（PPS）（模式即患者吸气与机器送气成比例）。临床应用 PAV 在摆脱呼吸机依赖，减小对心功能干扰优于 PSV。

滴定通气支持（titration of ventilatory support，TVS）从控制通气向自主呼吸平滑、无缝隙过渡，即无阶梯性变化，只要患者病情改善过渡到自主呼吸，经过一段无辅助通气可撤机，因此，不需更多的撤机标准。

（1）自主滴定通气支持　一些呼吸机（Evita XL）安装撤机过程软件，该系统建立在临床实践基础上即 Smart Care，根据病情临床通过监测 V_T、f、E_TCO_2、FiO_2 自动调整 PS，并且自动作 SBT（CPAP/ATC），结果显示可以拔管。初步临床应用表明缩短带机时间，减轻医务人员工作量。

（2）通过测定 WOB 和 PRP（power of respiratory pump，PRP），用患者神经网络自动调节通气支持水平即 NAVA（neurally adjusted ventilatory assist，NAVA），这是一种新机械通气模式，通气由患者自己的神经中枢控制流速，频率与容量，使通气更适合患者的需求。

上述模式刚刚问世都有各自的适应证和限制，并非完美，但却开创机械通气新领域，也体现当今呼吸机发展趋势，为更好推广提高机械通气应用水平必将起到重要作用。

综上,尽管机械通气的应用水平有很大发展,呼吸机的撤离在诸多环节仍存在很多问题尚需进一步研究。危重患者影响呼吸机撤离有诸多因素,多数研究表明 CIP/CIM 是撤机失败的独立危险因素。呼吸机撤离不仅涉及原发病改善、上机原因去除;脱机参数预测脱机后果准确率不高,但仍可指导临床医生在适时确定中断机械通气(尤其是 f/V_T)。其准确指标应由临床医师通过主观和客观标准经验判断,已决定是否通过 SBT。因此,呼吸机撤离的科学性并不完善,一些新的撤机模式及对机械通气相关知识了解必将有助于明显改善撤机的后果。

九、撤机失败的原因

机械通气大于 24 h 尝试撤机失败的患者,应寻找所有可能引起撤机失败的原因,尤其是那些潜在的、可逆的原因,常见的原因包括:

(1)神经系统因素　位于脑干的呼吸中枢功能失常,可以是结构上的(如脑干中风或中枢性窒息),也可以是代谢方面的(如电解质紊乱或镇静麻醉状态);代谢性或药物性因素也可导致外周神经功能失常。

(2)呼吸系统因素　呼吸肌方面包括废用性肌萎缩,严重的神经性肌病或药物(如神经肌肉阻滞剂、氨基糖苷类药物等)导致的肌病等;呼吸负荷增加常见于机体对通气的需求增加和呼吸力学的改变,如严重感染时通气需求增加,肺水肿、炎症、纤维化等导致肺顺应性下降,支气管狭窄、炎症及狭窄的气管插管使气道阻力增加[8,9]。

(3)代谢因素　营养、电解质和激素都是影响呼吸肌功能的代谢因素。营养不良导致蛋白质分解代谢和肌肉功能的减退,相反,摄食过度使二氧化碳产生过多,进一步增加了呼吸肌的通气负荷,故适当的营养支持能够增加撤机成功率;电解质缺乏也可损害呼吸肌功能,有研究表明,正常血磷水平可增加跨膈压。

(4)心血管因素　对心功能储备较差的患者,降低通气支持可诱发心肌缺血或心力衰竭,其可能的机制包括:自主呼吸时代谢增加使循环的负荷增加;膈肌收缩使血液从腹腔转移至胸腔,导致回心血量增加;胸膜腔负压增加左心室后负荷。

(5)心理因素　恐惧和焦虑是导致撤机失败的非呼吸因素。

十、对呼吸机产生依赖原因——主要原因:呼吸肌疲劳

呼吸机依赖是患者已具备脱机指征,但脱离呼吸机后不能自行调节,从而干扰并延长了脱机的过程。机械通气患者由于不能说话等原因普遍存在着一些不良心理,如紧张、恐惧、孤独、急躁、忧虑、抑郁、依赖、绝望等情绪给脱机带来不利影响,如引起呼吸衰竭原因长期得不到解决,会使患者对呼吸机产生依赖;如肺部严重病损、功能不全基础上并发严重肺部感染时,容易使患者产生呼吸机依赖。

1. 呼吸机疲劳的发病机理和治疗

呼吸肌疲劳使呼吸肌做功能力减退,呼吸肌"泵"衰竭是呼吸机依赖产生的主要原因。

呼吸肌疲劳是指肌肉在负荷下活动而导致其产生力量和(或)速度的能力下降,这种能力的下降可通过休息而恢复。与呼吸肌无力的区别在于,后者在充分休息后,肌肉产生力量的能力不能恢复。

(1) 呼吸肌疲劳的发病机理　① 中枢疲劳:原发性呼吸中枢驱动力不足、中枢驱动下调;② 外周疲劳:可以是神经肌肉兴奋传导障碍,或由于肌肉本身的兴奋收缩偶联障碍所致。慢性阻塞性肺病(COPD)患者由于缺氧、酸中毒、营养不良及肺气肿,普遍存在膈肌萎缩,兴奋收缩偶联障碍,导致低频疲劳;③ 代谢因素及能量供应不足。缺氧、酸中毒(特别是乳酸堆积)、低镁、低磷、低钙血症是常见的代谢因素。缺氧、pH 下降、乳酸堆积、贫血、营养不良、糖原减少、ATP 及磷酸肌酸浓度下降等都可导致能量供应不足。

(2) 治疗　① 增强中枢驱动力:因中枢疲劳因素所致者,呼吸兴奋剂是重要的治疗方法;② 减轻呼吸肌负荷:降低气道阻力、增加肺顺应性;去除增加呼吸肌做功的因素,如发热、低氧、酸中毒、运动等;③ 改善呼吸肌的收缩性及耐力:包括营养支持、休息,重症患者应注意供给足够的热量,特别是蛋白质、氨基酸的补充。纠正代谢紊乱因素,如低钾、低镁、低磷、低钙血症及高碳酸血症等。避免:使用降低呼吸肌力的药物。如盐酸维拉帕米、大环内酯类等;④ 药物治疗很多药物具有增强呼吸肌收缩力的作用。如氨茶碱、参麦注射液(人参、麦冬)、β2 受体兴奋剂、咖啡因等。临床上,以氨茶碱、参麦注射液较常用;⑤ 呼吸训练及休息。特殊的呼吸肌训练能增强呼吸肌的张力和耐力。方法有:① 呼吸运动锻炼,如腹式呼吸、深慢呼吸、缩唇呼吸等;② 体外膈肌起搏。

2. 对策

存在呼吸肌疲劳,通过撤机筛查试验而不能撤机患者,可采取:

(1) 间断撤机　针对原有慢性肺功能不全,因某种原发病对肺功能损害严重或者是并发肺部感染等并发症的患者撤离机械通气的指征和具体指标,虽然已经基本达到,可以采用分次或间断撤离呼吸机的方法;或逐步降低呼吸机支持力度。

(2) 延迟撤机　继续寻找撤机失败原因;改善营养状态,过一段时间后重新进行撤机试验。

(3) 有创-无创序贯治疗。时机的选择。

3. 长期机械通气(PMV)的撤机

除非有明确的不可逆疾病证据(如高位脊髓损伤或晚期肌萎缩性脊髓侧索硬化),撤机失败 3 个月者即为 PMV。

部分 PMV 患者通过有计划的锻炼仍有撤机希望,不能撤机的患者应制订终生机械通气方案。

PMV 患者很少采用每日 SBT,常使用辅助通气模式并逐步降低呼吸机条件以锻炼患者的呼吸肌。通常大约在通气支持条件降低到一半时,患者可转换到 SBT 步骤。撤机锻炼过程中医务人员应留在患者身边,给予心理支持并避免不必要的肌肉疲劳[10,11](图 9 - 2)。

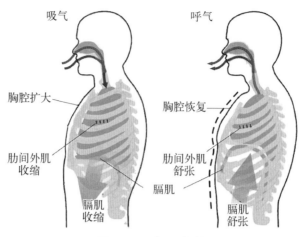

图 9‑2 呼吸肌锻炼

第三节 撤 机 指 征

一、撤离呼吸机的指征[12]

1. 患者一般情况好转和稳定,神志清楚,感染控制,循环平稳,能自主摄入一定的热量,营养状态和肌力良好。

2. 呼吸功能明显改善

(1) 自主呼吸增强,常与呼吸机对抗。

(2) 咳嗽有力,能自主排痰。

(3) 吸痰等暂时断开呼吸机时患者无明显的呼吸困难,无缺氧和二氧化碳潴留表现,血压、心率稳定。

(4) 降低机械通气量,患者能自主代偿。

3. 血气分析在一段时间内稳定,血红蛋白维持 10 g/dL 以上。

4. 酸碱失衡得到纠正,水电解质平衡。

5. 肾功能基本恢复正常。

6. 向患者讲明撤离呼吸机的目的和要求,患者能够予以配合。

二、撤离呼吸机的生理指标

1. 最大吸气压力超过-20 cmH$_2$O。

2. 自主潮气量>5 mL/kg,深吸气量>10 mL/kg。

3. FiO$_2$=1.0 时,PaO$_2$$>300$ mmHg。

4. FiO$_2$$<0.4$ 时,PaO$_2$$\geq60$ mmHg,PaCO$_2$$<50$ mmHg。

5. 胸肺顺应性>25 mL/cmH$_2$O。

三、长期使用呼吸机患者撤机指征

（1）原发病已基本愈或病情稳定。

（2）营养状况及肌力良好，断开呼吸痉机后，呼吸平稳，无辅助呼吸肌参与呼吸现象。

（3）呼吸频率<30 次/min，潮气量>300 mL。

（4）神志清楚、反应良好，有张口及咳嗽反射。

（5）神智清醒，肺部感染控制或基本控制，无痰或少痰。

（6）氧和良好，吸入氧浓度（FiO_2）<60%时，动脉血氧分压（PaO_2）>60 mmHg，能够维持动脉血二氧化碳分压（$PaCO_2$）在相对正常范围内。

符合以上条件方可停机。过早停机会加重呼吸肌负担，导致呼吸肌疲劳再次呼吸衰竭；延迟停机则会造成呼吸机依赖和各种并发症，会给患者造成不必要的痛苦和经济负担，以及造成医疗资源的浪费。这就要求医务人员对呼吸机上机的适应证及撤机时机严格遵循三级检诊制度，最大程度保护患者的治疗效果及经济利益。

当患者病情稳定，已经具备撤机指征，可考虑撤机，撤机前应详细告知患者撤机的方法及步骤，以增强其信心。

撤机方法及注意事项：采用呼吸机进行机械通气准备撤机的患者，撤机时间宜选择在上午 8 时～10 时，下午 3 时～6 时，患者良好的睡眠后，此时患者精力较充沛，易耐受各种应激。

开始每次停 20 min～30 min，然后带机使呼吸肌得到休息。在停用期间密切注意观察患者呼吸频率，胸廓起伏，患者情绪和动脉血氧含量（SaO_2）变化，如无异常可逐渐延长停机时间至 1～2 h/次，每个白天 3～5 次。连续 2 个白天试脱机过程，患者自主呼吸平稳无不适感，才考虑夜间停机。撤机时协助患者取卧位或半卧位，以减轻腹腔脏器对膈肌的压迫，以改善膈肌的运动。

停机过程中必须经过一段时间呼吸肌锻炼及物理治疗，一旦脱离呼吸机后情况良好，可考虑拔管。对病情发展难以预料的患者可适当延长拔除人工气道后对患者的观察时间，必要时随时准备再次插管应用呼吸机治疗。撤机时，护士应在场进行解释和指导，并做好各项检测和应急准备，每一撤机步骤后检测肺功能及血气，对患者撤机反应作出评估，必要时暂停撤机或部分恢复机械通气，支持呼吸。

四、撤离呼吸机的方法

1. 直接撤机

（1）方法　患者自主呼吸良好，且不耐受气管插管，直接撤离呼吸机，让自主呼吸。测量潮气量>5 mL/kg，RR>10 次/min，MV>0.1 L/kg，咳嗽反射恢复，可拔除气管导管。必要时经面罩或鼻导管吸氧。

（2）适应范围　① 全麻后患者；② 短时间术后呼吸机辅助呼吸患者。

2. SIMV 过渡撤机

3. 压力支持(PSV)过渡撤机

4. 撤离机械通气时机的掌握

(1)呼吸泵功能判定 下述指标提示呼吸泵功能可基本满足自主呼吸需要,可以考虑撤机:最大吸气负压>20~30 cmH$_2$O;肺活量>10~15 mL/kg;潮气量>3~5 mL/kg(理想体重);静息分钟通气量<10 L/min,呼吸频率<25~35 次/min;呼吸形式:浅快呼吸指数(f/V$_T$)若<80,提示易于撤机;若为80~105,需谨慎撤机;>105则提示难于撤机。

呼吸频率和呼吸形式是撤机前、中、后均需密切观察的指标。呼吸频率具有对撤机耐受性的综合评价意义;浅快呼吸指数是近年来较受提倡的指标;出现胸腹矛盾呼吸可较为可靠地提示发生了呼吸肌疲劳,需延缓撤机。

(2)气体交换能力的判定 动脉血气指标应在可接受范围:撤机前PO$_2$≥60 mmHg(FiO$_2$<40%),PO$_2$/FiO$_2$(氧合指数)>200;撤机前PCO$_2$达基本正常范围(30~50 mmHg)或在患者达缓解期水平,撤机PCO$_2$增高幅度<10 mmHg。

(3)撤机筛查试验 导致机械通气的病因好转或祛除后应开始进行撤机的筛查试验,筛查试验包括4项内容:① 导致机械通气的病因好转或被祛除。② 氧合指标:PaO$_2$/FiO$_2$≥150~300 mmHg;PEEP≤5~8 cmH$_2$O;FiO$_2$≤0.40;pH≥7.25;对于COPD患者:pH>7.30,FiO$_2$<0.35,PaO$_2$>50 mmHg;③ 血流动力学稳定,无心肌缺血动态变化,临床上无明显低血压[不需要血管活性药物治疗或只需要小剂量药物,如多巴胺或多巴酚丁胺<5~10 μg/(kg·min)];④ 有自主呼吸的能力。

5. 撤机的技术方法

(1)自主呼吸试验(SBT) 是指运用管或低水平支持的自主呼吸模式(或)于接受有创机械通气的患者,通过短时间(30 min~2 h)的动态观察,评价患者完全耐受自主呼吸的能力,借此判断撤机成功的可能性。目前较准确的预测撤机方法是3 min SBT,包括3 minT管试验和CPAP、5 cmH$_2$O PSV试验。3 min自主呼吸通过后,继续自主呼吸30~120 min,如患者能够耐受则可以预测撤机成功。成功者多可耐受撤机,但亦有少部分患者在成功后撤机失败,因此试验结果只能为预测撤机、拔管提供参考。

SBT成功的客观指标 动脉血气指标:(FiO$_2$<0.40,SpO$_2$≥0.85~0.90;PaO$_2$≥50~60 mmHg;pH≥7.32;PaCO$_2$增加≤10 mmHg);血流动力学指标稳定(HR<120~140 次/min且HR改变<20%,收缩压<180~200 mmHg并>90 mmHg、血压改变<20%,不需用血管活性药);呼吸(呼吸频率≤30~35 次/min,呼吸频率改变≤50%)。

SBT失败的主观临床评估指标:精神状态的改变(例如,嗜睡、昏迷、兴奋、焦虑);出汗;呼吸做功增加(使用辅助呼吸肌,矛盾呼吸)。

建议:通过撤机筛查试验的患者,应进行SBT。当SBT失败的原因纠正后,每日可进行1次SBT,没有必要1d内多次反复的进行SBT。呼吸系统异常很少在数小时内恢复,1d内频繁的SBT对患者没有帮助。

(2)以逐渐减少通气支持水平的方式撤机 主要有同步间歇指令通气(SIMV)方式撤机;压力支持通气(PSV)方式撤机;SIMV+PSV方式撤机。

SIMV 方式：撤机时，随着患者自主呼吸功能的恢复，渐减频率，使机械通气在患者呼吸中的成分逐渐减少，自主呼吸成分逐渐增加，直至频率达 2～4 次/min 后不再下调，维持 2～4 h 后若情况稳定，可以脱离呼吸机。

PSV：可以根据需要，以一定的吸气压力来辅助患者吸气，帮助克服机械通气管路阻力和增加潮气量。撤机过程中，通过逐渐降低吸气辅助压力的水平来逐渐加大每次呼吸中呼吸肌的负荷，直至最后完全依靠患者的呼吸肌自主呼吸，当吸气辅助压力调至刚可克服通气管路阻力的水平（一般为 5～6 cmH$_2$O），稳定 4～6 h 即可考虑脱机。

SIMV 与 PSV 的结合方式：已成为临床上较为常用的撤机手段，它可以使撤机过程更加平稳，尤其适合于撤机指标处于边缘状态的病例。这种方式在强制通气（SIMV）的间期仍向自主呼吸提供一定水平的吸气辅助压力（PSV），撤机开始时将频率调至可使方式提供 80% 分钟通气量的水平，辅助压力调至可克服通气管路阻力的水平以上（至少＞5 cmH$_2$O），然后先将的频率下调，当调至 0～4 次/min 后，再将压力水平逐渐下调，直至 5～6 cmH$_2$O，稳定 4～6 h 后可以脱机。

（3）有创-无创序贯通气　序贯通气是指急性呼吸衰竭患者行有创通气后，在未达到拔管-撤机标准之前即撤离有创通气，继之以无创通气，从而减少有创通气时间，与有创通气相关的并发症也因之减少。目前，序贯通气技术在急性加重并严重呼吸衰竭患者的治疗中运用较为成功。

实施序贯通气的一个关键是正确把握有创通气转为无创通气的切换点。在国内，80%～90% 的急性加重是由支气管-肺部感染引起，急性加重患者建立有创人工气道有效引流痰液并合理应用抗生素后，在有创通气 6～7 d 时支气管-肺部感染多可得到控制，临床上表现为痰液量减少、黏度变稀、痰色转白、体温下降、白细胞计数降低、胸片上支气管-肺部感染影消退，这一肺部感染得到控制的阶段称为"肺部感染控制窗"，出现肺部感染控制窗时患者痰液引流问题已不突出，而呼吸肌疲劳仍较明显，需要较高水平的通气支持，此时撤离有创通气，继之无创通气，既可进一步缓解呼吸肌疲劳，改善通气功能，又可有效地减少呼吸机相关肺炎等的发生，改善患者预后（图 9-3）。

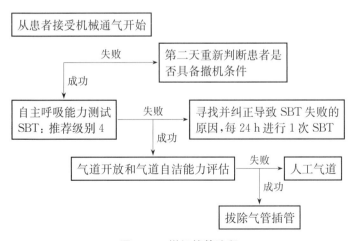

图 9-3　撤机拔管流程

五、拔管前应评估气道通畅程度和保护能力

气道评估：拔管失败的原因与撤机失败的原因不同。撤机失败常指不能中断呼吸机支持，而拔管失败的原因多见于上气道梗阻或患者气道保护能力差、不能咳痰。气管拔管后上气道梗阻的风险增加与机械通气的时间、女性、创伤和反复性创伤性插管有关。

气道通畅程度的评价：机械通气时，将气管插管的气囊放气以检查有无气体泄漏，可以用来评估上气道的开放程度（气囊漏气试验）。出现拔管后喘鸣的患者可以使用类固醇和（或）肾上腺素[也可用无创通气和（或）氦氧混合气]治疗，而不需重新插管。如果患者漏气量较低，也可在拔管前 24 h 使用类固醇和（或）肾上腺素预防拔管后喘鸣。还应注意，漏气量变低可能是由于分泌物在气管插管周围结痂形成外皮所致，而非上气道水肿狭窄。当漏气量低的患者拔管时，应将再插管的设备（包括气管切开设备）准备好。

气道保护能力的评价：患者的气道保护能力对拔管成功是至关重要的。对患者的气道评估包括吸痰时咳嗽的力度、有无过多的分泌物和需要吸痰的频率（吸痰频率应＞2 h/次或更长）。在神经肌肉病变和脊髓损伤的患者中，有较好的咳嗽能力时预示可以拔管。

六、气管导管的拔除

（一）气管拔管的指征

（1）撤离呼吸机成功，观察 1～2 d。在 FiO$_2$＜40％时，血气分析正常，估计不再行机械通气治疗。

（2）患者咳嗽反射、吞咽反射恢复。

（3）咳嗽力量较大，能自行排痰。

（4）自主潮气量＞5 mL/kg；呼吸频率：成人＜20 次/min，小儿＜30 次/min，婴幼儿＜40 次/min。

（5）检查无喉头水肿，上呼吸道通畅。

（6）下颌活动良好，以便拔管后出现呼吸障碍再度插管。

（7）胃内无较多的内容残留，避免拔管后呕吐误吸。

具备以上所有指征时才考虑气管拔管。

（二）拔管方法

（1）准备好吸引器、吸引管、面罩、简易呼吸器、开口器、喉镜等物品。

（2）拔管前先将存留在口、鼻、咽喉及气管内的分泌物吸引干净，放掉套囊中的气体，再次吸引气管。

（3）拔管前吸入 50％～100％氧气 1～2 分钟。拔出导管前让患者深呼吸几次。

（4）将吸引管插入导管并越出内端口，一边作气管内吸引，一边随同气管导管一起慢慢拔出（5 min 左右），以便将存留在气管与导管外壁缝隙中的分泌物一并吸出。

（5）拔除导管后，继续吸引口、咽部的分泌物，并将头偏向一侧，以防呕吐误吸。

（6）密切观察呼吸道是否通畅,托起下颌,面罩给氧,必要时可放入口咽通气道或鼻咽通气管。

（7）气管切开患者导管拔除前 1～2 d 应放出套囊的气体,间断堵塞导管外口,观察经上呼吸道自主呼吸情况良好。拔管后可丛造口处插入吸引管抽吸气管内分泌物。气道通畅者,可用纱布堵盖造口,间断换药,使其自行愈合。

（8）拔管后若发生喉痉挛或呼吸不好,应面罩紧闭加压吸氧,必要时再度插管。严重喉痉挛者可给予镇静剂或肌松药后,再次插管。

（9）拔除气管内导管的时机与方法

脱离呼吸机并不就意味着已经具备了拔除气管内导管（气管插管和气管切开导管）的条件。拔管前应确认患者咳嗽、吞咽反射正常,可以有效地清除气管内分泌物和防止误吸,无明显的发生舌后坠或喉水肿等可致气道阻塞的临床倾向后方可考虑拔管,否则应继续保留气管内导管一段时间,直至具备上述条件。

（三）积极地为撤机创造条件

一旦患者上机,除了有效纠正引起呼吸衰竭的直接原因外,还应从保持呼吸中枢驱动力,改善外周呼吸肌肌力和耐力,降低呼吸前、后负荷等多个环节创造条件,积极地为撤机创造条件。

（1）有效地纠正引起呼吸衰竭的直接原因是撤离机械通气的首要条件。只有在这一条件具备后,才可以考虑撤机问题。

（2）促进、改善患者呼吸泵的功能

① 保持患者呼吸中枢适宜的神经驱动力。撤机前应使患者有良好的睡眠,尽量避免使用镇静剂;纠正代谢性碱中毒,以免反射性地引起肺泡通气量下降;纠正感染中毒、电解质紊乱等原因所致脑病。

② 纠正引起呼吸肌肌力下降或呼吸肌疲劳的因素。

a. 长期机械通气患者常存在营养不良,使呼吸肌能量供应不足,肌力下降并会导致呼吸肌萎缩,使呼吸肌难以适应撤机时的负荷增加。在机械通气中积极、适量地补充营养,将对保持呼吸肌功能有极大帮助。

b. 长期机械通气的患者亦常合并呼吸肌的废用性萎缩。在病情允许并注意避免呼吸肌疲劳的前提下,及早改用部分通气支持,加一部分呼吸负荷于患者呼吸肌,有助于防止呼吸肌的废用性萎缩。

c. 低钾、低镁、低磷、低钙血症会影响呼吸肌的收缩功能,需积极纠正。

d. 维持良好的循环功能和氧输送能力是撤机的重要前提条件。一般认为撤机前患者的血压、心率、心输出量宜基本在正常范围并保持稳定,无心律失常,外周灌注良好,血红蛋白含量不宜低于 100 g/L。

e. 低氧、高碳酸血症、酸中毒将使呼吸肌肌力下降,需根据患者的背景疾病情况将其维持在一个可以耐受的范围内。

（3）减小呼吸负荷和呼吸功耗

① 减小呼吸阻力

a. 减小患者气道阻力。

b. 减小人工气道及呼吸机气路阻力：小口径气管插管会明显增加气流阻力，需尽可能采用大口径导管；呼吸机管道过细或过长及某类型的湿化器对气道阻力有较大影响，需尽量调换；呼吸机参数中吸气流速设置过低将增加吸气做功；有条件采用流量触发型或有2功能的呼吸机，有助于减少患者呼吸功耗。

c. 减小内源性呼气末正压（PEEPi）。PEEPi 的存在会引起吸气功耗增加。减小 PEEPi 主要方法是加用一个小于 PEEPi 水平的 PEEP，可以起到降低吸气做功和延缓呼吸肌疲劳的作用。另一种减小 PEEPi 的方法为改善通气后使呼吸频率降低，呼气时间延长而起到降低 PEEPi 的作用。

② 减少呼吸前负荷

a. 发热、感染中毒、代谢性酸中毒会明显增加氧耗和二氧化碳产生量，使通气量增加，呼吸负荷加大，撤机前应努力纠正。

b. 避免热量摄入过多，减少营养成分中碳水化合物比例，适当增加脂肪产热比例，以降低二氧化碳产生量，减小呼吸负荷。

（4）帮助患者做好撤机的心理准备，取得患者的配合。

（四）拔管后即刻或延迟性并发症及处理

1. 喉痉挛

表现：吸气性或呼气性呼吸困难伴有尖调气流通过声，有缺氧征象。处理：一般托起下颌或面罩吸氧后即可解除；持续不止者，静脉注射安定 10～20 mg 或琥珀胆碱 20～50 mg 后加压给氧，必要时再插管。

2. 胃内容物反流误吸

多见于饱胃、消化道梗阻或出血、虚弱的患者。处理：一旦发生，立即将头偏向一侧吸引，并面罩给氧，必要时采用头低位。严重误吸咳不出者应再行气管插管吸引。

3. 咽痛

因咽部黏膜上皮细胞剥脱引起，女性多见。处理：一般 48～72 小时内痊愈，无后遗症，严重时可局喷雾 1% 地卡因。

4. 喉痛

常伴声嘶及咽异感，多为声带、假声带充血、水肿和黏膜下出血所致，处理：一般可自愈，必要时行雾化治疗。

5. 喉或声门下水肿

小儿及婴幼儿易发生，常见原因：插管机械损伤、上呼吸道感染、过敏、输晶体液过多。处理：若发生应面罩辅助给氧，给予肾上腺皮质激素、抗感染；若水肿严重，应考虑气管切开；紧急时迅速行环甲膜穿刺，缓解呼吸困难和缺氧。

6. 喉溃疡

多见于声带后部、勺状软骨声带突部位,女性多见,经口插管更易发生。处理:一般经严格控制声带活动即可自愈;伴有肉芽肿者行肉芽肿切除术,并保证声带绝对休息。

7. 气管炎

予对症消炎处理。

8. 气管狭窄

较少见,若发生行气管扩张或狭窄段气管切除术。

9. 声带麻痹

不影响呼吸时,不需处理。

10. 勺状软骨脱臼

罕见并发症,早期予复位治疗,严重者行关节固定术。

(五)呼吸机治疗期间的护理

1. 气管插管和气管切开管的监护

注意气管插管插入的深度,插管的位置应妥善固定,为防止插管压迫咽后壁致局部损伤,头部位置应后仰,每1~2 h转动头部。

气管切开后用支架固定导管,金属外套管1周更换1次,内套管每日2次。

2. 气管插管和气管切开管上气囊的管理和监护

低压高容的气囊:多用,气囊压力维持在25 cmH$_2$O 或18.5 mmHg 以下的水平,每隔4~8 h监测一次气囊压力;高压低容的气囊:少用,应每隔4~8 h定时释放气囊内的气体,每次放气时间约5 min。

3. 呼吸道分泌物的清除

掌握吸痰技巧,遵循无菌原则,有效吸痰。

第四节　颈椎脊髓损伤患者撤机的特殊条件

一、低蛋白血症的纠正

急性颈脊髓损伤的救治仍是脊柱创伤领域的难题。目前随着交通及经济不断发展,颈椎脊髓损伤的发生率不断增高。因膈神经麻痹、呼吸肌无力导致的呼吸系统并发症,是患者死亡的主要直接原因。严重高热等高消耗导致低蛋白血症及水电解质紊乱,血浆渗透压降低导致胸腔积液及腹水等严重并发症,使颈脊髓损伤的救治难度增加,成功率降低。

急性颈脊髓损伤发生后,血清白蛋白指标迅速出现下降,首先伤后患者进食减少或禁食,其次因外伤或复合伤患者卧床营养消耗及需要量均增大,部分患者因存在一定程度的肝功能降低,导致血清白蛋白指标明显降低。

二、颈脊髓损伤低蛋白血症治疗

1. 三升袋静脉营养

入院后即行三升袋静脉营养,总量控制在 1 000 mL 左右。机体每日所需电解质钾、钠、钙、镁等均要严格配比,补钾的同时补镁,加强低钠血症纠正,必要时浓氯化钠按检验结果调整,因颈脊髓损伤可出现顽固性低钠血症。高糖及氨基酸、脂肪乳需按每日能量计算进行配比,适当进行正氮平衡治疗。

2. 鼻饲饮食

气管切开大多数需行留置胃管。不能自主进食者行留置胃管。加强肠内营养液胃肠内营养,增加要素饮食。每日定时进行鼻饲,每次应定量,对于胃肠道反应出现腹泻时应停止肠内营养,也可进行高蛋白营养液加强营养。经胃管注入可经胃肠道补充电解质及调整水平衡,有利于提高血清白蛋白。

3. 静滴人血白蛋白

因颈脊髓损伤肺部感染发生率极高,感染性消耗及气管切开呼吸机辅助呼吸等因素导致低蛋白血症较难纠正。在静脉营养及鼻饲饮食后血清白蛋白仍较低时需静脉滴注人血白蛋白,进行直接静脉营养。

4. 鼓励自主饮食

无论是气管切开还是未切开,只要能够自主进食均应鼓励加强自主饮食。在留置胃管情况下仍可进行自主进食。气管切开情况下,可在气管球囊扩张情况下自主进行。能够自主进食后,低蛋白血症较易治疗。

5. 减少能量消耗,间接提高白蛋白指标

保持呼吸道通畅。强调解除呼吸道梗阻至关重要。加强翻身拍背及吸痰,每 2 h 1 次,特别是对于长期吸烟的患者,甚至需要每 1 h 翻身拍背及吸痰,每日进行多次双肺听诊,如果出现呼吸音减弱或消失,需立即行床边胸片检查,必要时辅助支气管镜下吸痰,尽量避免因痰液梗阻产生肺不张,肺不张可加重肺部感染。有效抗感染。患者入院后应立即经验性选择至少四代头孢进行抗感染,其后根据痰培养、血培养及尿培养结果调整有效抗生素,必要时根据药敏结果进行二联抗感染;多数培养结果为院内感染,因此早期应足量抗生素抗感染。严格控制体温。颈脊髓损伤大部分患者出现不定时高热,特别是气管切开后,有时体温能够达到39℃以上,因脊髓损伤体温调节功能降低可出现低体温。要严格控制体温,对于高热,要大量冰块及冰帽进行物理降温,条件允许可行冰床降温,但冰床不易控制易造成低体温,出现低体温要采取升温措施。

低蛋白血症是重症患者救治的难题。颈脊髓损伤早期救治难度大,成功率低,低蛋白血症的治疗贯穿颈脊髓损伤救治的全过程。颈脊髓损伤的发生率有逐年增高的趋势,伤情也更为复杂,救治的难度更高,此类损伤会造成极大的经济负担及社会问题。对该型损

伤的救治仍需深入研究。

三、预防肺部感染、规律拍背翻身

呼吸系统并发症是导致该型患者死亡的主要原因。保持呼吸道通畅、进行有效的通气是早期救治的关键。患者伤后入院应在第一时间完善相关影像学检查及动静脉血液检验，对呼吸状况进行评估，必要时立即行气管切开及呼吸机辅助呼吸。本组血气分析示患者气管切开前 PO_2、氧饱和度、氧合指数等指标均明显低于气管切开后，气管切开前 PCO_2 明显高于气管切开后，差异具有统计学意义，提示气管切开对于改善患者通气及提高氧合具有显著作用。通过本组研究，我们认为恰当选择气管切开时机是早期治疗呼吸衰竭的关键，如果血气分析 PO_2 低于 65 mmHg、胸式呼吸消失、静脉血氧饱和度低于 90%，说明患者不能通过自主呼吸完成有效的通气及气体交换，应当立即行气管切开。如果患者需要行气管切开但未切开则可能在通气严重不足时出现突发的呼吸衰竭需要进行抢救，而不必要的切开则可能给患者带来病痛及治疗负担。

应加强吸痰排痰以保持呼吸道通畅，如果患者呼吸肌疲劳无力则须进行呼吸机辅助机械通气。本组研究结果示气管切开及呼吸机辅助呼吸后患者呼吸模式发生明显改变，单纯腹式呼吸明显减少，无自主呼吸者明显减少，胸腹联合呼吸明显增多，气管切开前后的差异有统计学意义。说明气管切开及机械通气对患者自主呼吸的恢复、呼吸肌动力的改善有积极意义。

因呼吸系统衰竭患者伤后迅速出现不同程度的肺部感染，体温可达 39℃甚至 40℃以上，应积极加强抗感染及物理降温，减少体内代谢以降低机体消耗。静脉抗感染首选四代头孢如头孢吡肟或碳氢酶烯类（美罗培南）等进行足量、有效抗感染。急性颈脊髓损伤肺部感染具有出现早、感染严重的特点。需要强调的是如果只注重应用抗生素抗感染，而忽视气管内吸痰，势必短期内出现菌群失调及继发的真菌感染。因此对于颈脊髓损伤发生的肺部感染应在加强静脉抗感染的同时，勤翻身、拍背及吸痰[13]（图 9 - 4），保持气管、支气管的通畅，必要时应在支气管镜下吸痰（图 9 - 5），每日进行肺部听诊，观察肺部呼吸音的变化，如果出现呼吸音减弱或消失要考虑到可能出现肺大疱或气胸，应立即采取针对性的措施进行有效的治疗，否则通气受限，如发现不及时可出现灾难性的后果。

四、呼吸功能锻炼、循序渐进脱机

每日定时进行咳痰及自主呼吸功能锻炼，加强膈肌及肋间肌力量训练；每日监测血气分析结果，观察呼吸机显示自主呼吸的频率，如果自主呼吸每分钟低于 10 次则不能进行脱机。当检验结果白蛋白 35g/L 左右或以上，电解质平衡，有效的抗感染，患者体温正常连续超过 3 d，咳痰有力，呼吸机显示自主呼吸频率达到 10 次/min 以上，可尝试行间断脱机，要分时间段进行间断脱机，每次延长脱机时间，顽固性呼吸机依赖较非呼吸机依赖应

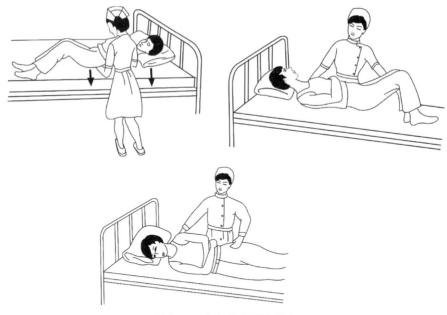

图 9‑4　患者单人辅助翻身

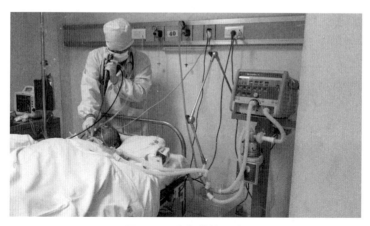

图 9‑5　支气管镜吸痰

每次脱机时间短,24 h 分隔的时间段要增多,特别是凌晨 6 h 的脱机时间段应再进行细分,与患者生物钟尽量吻合,直至时间对接、达到完全性脱机。

五、手术

尽管手术治疗不是颈脊髓损伤早期救治的主要措施,但手术治疗仍然是呼吸功能恢复的有利条件。通过手术恢复脊柱序列及稳定性,必要时进行神经减压,也是呼吸功能救治的重要措施。同时,手术治疗的意义还在于颈椎稳定性恢复后可早期对患者进行翻身、拍背促进咳痰,甚至可早期半坐或坐位,减少坠积性肺炎的发生率,促进呼吸功能恢复。

第五节　颈椎脊髓损伤患者撤机方法

一、颈脊髓损伤的脱机

1. 评估患者神经损伤程度

根据颈椎 MRI 等影像学资料评估颈脊髓损伤平面及神经功能 ASIA 评分。入院 4 周对呼吸模式进行评价，如果无自主呼吸、咳痰无力则脱机难度明显增加。掌握颈脊髓损伤平面、呼吸模式对指导脱机计划的制订有重要意义。

2. 心理疏导

消除患者恐惧心理是治疗的前提。应每日告知患者经过一系列的治疗目前自主呼吸是没有障碍的，呼吸机长时间使用则会出现严重感染等危害。帮助患者树立信心。

3. 脱机前期准备工作

调整水及电解质平衡，特别是顽固性低钠血症的纠正，低钾的治疗，必要时胃肠道及静脉补液同时进行。严格控制出入量，减少心肺循环负荷；强化营养，以三升袋静脉营养及胃管鼻饲完全肠内营养同步进行，如果白蛋白等指标仍低于正常值，则静脉输入人血白蛋白强化营养，力求达到正氮平衡。有效的抗感染，根据痰培养结果调整有效抗生素及抗真菌治疗，有效抗感染是脱机的前提条件之一[11]。减少呼吸道阻力，增加咳能力训练，主动咳痰，必要时静脉补液呼吸兴奋剂，增加呼吸动力[12]。定时翻身、拍背及吸痰，加强静脉及雾化吸入化痰，静脉维持剂量支气管扩张剂以减少呼吸道阻力。每日定时进行自主呼吸功能锻炼，加强膈肌及肋间肌力量训练。

4. 循序渐进脱机

监测血气分析结果，每日观察呼吸机显示自主呼吸的频率，如果自主呼吸每分钟低于 10 次则不能进行脱机。患者体温正常连续超过 3 d，咳痰有力，可尝试行间断脱机，要分时间段进行间断脱机，每次延长脱机时间，顽固性呼吸机依赖较非呼吸机依赖应每次脱机时间短，24 h 分隔的时间段要增多，特别是凌晨 6 h 的脱机时间段应再进行细分，与患者生物钟尽量吻合，在每日 24 小时里，13 点至 16 点，凌晨 12 点至 6 点是脱机最困难的时间段，要求医师克服困难对该时间段进行重点观察，时间细分直至对接、达到完全性脱机并进行后续的封闭气管插管工作。

颈脊髓损伤的治疗仍是脊柱创伤救治的难题。呼吸系统并发症治疗及呼吸功能重建是治疗的核心，其中治疗后期顽固性呼吸机依赖是严重困扰临床工作的难题。通过本组研究，我们认为通过医师、患者及家属的共同努力大多数顽固性呼吸机依赖是能够脱机成功的。在后续的研究工作中，我们将进行大样本前瞻性设计研究，以期望获得更加可信的研究结果。

5. 心理强化

强化心理素质，增强信心。对顽固性呼吸机依赖者往往有严重的心理恐惧感，因为他们多经历了呼吸动力丧失进而濒临窒息的过程,部分还经历过严重窒息进行抢救、急行气管切开及呼吸机辅助呼吸的救治措施也让患者产生心理依赖。因此,应加强心理疏通,明确告知经过手术等治疗现已完全可自主呼吸,增强患者信心。

二、顽固性呼吸机依赖

颈脊髓损伤节段及神经损伤程度决定了救治的难度。对损伤节段评估及对比分析示顽固性呼吸机依赖大部分损伤节段高而且瘫痪程度严重,因膈神经麻痹导致呼吸肌丧失源动力必须通过呼吸机辅助呼吸。虽然颈脊髓损伤节段决定了呼吸功能,本组研究1例严重高位颈脊髓损伤呼吸机辅助呼吸近3年,但最终通过努力仍脱机。可能膈神经功能通过呼吸功能锻炼得到代偿。

患者经过气管切开及呼吸机辅助呼吸4周后大部分均出现以院内感染为主的肺部感染,感染严重则痰量增多,气管支气管堵塞,呼吸阻力明显增大。顽固性呼吸机依赖肺部感染反复出现,甚至因菌群失调出现真菌感染,严重感染后无法选择有效抗生素抗感染,因此无法进行脱机。肺部感染甚至肺不张等呼吸系统并发症是影响脱机的重要因素。

水、电解质紊乱,特别是严重的低钠血症、低蛋白血症导致患者抵抗力降低,呼吸肌动力低下,成为顽固性呼吸机依赖的影响因素。顽固性低钠血症的病因现仍不清楚,如不进行针对性治疗患者可出现严重腹胀等并发症,导致呼吸阻力增加。顽固性呼吸机依赖往往住院时间较长,长时间的消耗等极易出现低蛋白血症,严重的低蛋白血症可造成胸水、腹水及感染加重等一系列的并发症,反复严重的低营养状态是顽固性呼吸机依赖的重要因素。

顽固性呼吸机依赖者往往有严重的心理恐惧感,因为他们多经历了呼吸动力丧失进而濒临窒息的过程,部分还经历过严重窒息进行抢救、急行气管切开及呼吸机辅助呼吸的救治措施也让患者产生心理恐惧。大部分顽固性呼吸机依赖均担心脱离呼吸机无法进行呼吸,因此抵抗脱机成为重要的影响因素。

参考文献

[1] Mellema M S, Haskins S C. Weaning from mechanical ventilation[J]. Clinical Techniques in Small Animal Practice, 2000, 15(3): 157.

[2] Pruitt B. Weaning patients from mechanical: ventilation[J]. Nursing, 2017, 2006, 36(9): 36 - 41.

[3] Goldstone J. The pulmonary physician in critical care • 10: difficult weaning[J]. Thorax, 2002, 57(11): 986 - 991.

[4] Amaya-Villar R, Garnacho-Montero J, Ortiz-Leyba C, et al. Polyneuropathy and discontinuation from mechanical ventilation[J]. Clinical Pulmonary Medicine, 2006, 13(6): 348 - 352.

[5] Garnacho-Montero J, Amaya-Villar R, García-Garmendía J L, et al. Effect of critical illness polyneuropathy on the withdrawal from mechanical ventilation and the length of stay in septic patients[J]. Critical Care Medicine, 2005, 33(2): 349 - 354.

[6] Ferrer M. Non-invasive ventilation as a weaning tool[J]. Minerva Anestesiologica, 2005, 71(6):

243 - 247.

[7] 秦英智,展春,徐磊,等.持续气道正压—比例压力支持—自动管道补偿与双水平气道正压—压力支持通气两种模式撤机方法的比较[J].中国危重病急救医学,2002,14(3):138 - 140.

[8] Matić I，Đanić D，Majerić-Kogler V，et al. Chronic obstructive pulmonary disease and weaning of difficult-to-wean patients from mechanical ventilation：randomized prospective study[J]. Croatian Medical Journal，2007，48(1)：51 - 58.

[9] 王士泳,展春,张纳新,等.慢性阻塞性肺疾病呼吸衰竭撤机中比例压力支持通气的调节方法[D].中国.

[10] Chang A T，Boots R J，Brown M G，et al. Reduced inspiratory muscle endurance following successful weaning from prolonged mechanical ventilation[J]. Chest，2005，128(2)：553 - 559.

[11] Maramattom B V，Wijdicks E F M. Acute neuromuscular weakness in the intensive care unit[J]. Critical Care Medicine，2006，34(11)：2835 - 2841.

[12] Chao D C，Scheinhorn D J. Determining the best threshold of rapid shallow breathing index in a therapist-implemented patient-specific weaning protocol[J]. Respiratory Care，2007，52(2)：159 - 165.

[13] 殷磊.护理学基础[M].北京：人民卫生出版社,2003：153 - 157.

第十章 颈脊髓损伤肺部感染的特点及防治

颈脊髓损伤后易出现肺部并发症,严重者可导致死亡,是颈脊髓损伤救治的难点。颈脊髓损伤,尤其是完全性损伤,呼吸困难是最常见并发症。颈脊髓损伤导致肋间肌麻痹,脊髓损伤在 C_4 节段以上,同时出现膈肌麻痹,此时如无机械通气辅助,患者很快出现呼吸衰竭最终死亡。C_4 节段以下损伤虽保留膈肌功能,但咳嗽无力,痰液蓄积,不易排出;同时交感神经通路受损,副交感神经兴奋,使肺小支气管收缩,排痰更加困难[1],这都是颈脊髓损伤早期易发生肺部并发症的原因。常见的并发症有肺部感染与肺不张。

第一节 呼吸系统解剖结构

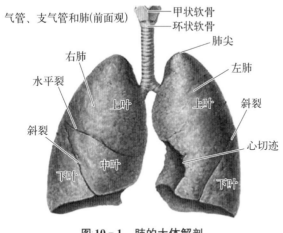

气管、支气管和肺(前面观)
甲状软骨
环状软骨
肺尖
右肺
左肺
水平裂
上叶
上叶
斜裂
斜裂
心切迹
下叶
中叶
下叶

图 10-1 肺的大体解剖

一、肺的解剖结构

肺上端经胸廓上口突入颈根部,外观圆钝,为肺尖,朝向膈上面为肺底,朝向肋骨及肋间隙的面为肋面,朝向纵隔的面为内侧面。内侧面中央有肺门,其内有支气管、血管、淋巴管和神经出入。这些结构被结缔组织包裹在一起称之为肺根。左肺由斜裂分为上、下二个肺叶,右肺由斜裂及水平裂分为上、中、下三个肺叶。肺表面覆被一层光滑的浆膜,即脏层胸膜(图 10-1)。

肺的构成基础是支气管反复分支形成的支气管树。左、右支气管在肺门分成第 2 级支气管,肺叶由第 2 级支气管及其分支所管辖的范围构成;第 2 级支气管分出第 3 级支气管,肺段由第 3 级支气管及其分支所管辖的范围构成。支气管在肺内反复分支可达 23～25 级,最后形成肺泡。支气管各分支之间以及肺泡之间都由结缔组织性的肺间质构成,血管、淋巴管、神经等伴随支气管分支分布在结缔组织内(图 10-2)。

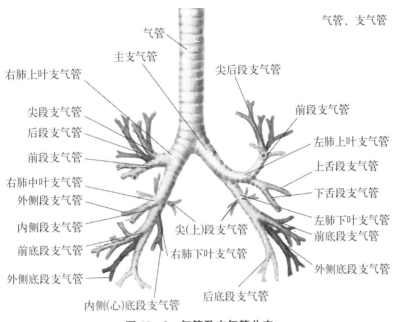

気管、支気管

图 10 - 2　气管及支气管分支

肺泡为肺的功能单位,是单层上皮细胞构成的半球状囊泡。肺的支气管经多次反复分枝成无数细支气管,末端膨大成囊,囊的四周有很多突出的小囊泡,即为肺泡。肺泡的大小形状不一,平均直径 0.2 mm。成人肺泡面积近 100 m²,比人的皮肤的表面积还要大几倍[2](图 10 - 3)。

肺泡的组成:① 小肺泡细胞,又称 Ⅰ 型肺泡细胞,厚约 0.1 μm,基底部是基底膜,无增殖能力;② 大肺泡细胞,又称 Ⅱ 型肺泡细胞,分泌表面活性物质(二棕榈酰卵磷脂),以降低肺泡表面张力;③ 肺巨噬细胞,来自血液单核细胞。

肺泡周围间质中充斥着大量肺部毛细血管。肺泡膜和毛细血管膜大部分融合,有助于气体的快速扩散。肺泡壁是由单层扁平上皮构成,有 3 种细胞:① 扁平

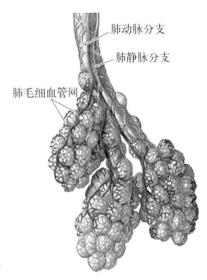

图 10 - 3　肺泡结构图

上皮细胞(Ⅰ型细胞),其基膜紧贴毛细血管;② 分泌上皮(Ⅱ型细胞),该细胞突向管腔或夹在扁平上皮细胞之间,可分泌表面活性物质;③ 隔细胞:位于肺泡间隔中,当进入肺泡腔内就叫尘细胞。在尘细胞的细胞质内有大量尘埃颗粒,属于吞噬细胞。肺泡隔是相邻肺泡壁之间的结构,由结缔组织和丰富的毛细血管组成。而肺泡表面液体层,Ⅰ 型肺泡细胞与基膜,薄层结缔组织,毛细血管基膜与内皮组成了所谓的气-血屏障。

肺泡是肺的功能单位,也是肺部气体交换的主要部位。肺泡之间的间质内含有丰富

的毛细血管网,气体交换,要依次经过肺泡内表面的液膜、肺泡上皮细胞膜、肺泡上皮与肺毛细血管内皮之间的间质、毛细血管的内皮细胞膜等四层膜。这四层膜合称为呼吸膜,血液和肺泡内气体进行气体交换必须通过呼吸膜才能进行。吸入肺泡的氧气进入血液后,静脉血就变为含氧丰富的动脉血,并随着血液循环输送到全身各处。肺泡周围毛细血管里血液中的二氧化碳则可以透过毛细血管壁和肺泡壁进入肺泡,通过呼气排出体外。呼吸膜平均厚度不到 1 μm,有很高的通透性,且面积较大,故气体交换十分迅速,是肺呼吸的重要组成。呼吸膜面积平均约为 70 m^2,静息状态下,人体进行呼吸时的气体交换只需使用其中 40 m^2。因此,在因疾病等原因导致呼吸膜面积小于 40 m^2 之前,肺换气不会出现明显的障碍。

肺泡内的表面液膜含有表面活性物质,起到降低肺泡表面液体层表面张力的作用,使细胞保持膨胀,且吸气时又较易扩张。缺氧的情况下,肺表面活性物质分泌减少,肺泡内的液体或纤维蛋白原可降低表面活性物质的活力,引起肺泡不张,血液循环时毛细血管就不能进行气体交换[3]。肺泡外有弹性纤,可使肺泡具良好弹性。肺部慢性炎症或哮喘时,肺泡长期处于过度膨胀状态,会使弹性纤维失去弹性,形成肺气肿,影响呼吸时气体交换。

二、呼吸肌的组成

呼吸肌是指肋间肌、膈肌、腹壁肌、胸锁乳突肌、背部肌群、胸部肌群等与呼吸运动有关的肌肉,呼吸方式有腹式呼吸和胸式呼吸,胸腹联合呼吸,颈脊髓损伤时,尤其是上段损伤,胸式呼吸消失,仅存在腹式呼吸。甚至是胸腹式呼吸均消失。

平静呼吸时,吸气是由膈肌和肋间外肌收缩引发的主动呼吸;呼气是由膈肌和肋间外肌的舒张引发被动呼吸。在强度较大的机体运动下,需氧量增大,吸气和呼气均为主动呼吸[4]。

呼气肌包括肋间肌,膈肌和腹壁肌;吸气肌包括膈肌、肋间外肌。吸气时,肋间外肌收缩,肋骨向上向外运动,膈肌收缩,膈顶下降,胸腔增大;呼气时,肋间外肌舒张,肋骨向下向内运动,膈肌舒张,膈顶上升,胸腔缩小。

辅助呼吸肌:主动用力吸气时,除了膈肌、肋间外肌的收缩,胸锁乳突肌、背部肌群、胸部肌群等也发生协同性的收缩,使胸廓最大程度扩张;用力呼气时,除了膈肌、肋间外肌的舒张,肋间内肌、腹肌等发生收缩,主动收缩胸廓,使其容积减小。

第二节 肺 通 气

肺通气是指肺与外环境之间的气体交换,气体进出肺是由推动气体流动的动力克服阻力而达到的。

一、肺通气的动力

肺通气活动时,胸廓的扩大和缩小,其动力是呼吸肌的收缩运动。因此,当呼吸中枢、周围神经和呼吸肌本身有病变的时候,肺通气量就会减少[5,6]。颈脊髓损伤时,神经传导通路受损,导致呼吸肌乏力,肺的通气量相应减少,血氧含量降低。

(1)呼吸运动是胸廓的节律性扩大和缩小活动,是由呼吸肌收缩、舒张活动引起的。平静时,吸气运动是主动的,是由呼吸肌的收缩活动所致;呼气是被动的,不是由呼吸肌的收缩所致(图 10 - 4)。

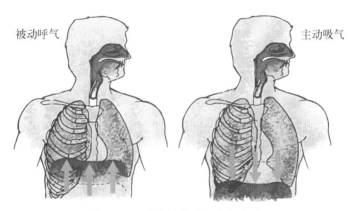

被动呼气   主动吸气

图 10 - 4 肺的被动呼吸及主动呼吸

(2)胸膜腔内压和肺内压 胸膜腔内压是胸膜腔内的压力,又称为胸内负压。正常人在平静呼吸时,胸膜腔内压是低于大气压的。其生理意义是使肺泡处于扩张状态及促进静脉血液回心和淋巴回流。肺内压是肺泡内的压力,随着呼吸运动的变化,其大小也会发生变化。吸气时肺内压低于大气压,气体因压力差由外界吸入肺内;呼气时肺内压高于大气压,气体因压力差由肺内呼出。这种压力差是气体进出肺的直接动力。在吸气末和呼气末,肺内压和大气压相等不存在压力差,也就不存在气体流动。

二、肺通气的阻力

肺通气的阻力包括弹性阻力和非弹性阻力。日常呼吸时,弹性阻力约占肺通气总阻力的70%,非弹性阻力约占30%。

(1)弹性阻力 肺弹性阻力来自肺本身及胸廓。肺组织的弹性回缩力和肺泡液与气界面的表面张力是肺本身的弹性阻力。胸廓的弹性组织形成胸廓的弹性阻力。肺纤维化、肺不张等疾病导致肺的弹性阻力增大;肥胖、胸膜增厚等导致胸廓的弹性阻力增大。

(2)非弹性阻力 肺通气的非弹性阻力主要是指气流通过呼吸道时,气体分子之间以及气体分子与呼吸道的摩擦力。非弹性阻力的大小与气道管径有密切关系,管径越大,气道阻力越小,管径越小,气道阻力越大。吸气时肺内小气道扩张,气道阻力减小;呼气时压力使小气道收缩,气道阻力变大。

三、肺容量和肺通气量

1. 肺容量

肺容量指肺活量、残气的总和,肺活量是潮气量、补吸气量、补呼气量之和。最大吸气终末时再由肺尽力呼出气体的总量,是测定肺活量的指标[4]。

平静呼吸时每次吸入或呼出的气量为潮气量,约为 500 mL。平静吸气未,再用力作最大吸气所能吸入的气量为补吸气量,约为 1 500 mL。平静呼气后,再用力作最大呼气所能呼出的气量为补呼气量,约为 1 500 mL。深呼气后,残留在肺内的气量为残气量,即功能残气量减去补呼气量。约为 500~1 000 mL。平静呼气时肺内残存的气量为功能残气量,约为 2 000~2 500 mL。

最大吸气后,尽力呼气所能呼出的气量是我们通常所说的肺活量,是潮气量、补吸气量和补呼气量之和。它反映了呼吸功能的潜在能力,其正常平均值约 3 500 mL。肺活量的个体差异性较大,与人的体型大小、年龄、性别和锻炼等有关。一般降低 20% 以上才可认为不正常。在病理情况下,呼吸肌及肺组织的损害都伴有不同程度的肺活量减少。一个人的肺活量若为正常值的 60%,那么,做轻微的劳动就会引起呼吸困难。

2. 肺通气量

单位时间内出入肺的气体量称为肺通气量,一般指肺的动态气量,它代表了肺的通气功能。肺通气量可分为每分通气量、最大通气量、无效腔气量和肺泡通气量等。每分通气量指肺每分钟吸入或呼出的气量即潮气量与呼吸频率的乘积[4]。临床上有些患者会出现通气量不足和缺氧的情况。

每分通气量:

每分通气量指平静呼吸时,每分钟进或出肺的气体总量,等于呼吸频率乘潮气量。平静呼吸时,正常成年人呼吸频率每分约 16 次,潮气量 500 mL,每分钟通气量 6~9 L。每分通气量个体差异性较大,随性别、年龄、身材和锻炼不同而有差异。

最大通气量指尽力作深快呼吸时,每分钟所能吸入或呼出的最大气量。它反映单位时间内充分发挥全部通气量,是反映能进行最大运动量的生理指标之一。常规测量 10 s 或 15 s 最深最快的呼出或吸入量,再换算成每分钟的,即为最大通气量。最大通气量一般可达 100 mL。比较平静呼吸时的每分通气量和最大通气量,可以反映通气的贮备能力,通常用通气贮量百分比表示:通气贮量百分比=[(最大通气量−每分平静通气量)/最大通气量]×100%。正常值≥93%。

无效腔和肺泡通气量:

每次吸入的气体,一部分将留在从上呼吸道至呼吸性细支气管以前的呼吸道内,不参与肺泡与血液之间气体交换,称为解剖无效腔,容积约为 150 mL[4]。进入肺泡内的气体,有一部分因各种原因未能与血液进行气体交换,未能发生气体交换的这一部分肺泡容量称为肺泡无效腔。肺泡无效腔与解剖无效腔一起合称生理无效腔。健康人平卧时生理无效腔等于或接近于解剖无效腔。

因无效腔的存在,每次吸入的新鲜空气不能全部肺泡进入气体交换。因此,为了计算有效的气体交换,以肺泡通气量为准。肺泡通气量是每分钟吸入肺泡的新鲜气量,肺泡通气量＝(潮气量-无效腔气量)×呼吸频率。潮气量和呼吸频率的变化,对肺通气和肺泡通气都有影响。在潮气量减半和呼吸频率加倍或潮气量加倍而呼吸频率减半时,肺通气量保持不变,但是肺泡通气量发生明显的变化。

临床上在某些情况下(如支气管镜检查,治疗呼吸衰竭等)使用一种特殊形式的人工通气,即高频通气。这是一种频率很高,潮气量很低的人工通气,其频率可为60～100次/min或以上,潮气量小于解剖无效腔,但却可以保持有效的通气和换气,这似乎与上述浅快呼吸不利于气体交换的观点矛盾。对于高频通气能维持有效的通气和换气原理都有待研究。

第三节　颈脊髓损伤后并发的肺部感染

一、颈脊髓损伤并发肺部感染的病因

颈脊髓损伤,尤其是气管切开后易并发肺部感染。病情危重、免疫力低下、瘫痪与卧床、伴有糖尿病、冠心病等,这些也都是颈椎脊髓损伤患者肺部感染的原因,另外医源性肺部感染也是一个重要原因。

颈脊髓损伤患者呼吸肌功能低下,且长期处于平卧体位深呼吸运动减弱,术中使用的麻醉药物短期内不能代谢,抑制呼吸中枢,再加上手术后胃肠蠕动减弱引起的腹胀,均可使肺通气量降低,这些因素均可成为肺部感染的易发因素。部分颈脊髓损伤患者术前原有慢性肺疾病,且术后患者免疫力下降,导致肺部感染急性发作,这也是常见的原因。个别患者术中及术后呕吐物或口腔内分泌物误吸,造成气道的阻塞和吸入性肺炎;术中及术后急性上呼吸道感染,加之气管插管及某些麻醉药物的刺激使气道分泌物增加,颈脊髓损伤患者本身咳痰无力,气道分泌物难以排出,合并上述因素,就容易发生肺部感染。

此外,颈脊髓损伤患者气道增加的分泌物因呼吸肌无力不易排出,是气管及支气管堵塞,特别是细支气管易堵塞导致肺不张。肺不张时肺泡及细小支气管内痰液积存,细菌易繁殖,这种状况如果持续,就可发生肺部感染。肺不张还可造成肺萎缩及肺泡塌陷,如是大叶性的肺不张,则可引起循环系统的回心血量减少及心脏舒张和收缩活动受限,而且气血屏障的病理改变易导致肺换气弥散功能障碍,动脉血氧含量降低。上述状况如果不能及时治疗缓解,则全身缺氧将进一步加重,呼吸功能不全甚至呼吸衰竭[7]。

颈脊髓损伤治疗过程中的侵入性操作也是肺部感染的原因。这些操作破坏了完整的皮肤与黏膜,增加了条件致病菌的感染机会。颈脊髓损伤患者往往需持续或间断氧气吸入,以改善改善机体缺氧状态,纠正低氧血症。但吸氧时氧源直接与气管、肺相通,虽有过滤设备,但颈椎外伤患者免疫力降低,支气管黏膜纤毛系统清除机制减弱,细菌容易进入肺泡引起肺部感染。有时细菌被呼出至吸氧管或呼吸机管路,在其中大量繁殖后再延管路进入呼吸道,此类情况恶性循环,导致肺部感染长期不愈。鼻饲引起的食物反流误入气管也是肺部感染的重要原因[8]。

二、肺部感染的细菌分布及特点

临床工作中笔者发现,颈脊髓损伤患者肺部感染以革兰阴性菌多见,主要为肺炎克雷伯菌、大肠埃希菌、铜绿假单胞菌、鲍曼不动杆菌;在革兰阳性菌中主要是金黄色葡萄球菌和表皮葡萄球菌;真菌主要为热带假丝酵母菌。

颈脊髓损伤后如不预防性使用抗生素,有气管插管患者,一周内肺部感染的主要致病菌是肺炎链球菌、金黄色葡萄球菌及流感嗜血杆菌。一周后肺部感染的主要致病菌是革兰阴性杆菌,如肺炎克雷伯菌、铜绿假单胞菌、大肠埃希菌、鲍曼不动杆菌,其中以铜绿假单胞菌感染多见。

颈脊髓完全性损伤后气管切开患者,肺部感染的主要致病菌为革兰阴性菌及混合致病菌,此情况显著高于不完全性损伤及未行气管切开患者。

革兰阴性杆菌致病菌对二、三代头孢类抗生素耐药率较高,而对含 D-内酰胺酶抑制剂的复方制剂耐药率较低,对亚胺培南、美罗培南等临床少用抗生素敏感;临床上随着亚胺培南等碳青霉烯类抗生素的广泛应用,病原菌的耐药性也随之升高。上述四种革兰氏阴性杆菌对大多对临床常用药物左氧氟沙星耐药;而对异帕米星、阿米卡星等不常用抗生素耐药率较低,对氨基糖苷类抗生素敏感,因此,颈脊髓损伤患者建议联合应用抗生素,但需密切观察其肝、肾功能,以免引起肝肾功能损害。革兰阳性致病菌中,葡萄球菌检出率较高。葡萄球菌对青霉素和喹诺酮类抗生素耐药率也较高,对万古霉素、阿米卡星及亚胺培南的耐药率较低。因此,临床经验用药时,对严重肺部感染病例可首选万古霉素。

真菌感染也较易出现,可能与颈脊髓损伤患者免疫功能低,超过三周连续静脉使用抗生素后,应加强真菌培养,及时进行治疗,并可适当预防性使用抗真菌药物[9]。

三、肺部感染的实验室检查

临床工作中常采用 CRP、WBC、痰培养方式进行常规诊断,但 CRP 需要在急性期的 12 h 后才逐渐升高,因此准确性值得研究。目前,肺部感染尚未有公认的早期诊断的金标准。

降钙素原作为细菌感染的标记物已得到大量研究证实,肺部感染诊断依据包括体温、气道分泌物、血白细胞、氧合、胸片或 CT 影像学表现等。其在预测疗效、判断预后方面的作用越来越得到临床医师的认可。降钙素原是一种由甲状腺髓质细胞产生的由 166 个氨基酸组成的 13 kD 的糖蛋白，是降钙素的前肽物质，其半衰期为 25 h。正常情况下人体内的降钙素原稳定性良好，既不会释放周围血，也不会降解为类激素的降钙素，故在血清中含量极低。在机体受到高毒性细菌、真菌等感染而出现严重脓毒血症等症状时，其才在血液中含量骤升，因此其被逐渐认为是机体出现严重感染时的辅助诊断指标。降钙素原能有效地评价患者感染的严重性或进展，从而间接地反映机体免疫系统应答持续存在。

影像学检查对肺部感染患者的诊断是极为重要的。胸部 X 线是一种常见的影像学检查方式，可行性高，是临床肺部感染诊断的主要检查依据。X 线能够穿透非金属的普通物质，并且还可以将感光胶片曝光，具体成像和曝光量之间存在正相关。在应用 X 线进行检查的过程中，需要注意的是在保证图像质量的前提下，尽可能地减少 X 线的曝光量，以此减少 X 线对患者机体造成的损伤。

CT（computed tomography，CT）就是计算机断层扫描，通过 X 线束计算机化的人体断层成像，高敏探测器共同将人体待检查部位围绕，进而达到扫描成像。CT 检查时间短，成像清晰，并且可进行断层的成像，在多种疾病诊断中的应用价值极高。研究显示，不同类型肺部疾病的不同病理变化，也同样存在差异性，所以在 CT 和 X 线片上，不同类型肺部感染也会有不同的肺部影像表现。医生在对患者进行诊断的过程中，可以将 CT 和 X 线片的不同胸部影像表现特点作为依据，对其做出诊断。在胸部 X 线检查的基础上，增加患者胸部 CT 检查，能够提高诊断准确率。

四、临床表现

1. 克雷伯杆菌肺炎

临床表现类似严重的肺炎球菌肺炎。主要症状为寒战、咳嗽、高热、咳痰、胸痛和呼吸困难，可出现气急、发绀、心悸，约半数患者出现畏寒，毒血症状明显，可表现出早期休克。痰液多表现为黏稠脓性、量多、带血，砖红色或灰绿色，砖红色痰是因血液和黏液混合的结果，是本病的特征性表现，但临床上较少见。肺部影像可表现为肺叶或肺大叶实变，好发部位是右肺上叶、双肺下叶，表现为多发蜂窝状肺脓肿（图 10 - 5）。

2. 鲍曼不动杆菌肺炎

是常见的革兰阴性杆菌。广泛存在于自然界的水及土壤、医院及人体皮肤、消化道、呼吸道、和泌尿生殖道中，属于条件致病菌。主要症状为发热、咳嗽、胸痛、气急及血性痰等表现。肺部可有细湿啰音。鲍曼不动杆菌引起的肺部感染，既可是外源性感染，也可有内源性感染。口咽部菌体的吸入，很可能是内源性感染的主要致病因素。肺部影像常表现出支气管肺炎的特点，可为大叶性或片状浸润阴影，偶有肺脓肿以及渗出性胸膜炎、胸腔积液表现（图 10 - 6）。

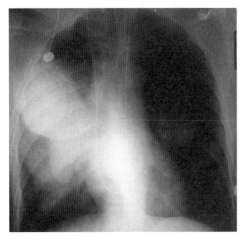 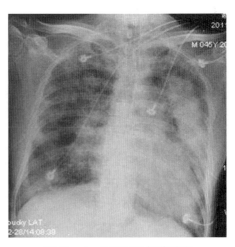

图 10‐5　克雷伯杆菌肺炎　　　　　　　　图 10‐6　鲍曼不动杆菌肺炎

3. 铜绿假单胞菌肺炎

临床主要症状是咳嗽,大量翠绿色、黄色脓痰,气急、胸痛、发绀等。体征上肺部听诊可闻及湿性啰音,发热多呈稽留热或弛张热,热程可长达1～2周。全身中毒症状明显,起病急,寒战、高热,体温高峰在清晨或上午是其主要特点。铜绿假单胞菌感染患者30%～50%发生脓胸,病情严重时神志模糊易并发呼吸衰竭、休克、电解质紊乱、肾功能不全、心力衰竭等(图10‐7)。

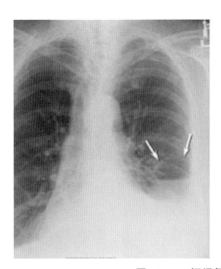 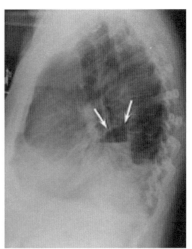

图 10‐7　铜绿假单胞菌肺炎

4. 金黄色葡萄球菌肺炎

主要临床症状为寒战、高热,体温高达39～40℃,胸痛,脓性痰,可有血丝痰。伴随症状主要是全身肌肉、关节酸痛,精神萎靡,病情严重的可早期出现周围循环衰竭甚至休克。体征常与严重的中毒症状和呼吸道症状不相符,其后可出现两肺散在湿啰音。病变较大或融合时可有肺实变体征。影像学显示肺段或肺叶实变,可形成空洞,或呈小叶状浸润,其中有单个或多发的液气囊腔(图 10-8)。

5. 表皮葡萄球菌肺炎

其症状、体征与其他细菌性肺炎相比无明显特异性,发热以不规则发热为多见,胸部 X 线片或 CT 表现以支气管肺炎多见,其次是肺泡型肺炎,也比较易发生气胸、渗出性胸膜炎等并发症。

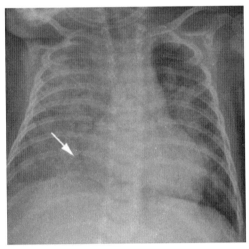

图 10-8　金黄色葡萄球菌肺炎

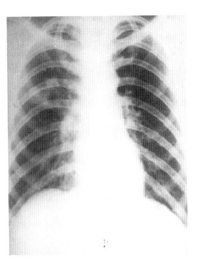

图 10-9　真菌性肺炎

6. 真菌性肺炎

症状上可有发热,咳嗽剧烈,痰为无色胶冻样,偶带血丝。肺部听诊可有中小水泡音。具有支气管肺炎的常见症状和体征,但起病缓慢,多在应用抗生素治疗中肺炎出现或加剧。常同时有其他念珠菌感染的病灶,如鹅口疮为最多见,个别可有皮肤或消化道等部位的真菌病。影像学表现为大片状阴影,多见肺底和中部,但在短期内可有变化(图 10-9)。主要原因是广谱抗生素抑制体内细菌,使念珠菌失去细菌的制约;同时颈脊髓损伤后使用皮质激素可抑制体内的免疫功能也可引起真菌性肺炎。

五、肺部感染的预防及治疗

(一)脊髓损伤平面对呼吸影响及气管切开的应用

颈脊髓损伤患者,尤其是颈脊髓完全性损伤,由于呼吸中枢信号传导障碍,呼吸肌乏力,患者胸式呼吸减弱甚至消失、咳嗽无力、痰液无法顺利排出,易并发肺部感染和肺不张,导致呼吸功能不全,严重者可发生呼吸衰竭。因此,颈脊髓损伤患者肺部感染的治疗重点和难点是如何保持呼吸道通畅,有效排痰,同时进行呼吸功能的有效锻炼,纠正低氧血症。

颈髓损伤患者肺部感染的发生率及严重程度与颈髓损伤节段的高低、患者年龄、既往肺功能情况等有关。损伤节段较低的颈脊髓损伤患者的呼吸功能减弱并不显著,但是随

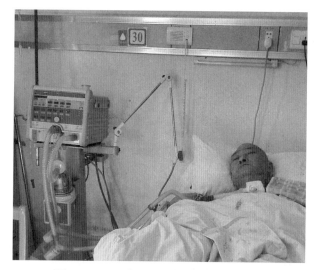

图 10－10　颈脊髓损伤气管切开机械通气

着脊髓损伤平面的上升,患者的呼吸功能也随之降低,并且在四肢瘫痪患者中更为明显。表现为用力呼气量、第一秒用力呼气量及呼气流速峰值均有明显降低。由于脊髓损伤后交感神经传导受损,副交感神经相对优势,致气管、支气管收缩变窄,气道内分泌物增多,产生呼吸道阻塞,造成在限制性功能障碍的基础上合并阻塞性通气功能障碍,加重呼吸功能衰竭[10]。在这种情况下应果断进行气管切开,机械通气(图10－10)。

颈脊髓损伤患者在进行气管切开,机械通气时,气流不经鼻腔,直接经气管进入肺部,细菌随之进入支气管及肺泡,加之患者免疫力降低,支气管黏膜纤毛系统清除机制减弱,排痰不畅,细菌繁殖,进而引发肺部感染。气管切开进行机械通气的颈脊髓损伤患者,肺部感染率高达100％。肺部感染细菌种类多,感染症状反复发作,整个治疗过程中抗生素使用时间较长。治疗过程中,患者长时间使用一种抗生素,使细菌耐药性大大增加,造成感染控制较差,甚至感染不能控制,导致死亡。目前在临床上,治疗有创机械通气患者的肺部感染主要采用长期应用多种抗生素,间断应用同一种抗生素,并限期使用,才能够减少耐药性的产生,提高治疗效果[11,12]。

(二)抗生素的应用

颈脊髓损伤患者往往伴随肺部感染,如等到肺部感染出现症状,再使用抗生素,此时,肺部感染已较难控制,因此治疗中应注意经验性使用抗生素,并且注意联合应用。

颈脊髓损伤患者应早期予以广谱抗生素治疗。颈脊髓损伤早期,临床医师对部分患者经验性选择抗生素的初始针对性不强,抗生素的抗菌谱未能覆盖葡萄球菌,或者虽然使用广谱抗生素,但对高耐药革兰阴性菌无效,导致肺部感染控制不佳。因此,在经验性选择抗生素治疗肺部感染,尤其是医院获得性肺部感染时,抗生素抗菌谱应覆盖革兰阳性球菌和革兰阴性杆菌;治疗中,注意细菌培养,根据细菌培养和药敏结果换成高敏、窄谱药物。治疗过程中不能只根据医院获得性肺炎指南进行经验性治疗,而要考虑本院 ICU 或其他重症病房的病原学分布及耐药性特点。如果细菌培养一旦明确是何种细菌,立即进行针对性抗生素静脉应用,减轻广谱抗生素产生的细菌耐药。

抗生素的选择不仅应根据院内病房病原体的耐药情况,还应根据抗生素的药理、药代动力学特点,结合患者具体病情,制定合理的用药方案,包括抗生素的种类、剂量、给药途径,药物的浓度及间隔时间,药物之间是否存在协同作用及配伍禁忌,及时对患者使用抗生素治疗效果进行评估。对于时间依赖性抗生素,如青霉素类、和氨曲南、碳青霉素烯类、头孢菌素类等,应注意单次给药量、每日给药次数和静脉滴注时间;氨基糖苷类等浓度依赖性抗生素,单次给药较每日多次给药能获得更好的抗菌活性和临床疗效;喹诺酮类抗菌药应考虑每日 2 次给药[13]。综上所述,颈脊髓损伤患者肺部感染应早期、广谱、经验性用药,治疗过程中再根据药敏试验合理选择抗生素,减少细菌耐药率的发生,这对防治颈脊髓损伤患者肺部感染具有重要意义。治疗过程中应避免盲目用药,需结合抗生素的药代动力学特点,进行个体化治疗,制订个体化用药方案。

（三）气管切开及机械通气患者气道护理

把握恰当的气管切开时机是早期治疗呼吸衰竭,控制肺部感染的关键,如果动脉血气分析氧分压低于 65 mmHg、胸式呼吸消失、末梢肢体血氧饱和度低于 90%,说明患者不能通过呼吸肌无力,无法完成有效的通气及气体交换,应当立即行气管切开。建立人工气道后,经吸痰、吸氧、气道雾化等措施,血气结果和临床症状仍不能改善者,应及时使用机械通气[14]。

高位颈脊髓损伤患者由于呼吸肌无力、咳嗽反射减弱,痰液阻塞气管导致肺不张等。所以颈脊髓损伤进行机械通气患者,呼吸道管理的核心问题是排痰,这是保持呼吸道通畅、控制感染的重要措施。治疗过程中应采取综合措施促使患者排痰,如雾化吸入、翻身拍背、体位引流、支气管镜有效吸痰等,防止痰液阻塞导致肺不张、呼吸道感染等并发症。

1. 翻身、拍背和吸痰的方法及重要性

气管切开及机械通气的患者,应当及时、有效、安全的吸痰,才能有效地预防各种并发症的发生,促进患者的早日健康。

定时翻身拍背是患者护理的重要内容,3 h 左右 1 次,应当向左及向右均要翻身。翻身拍背后鼓励患者做深呼吸运动和咳痰动作。同时常规 2 h 吸痰的护理常规已不完全适用,采取适时患者需要的吸痰护理,可以及时清理呼吸道阻滞物,保证气道顺畅,同时降低肺部感染发生率。适时吸痰指征:① 观察心电监护、呼吸机指标,结合患者表现,发现情况及时吸痰;② 有呼吸节律变化、脉搏波动剧烈、血氧监测进行性降低等可视表现;③ 听诊肺部出现痰鸣音、呼吸机气道压力上升、血压剧增、脉氧下降等。在患者需要的随时有效的吸痰,可在保证气道通畅的情况下,明显减少吸痰次数,避免气道黏膜医源性的损伤。

目前主要应用的吸痰方式有 3 种:① 密闭式吸痰:密闭式吸痰装置与气管套管、吸痰管相连接。转动该装置将吸痰管插入人工气道后按负压开关开始吸痰,吸引的同时旋转退出,每次吸痰少于十分钟,吸痰过程不中断呼吸机工作。密闭式吸痰法操作条件密闭,预防和减少并发症的发生且用时短,易造成气管黏膜损伤,而且价格昂贵,吸痰成本高;② 开放式吸痰管吸痰:是目前应用最广泛的吸痰方式。吸痰时将人工气道与呼吸机分离,将吸痰管直接插入人工气道进行吸引,吸痰结束后再连接呼吸机,吸痰前可先给予高浓度氧数分钟,增加氧储备。开放式吸痰能较有效吸痰,但人机分离吸痰易引起缺氧和交叉感染;③ 半开放式吸痰法:使用呼吸机管道延长管,即气管套管和呼吸机管道之间连

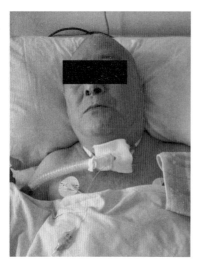

图 10 - 11　带吸痰孔的延长管

接一个带吸痰孔的延长管(图 10 - 11),将吸痰管从接头的小帽打开处进入气道吸痰,吸痰过程不中断机械通气按,吸痰结束后再将小帽盖上,简单易行且经济有效,优点是不间断呼吸机的工作,患者不易缺氧,且能降低感染的发生率。

关于吸痰负压的设定。多数研究证实,持续低负压进行人工气道吸痰管插管、间接负压吸引人工气道较深部位、持续负压旋转撤管是实现有效清理人工气道和维持患者生命体征稳定的最有效措施。

2. 气道湿化的方法及作用

注意呼吸道湿化措施,颈脊髓损伤尤其是机械通气期间应加强对人工气道湿化,因为上呼吸道是对吸入气体加温加湿的重要部位,气管插管或气管切开使吸入气体绕过上呼吸道进入肺部,吸入湿化不良的气体可以影响呼吸道上皮细胞的纤毛运动,增加黏液黏性,使气道处于干燥的不利环境,这对于气体交换、分泌物的清除、肺的扩张等都产生不良影响。通过多种湿化措施,促使痰液排出,有效地改善了呼吸,防止肺部感染。

气管切开,尤其是机械通气患者,可使用"人工鼻",气管套管内间断或持续滴入湿化液,主动式吸湿性热湿交换器等多种气道湿化措施。主动式吸湿性热湿交换器,是将改良后的吸湿性热湿交换器与加热型湿化器结合,既达到湿化效果,又减少了湿化器内冷凝水的产生,降低呼吸机引起严重肺部感染的发生率。

正常人体经呼吸道蒸发水分每日约 400 mL,人工气道建立后,呼吸道丢失的水分增多,为 1 000 mL 左右。目前临床湿化量成人为每日 200 mL 左右,如有高热、痰液黏稠不易咳出的患者应当适当增加气道湿化量。湿化量的多少主要取决于体温、室温、通气量大小、吸入气体的湿度和温度,以及痰液的情况。

在气道湿化治疗过程中,气道内湿化不足或湿化过度,以及温度过高或过低等可造成各种并发症。湿化不足,痰液黏稠不易咳出或吸出,易形成痰栓、痰痂阻塞气道,并容易继发感染;过度湿化会导致肺泡表面物质缺乏、功能残气量降低、肺顺应性下降,引起气道痉挛,妨碍患者的呼吸功能,并可能造成容量负荷的增加,导致肺不张及肺部感染,甚至发生急性肺水肿、心力衰竭等[15,16]。

3. 吸痰导管或气管套管的处理

消毒好的一次性吸痰导管及气管套管为目前临床上常用。脱机后选用两副同一型号的气管套管,经高压蒸汽灭菌法消毒后,交替更换。治疗过程中应稳妥固定并经常检查气管套管和机械通气回路的固定情况,严防脱出造成窒息。在搬运患者、吸痰、口腔护理和人工呼吸机装卸时均要倍加小心。粘贴导管的胶布易被口腔分泌物浸湿松脱,需及时更换,可用绷带缠绕导管和牙垫从枕后交叉固定于面颊部[17]。翻身时由专人负责头颈部协助旋转,防止导管扭折引起呼吸道阻塞。

4. 呼吸机参数的设定及调整

(1) 呼吸频率　呼吸机的呼吸频率成年人一般设置为 $16\sim18$ 次/min,接近生理呼吸频率。为避免肺内气体闭陷、产生内源性呼气末正压,呼吸频率的设置不宜过高。应用压力支持通气或辅助通气模式时,自主呼吸频率较快的患者,设置呼吸频率宜稍低于其自身呼吸频率;使用同步间歇指令通气时,自主呼吸频率较慢的患者可设置较快的呼吸频率作为备用频率。机械通气 1 h 后,呼吸频率需根据 PaO_2、$PaCO_2$、pH 值和脉氧监测值,患者的自主呼吸表现等进一步调整。

(2) 潮气量　临床多根据患者的理想体重来设置潮气量,一般稍大于患者自主呼吸时的潮气量($5\sim8$ mL/kg),设置为 $6\sim9$ mL/kg,其目的是为了防止患者肺泡塌陷。潮气量的设置依呼吸机转换模式的不同而异。潮气量不能在呼吸机开始工作时设置偏大,而是应根据患者体重,在常规值的低限进行设置。因为在开始呼吸机工作时潮气量大,有时会使脏层胸膜撕破,导致气胸。

使用压力支持通气时潮气量的大小由呼吸机支持压和患者的自主呼吸共同决定。传统机械通气的潮气量常规设置在 10 mL/kg,具体设置值还需根据患者的病情、动脉血气分析和呼吸监测结果等来调节,呼吸机管道的可压缩容积和发生气压伤的危险程度等也必须列入考虑内容。若肺的顺应性显著降低如肺间质纤维化等情况,设置潮气量宜偏小,这样呼气峰压不会过高,不易发生呼吸机诱导的肺和胸膜损伤;治疗急性呼吸窘迫综合征时若使用较大的潮气量可能导致吸入气体分布不均,顺应性好的肺泡气体分布较多,无病理改变的肺泡则过度扩张,可引起通气/血流比值失调加重,并导致生理性无效腔增加或气压伤。

(3) 分钟通气量　分钟通气量是潮气量与呼吸频率的乘积,一般设置为 $8\sim12$ L/min。机械通气开始,因患者通气/血流比值基本正常且无明显二氧化碳潴留,可将呼吸频率设置在 $8\sim16$ 次/min,潮气量 $10\sim12$ mL/kg,维持分钟通气量在 $6\sim10$ L/min 即可保证患者的氧合需要,以后再根据患者的血气分析结果来调整。

设置分钟通气量可选择潮气量与呼吸频率两个方面进行,以适当的潮气量和呼吸频率的相互搭配获取理想的分钟通气量来满足肺泡通气需要。近年来在肺保护性通气策略的指导下,为避免肺的气压伤,潮气量设置不断在减少,而呼吸频率相应增加,保证分钟通气量,以满足患者的氧合需要,同时对病变明显的肺泡损伤较小,不易发生呼吸机诱导的肺损伤。

(4) 吸入氧浓度　氧浓度的设定应根据临床实际情况来决定,要考虑患者动脉血氧分压的目标、呼气末正压水平、平均气道压力和患者血流动力学状态。调节吸入氧浓度多通过空气与氧的混合器进行,几乎所有不同类型的呼吸机均可预先设置和调节吸入氧浓度,其调节范围为 $21\%\sim100\%$。呼吸机工作初始,多将氧浓度设置比较高或以纯氧吸入来迅速纠正严重低氧血症,保证组织的氧合需要。继而根据动脉血气分析的结果和患者的临床表现来进行调整,在保证使血氧饱和度维持在相对安全范围的前提下,尽量使患者吸入低浓度氧气,从而防止氧中毒的发生[18]。但是,吸入氧浓度的设置除了要考虑防止氧中毒,而且还应考虑气道和肺泡压力过高对肺的损伤作用,故呼吸机辅助呼吸时要认真监测动脉血气分析。

吸气时间与呼气时间比:呼吸周期中呼吸时相的长短对患者动脉血的氧合和体内二氧化碳的排出相当重要,这由吸呼比来决定。机械通气时吸呼比的设置原则是要有利于吸入气体在肺内的均匀分布和氧合及体内二氧化碳适当排出,其设置应考虑机械通气对患者氧合状态、血流动力学、自主呼吸水平等因素的影响[18]。若将吸气时间长度设定为1,通常情况下的吸呼比多设置在 1:(1.5~2.0)。限制性通气功能障碍患者设置在 1:(1.0~1.5),有呼吸功能障碍的心功能不全患者常设置在 1:1.5。应注意低血压患者行正压通气时若正压通气的吸气时间过长,虽对气体在肺内的均匀分布有利,但不利于血液循环。个别情况下,有时将吸呼比值设置在>1 的状态,称为反比通气。该状态下,吸气时间延长使不稳定的肺泡充气较多,可能使无效腔通气和肺内分流减少,肺内气体分布趋于均匀,肺泡间可获得较好的容量平衡,且顺应性相对好的肺泡不至于发生过度膨胀。因吸气时间延长导致呼气期延后且呼气时间不足,呼气末肺泡内未呼出的残存气体可在肺泡内产生一定的压力,该压力能起到内源性呼气末正压的作用,可用来代替机械通气时的呼气末正压,或与机械通气时的呼气末正压并用。反比通气技术复杂,因平均气道压力的显著增加可使胸膜腔内压增加,对循环功能有较大的影响,故应慎重选用。

(5)吸气平台 在吸气末期以预期的压力或容量,维持一定时间的肺部扩张。此期间呼吸机停止送气,而呼气阀仍处于关闭,有利于吸入气体在这一段时间内更均匀地分布到肺内,较大程度地氧合、降低无效腔通气,尤其对肺顺应性下降或气道阻力显著增加的患者有较好效果。但吸气末暂停时间过长会使平均气道压力增高,静脉回流减少,加重体循环的负担,减少心输出量。

(6)通气压力 通气压力一般由潮气量、气道阻力和肺顺应性决定,一般控制在 10~30 cmH_2O,通气压力越大对循环功能的不利影响越大。通气压力为近端呼吸道开口处的压力,不代表肺泡内压,但适当的正压通气可使小气道及肺泡扩张,改善肺顺应性,助于克服气道阻力和肺顺应性的降低,对抗患者的内源性呼气末正压,从而减小吸气阻力。通气压力的设置在不同的呼吸机类型上设置是不同的。定容型呼吸机并不预设通气压力而仅预设最高吸气压力值,其机械通气过程中获得的气道压力取决于预设潮气量大小、患者肺顺应性和气道阻力情况,当给予的潮气量产生的压力超过预设的最高吸气压力值时,压力释放安全阀开放,呼吸机将自动停止送气,防止通气压力进一步升高,该最高吸气压力值一般设置为高于维持正常潮气量所需的压力 10 cmH_2O 左右。定压型呼吸机是通过面板直接预设或调节通气压力来获得潮气量,潮气量大小与通气压力成正比,要了解通气压力高低则必须监测潮气量。一般将气道内压力上升的最高安全界限设置为高于维持正常潮气量所需的压力 10 cmH_2O 左右。若通气后达不到预设值,吸气将不向呼气转化;若通气后快速达到预设值,则吸气很快转化为呼气,此时患者胸廓膨胀很小,呼吸机监测的呼气潮气量很小或测不到。此时,应注意是否存在呼吸机管道不畅或气道阻塞。若气道内压力持续超过压力的最高安全界限,则压力释放安全阀开放,呼吸机长时间停止送气,患者将出现通气不足。

(7)呼气末正压　呼气末正压是指呼气末,气道口压力高于大气压水平的数值。呼气末正压的作用是使不张的肺泡复张,阻止肺泡和小气道在呼气时关闭,改善肺顺应性,防止肺泡塌陷,降低肺内分流,有利于增加功能残气量,减少氧弥散距离,增进氧合,改善通气/血流比值,并能改善肺水肿。但使用呼气末正压也可引起气压伤,并可因平均气道压力、胸膜腔内压升高致回心血量减少、心输出量下降等。临床设置和调节呼气末正压应根据疾病的不同而异,其原则一般是:低压开始,逐渐上调,边观察边调节,直至理想水平。呼气末正压通常设置在 $5\sim20\ cmH_2O$。对于肺内严重感染或 ARDS 患者,呼气末正压通常值要设置较高。

触发灵敏度:呼吸机是通过特定的传感器来感知患者吸气时回路中压力或流速的变化,发出信号来启动送气的。触发灵敏度即用来衡量呼吸机感受器对患者自主呼吸的反应性,与触发水平有关。触发灵敏度一经设置,呼吸机即可在预设的触发水平被患者的自主呼吸所触发。降低触发灵敏度,预示患者将要付出更大的呼吸用力来触发一次呼吸机送气;若灵敏度设置过高,则患者吸气努力以外的微小压力或流速变化或患者的呼吸动作过大均易触发呼吸机送气,从而造成呼吸机送气频率增加,引起过度通气。故调节触发灵敏度的主要目的是减少患者的呼吸额外做功,改善患者自主呼吸与呼吸机之间的同步一致性,使呼吸机送气与患者自主呼吸相协调,防止或纠正"人机对抗"。患者自主呼吸触发呼吸机送气的方式有压力触发和流速触发。流速设置越小,负压设置越低,触发越灵敏。目前普遍认为流速触发比压力触发灵敏,呼吸机的反应时间较短,更易实现人机同步。

(四)纤维支气管镜在肺部感染中的应用

颈脊髓损伤,尤其是完全性损伤,使用机械通气患者,由于体质虚弱,长期卧床等因素,使呼吸道分泌物增多,痰液黏稠不易排出,造成呼吸道阻塞,常规吸痰由于其深度及部位不易掌握,且对肺叶、支气管以下积存的痰液也无法清除。此时使用纤维支气管镜吸痰的优势得以体现。纤维支气管镜由于体积小,移动方便,可床旁操作,其弯曲度大,可视范围广,可及时并直接清除痰液及血痂,短时间内迅速改善肺通气状况,纠正机体缺氧状态,对肺部疾病尤其是肺部感染的诊断、治疗及危重症患者的抢救均起到了很重要的作用。这对呼吸机相关性肺炎,痰液、血痂阻塞性肺炎的作用尤为明显[19]。经纤支镜采集的痰液标本阳性率明显高于喉部取痰。配合局部抗生素灌洗,增强抗菌效果,更加有利于肺部感染的控制,因此临床上目前被广泛应用。经床旁纤支镜吸痰,可明显缩短呼吸机的上机时间,提高抗生素及雾化吸入等化痰的治疗效果,减少并治疗呼吸机相关性肺炎,对于长期卧床引起的肺积坠性肺炎的控制亦有明显的作用。

纤支镜检查常规先观察健侧,再检查患侧,留取气管内痰液标本做培养检查,如发现痰痂、血凝块或气管异物,先行取出,在吸痰过程中可局部使用化痰药物或抗生素灌洗,对治疗的肺叶或肺段,每次注入灌洗液 10 mL,留置 2 min 再吸出。若痰液黏稠,酌情应用化痰药物如氨溴索局部肺段灌注,操作中密切观察患者生命体征及氧饱和度,若患者不能耐受,须暂停观察。由于纤支镜插入时对咽喉、气管的刺激可使交感-肾上腺系统的活性增强,体内儿茶酚胺释放增加,导致心率加快、血压升高、心律失常等[20],术前应做好各项准备工作,严格掌握适应证及禁忌证。与患者及家属全面沟通,并签字同意;术中的配合要熟练,迅速准确,尽量缩短操作时间,减少纤支镜对咽喉部的刺激。

(五)呼吸功能训练

颈椎骨折伴脊髓损伤患者损伤平面以下神经传导障碍,使参与呼吸的肌肉不同程度地失去神经的支配,患者出现呼吸肌麻痹、瘫痪,呼吸困难或不能等症状。通过选择适当的呼吸功能训练方法,可改善患者呼吸困难症状,促进肺残存功能的恢复,提高呼吸肌残余肌力,降低肺部感染发生率,改善患者肺功能指标,为提高患者的生存质量奠定了良好的基础[21]。

(1)腹直肌训练 操作者在患者呼气末以掌根按压其腹直肌,帮助患者排出肺内残余气体,有助于腹直肌和收缩和松弛训练,保持腹直肌和主动和被动锻炼,避免肌肉的萎缩。

(2)胸廓活动度训练 操作者双手在患者呼气末向肋骨下缘施压至吸气末 1/2~1/3 止,协助腹肌回缩、膈肌上抬,增加胸廓的活动度,增大膈肌的活动范围,提高肺的活动度,增加通气。

(3)肋间肌肌力训练 操作者指令患者吸气时闭嘴用鼻深吸气并用力鼓起腹部,呼气时缩回腹部,缩唇缓慢呼气;操作者双手在患者呼气末 1/3 时向胸廓侧面中部垂直施压,吸气始 1/3 时双手迅速抬离胸壁。

(4)肋椎关节训练 操作者双手交叉置于患者对侧胸廓中侧面,双手像拧毛巾一样,在呼气末向侧方肋骨施压,吸气始去除压力,从上至下逐一肋间进行伸张,左右两侧胸廓轮流施压,增大肋椎关节的可动性。也可双手分别置于两侧胸廓做幅度较大的拧毛巾动作。

(5)松弛肋间肌训练 操作者双手在患者呼气末 1/3 至吸气始 1/2~1/3 时向肋骨正面垂直施压,吸气末抬离胸壁;指令患者吸气时抵抗操作者手掌及上半身的整个重力,胸廓扩张且肋骨外张。从上至下逐一肋间进行施压,以松弛肋间肌,增加各组肌群的肌力。

(6)膈肌活动度训练 操作者食指、中指、无名指三指并拢集中力量,与腹壁呈 $60°\sim70°$,放置于患者剑突下方,患者呼气末向下、向前施压,并迅速回弹。此动作可使膈肌活动范围变大,辅助呼吸肌的运动减少,使动脉氧分压、每次通气量、呼吸效率上升,对增加肺活量有很大的帮助。膈肌活动每增加 1 cm,可增加肺通气 250~300 mL。

(7)肩胛带肌训练 操作者面对患者,双手分别放于肩胛部,在患者整个呼吸过程中操作者向后、向下对肩胛部施压。同时患者双上肢做前屈、侧屈、回旋的动作,从而起到放松胸廓上部、肩胛带肌的作用。

呼吸功能训练既有利于颈椎脊髓损伤患者肺部感染的控制,也有利于患者胸部、腹部功能的恢复,如腹胀等问题,在急性期主要依赖于呼吸机辅助呼吸、抗生素使用、化痰吸痰等措施,但后期则主要依赖于患者呼吸功能的恢复,因此任何能够提高呼吸肌力量的措施均是治疗肺部感染的有效方法。

参考文献

[1] 张燕.颈脊髓损伤并发症原因分析及护理[J].国际护理学杂志,2012,31(5):843-845.
[2] 高丹阳,顾玉海.低氧导致肺组织病理变化的初步探讨[J].特别健康:下,2014(4):616-617.
[3] 李秀芳.肺泡表面活性物质相关蛋白与阻塞性睡眠呼吸暂停的相关研究[D].石河子大学,2016.
[4] 吴玉林,颜天华.人体解剖生理学[M].东南大学出版社,2012.
[5] 张瑞德.基础医学讲座第二讲生理学基础知识呼吸系统[J].中国临床医生杂志,1978(7).
[6] 杨德信.呼吸系统的正常结构和生理功能[J].中国社区医师,1991(10).
[7] 刘青,李忠友.外科疾病并发肺部感染导致呼吸功能不全的病因分析[J].重庆医学,2002,31(11):1132-1133.
[8] 李玲华,刘善梅.气管插管机械通气并发肺部感染的病因分析与护理[J].中华医学写作杂志,2004(13):1138-1139.
[9] 古正涛,邓小玲,郑国栋,等.颈脊髓损伤患者医院获得性肺炎及其病原菌分析[J].中国脊柱脊髓杂志,2011,21(1):33-37.
[10] 徐娟,庄巧华,曾红.颈椎骨折合并四肢瘫的呼吸道管理[J].实用骨科杂志,2008,14(7):447-448.
[11] 李丽珍,张新日,邢景才,韩文慧.呼吸机相关性肺炎相关危险因素分析[J].临床内科杂志,2010(2):129-130.
[12] 孙艳林,郭云萍,李梅霞.机械通气并发肺部感染的预防及护理现状[J].护理实践与研究,2012,9(1):125-126.
[13] 赵国伟,高钧.颈脊髓损伤患者肺部感染的病原菌特点及抗生素应用[J].中国康复理论与实践,2016,22(7):844-847.
[14] 赵文良,周国昌.创伤性脊柱脊髓损伤急性期合并症107例临床分析[J].中国脊柱脊髓杂志,1996(6):250-253.
[15] 张传静.机械通气患者气道湿化影响因素的研究现状[J].临床荟萃,2013,28(11):1305-1308.
[16] 周秀秀.ICU机械通气患者气道湿化液体量与影响因素的回归模型与相关分析[D].辽宁医学院,2011,36(1):101-103.
[17] 徐俊艳,宋小云,刘凤莉.颈椎骨折合并截瘫的呼吸道护理体会[J].美中国际创伤杂志,2004(3):59-60.
[18] 张涵,尚昌凤等.呼吸机的基本原理、基本模式及参数选择[J].医疗装备,2008,21(12):7-9.
[19] 马亮,邵莹,朱红.床旁纤支镜支气管肺泡灌洗治疗呼吸机辅助呼吸并发肺部感染的治疗效果[J].中国疗养医学,2015,24(9):946-947.
[20] 亢国良.支气管肺泡灌洗联合局部抗生素治疗支气管扩张并发感染临床分析[J].中国实用医药,2014(18):112-113.
[21] 孙薇,贺秋彦,栗晓婧.颈髓损伤床旁徒手呼吸功能训练[J].中国康复理论与实践,2012,18(6):593-594.

第十一章 上颈椎及枕颈部特殊类型损伤与治疗

第一节 创伤性枕颈部损伤

一、概述

重度枕-颈部创伤,通常为致命性损伤,其实质为头部与颈椎之间寰枕关节的分离,损伤即刻既能造成患者死亡,因此临床实践工作中并不常见。近年来,随着早期复苏与外科重建技术的发展,该类患者早期存活率的有所提高,从而使枕颈部损伤的早期诊断成为可能,因而关于创伤性枕颈部损伤及寰枢椎损伤的报道也逐渐增多[1,2]。

枕颈交界区的功能及解剖结构复杂,创伤后其损害涉及多种损伤机制。枕颈交界区由枕骨、寰椎(C_1)及枢椎(C_2)三块骨构成,其稳定性由关节囊、前后寰枕膜及多个韧带结构的共同维持。创伤后该部位损伤通常为多块骨及韧带结构联合损伤,但部分典型的损伤仍具有一定的规律,包括枕骨髁骨折,寰枕关节脱位,寰枢关节半脱位及脱位,寰椎骨折,齿状突骨折和枢椎椎弓骨折。该部位损伤相当常见,但易因合并颅脑损伤而被忽视,患者通常具有不同程度的意识减退,因而难以获得准确的病史和体格检查结果。

二、解剖

鉴于上颈椎的复杂结构及功能,现对该部位解剖结构进行介绍。枕颈交界区的功能解剖学结构复杂,活动度大,各结构相互连接并为其包绕的神经血管结构提供少量保护。寰椎主要由一相对脆弱的骨环结构构成,主要起颅底及 C_2 间运动调节的作用,C_1 椎体的完整性对维持颅底和齿状突之间的生理间距及保护脊髓和延髓免受震荡至为重要。上颈椎矢状面上主要由枕骨与寰椎间对称的两个半球形开放式球窝关节及寰枢关节等三个关节构成,寰椎及枢椎通过两侧侧块的小关节及齿突前后关节面相互连接。寰枢椎小关节面以寰枢关节为中心,通过横向位移,使该节段可进行冠状面旋转[3,4]。因此,枕颈交接区骨结构稳定性差,其生理功能很大程度上依赖于韧带的完整性而实现。颅颈交界处韧带包括前后寰枕膜、枕骨与枢椎间覆膜、翼状韧带、齿状韧带以及各关节囊韧带(图 11-1)。翼状韧限制上颈椎旋转移位,覆膜限制头部过度伸展,寰椎前弓限制头部过度屈曲。寰枢椎体间的稳定性主要由十字韧带维持,该韧带以十字形交叉的方式将齿状突锁定于寰椎前弓后方,防止齿突后移压迫脊髓,其中横韧带肥厚坚韧,是维持寰枢椎稳定性最重要的结构[5]。颅颈交界部的任意骨或韧带结构的损伤均可破坏该区域的稳定性,其潜在危险性极大,诊断不及时可导致灾难性的继发神经损害[6]。一般而言,儿童因创伤所致的枕颈部脱位风险较成年人高2.5倍,其原因是儿童韧带较成年人松弛,头部比例和重量相对较大,而侧块相对较小[7]。

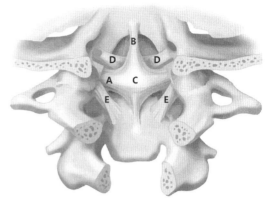

图 11-1 韧带解剖结构:(A) 十字韧带;(B) 十字形韧带上纵带;(C) 横韧带;(D) 翼状韧带;(E) 覆膜

三、枕颈部损伤分类

枕颈部脱位通常定义为枕骨至枢椎间任意节段的分离性损伤。而寰枕脱位为颅底和寰椎间的分离性损伤,寰枢椎脱位为寰椎与枢椎的分离性损伤。

枕骨髁骨折通常根据安德森(Anderson)和蒙脱塞诺(Montesano)分型法进行分类[8]。Ⅰ型骨折为枕骨髁粉碎性骨折,通常为稳定性损伤。Ⅱ型骨折指伴有颅骨基底部骨折的枕骨髁部骨折,损伤延伸贯穿其中一侧髁部,损伤通常由剪切力造成,除非发生枕骨髁部与基底部完全分离,也被认为是稳定性骨折。Ⅲ型骨折翼状韧带附着处的枕骨髁撕脱性骨折。任何双侧枕骨髁骨折的患者,都应假定其具有枕颈部脱位的可能。

寰枕脱位患者常伴有致命性神经损伤,因此其诊断常被忽略或延迟。脱雷尼立斯(Traynelis)[9]等依据枕骨脱位的方向提出了三种不同类型的寰枕脱位:Ⅰ型为枕骨相对寰椎前脱位,此型最常见,可伴有一侧或两侧完全脱位;Ⅱ型指枕骨髁相对于寰椎垂直位移超过2 mm,其发生神经损伤的概率较高;Ⅲ型指枕骨相对寰椎向后脱位,较少见。Ⅰ型和Ⅱ型脱位发生率各为40%左右,仅5%左右的病例为Ⅲ型脱位,另外还有15%的病例无法明确分型。这种分类方法过于侧重骨结构移位的方向,而没有考虑患者神经损伤的严重程度,且该部位损伤可导致头部相对颈椎向任意方向发生移位,因而通过枕骨移位方向对损伤进行分类并不全面。其中,Ⅱ型脱位为最不稳定的类型,常发展为Ⅰ型脱位并出现神经损伤。哈波维尤(Harborview)根据颅颈部脱位及病情的严重程度将寰枕脱位分为三型(HMC)[10]。其中Ⅰ型损伤为不完全韧带损伤(如单侧翼状韧带撕裂)。Ⅱ型损伤在侧位X线片中脱位不明显,但颅颈交界处的重要韧带结构已经断裂因而极不稳定,颅颈交界处部分残留的韧带组织使该类损伤枕颈部分离不明显,因而极易漏诊。Ⅲa型损伤在平片上可见明显的枕颈部错位,而Ⅲb型损伤在损伤后的24 h内出现死亡。Traynelis和HMC分型的可靠程度尚有待验证。Traynelis分型没有对损伤的严重程度进行评估。HMC分型虽以损伤的严重程度为评价指标,但其亚型中Ⅱ型和Ⅲa型损伤间的差异不明确。

目前尚无关于创伤性寰枢椎脱位的分类标准，其损伤可认为是寰枕脱位的一种变异型改变。包括寰枢关节垂直、水平或旋转脱位，也可以合并上颈椎骨折。

四、流行病学

格罗斯曼（Grossman）[11]等报道颈椎损伤的总发生率为4.3%。据统计儿童因钝性外伤导致的颈椎损伤的发生率约为1.3%～1.5%。在一项包含300例钝性损伤患者的报道中，上颈椎损伤占颈椎损伤的10%。另一项关于312名因交通事故死亡患者的死因调查中，93%的病例通过影像学检查发现合并上颈椎损伤[12,13]。14 577例钝性创伤患者单纯颈椎韧带损伤仅14例[14]。交通事故为上颈椎损伤的常见原因，其中行人和摩托车司机的发生率最高。钝挫伤后少儿的颈椎损伤发生率为1.5%，患者年龄与颈椎损伤位置密切相关，9岁以下患者以上颈椎损伤为主，其中10%的外伤性颈椎损伤患者合并寰枕脱位[15]。

自1908年寰枕脱位第一次报道以来，该类型损伤在临床上依然罕见。在155名交通事故患者中，仅12例患者合并寰枕脱位。其他致命交通事故报道中寰枕脱位的发生率为8%～31%，其中10%为致死性颈椎损伤。一项与颈椎损伤相关的儿童多发伤患者尸检资料显示，寰枕脱位的发病率为8%～27%。Labler等进行的一项涵盖1948年至2004年文献的Mata分析结果显示，211名寰枕脱位的患者中，108名患者（57%）达到长期存活，主要为少儿和青年患者。另一项1994年至2007年关于寰枕脱位的回顾性分析中，197例患者有118例长期存活，表明近年来该部位损伤患者临床预后有所改善。尽管目前放射学检查手段多样，但部分移位不明显或发生"自发复位"的寰枕脱位病例仍很容易被忽视。Przybylski等进行的一项关于79例寰枕脱位伤的回顾性研究中发现，50例（38%）儿童中有19名漏诊，29例（59%）成年人中17例漏诊[16,17]。

五、损伤机制

枕颈部脱位通常为钝性损伤所致，如机动车事故、高处坠落及撞击等。幼儿患者因儿童座椅保护结构限制，常在紧急减速过程中造成头部挥鞭样损伤。在一项由法医大岛（Ohshima）和近藤（Kondo）统计[18]的149例交通事故致死的尸检报告中，遇难者死因多为脑干或上颈部脊髓损伤，其中行人数量最多，其次是司机。其中，146例患者存在颅骨基底部骨折或上颈关节脱位（寰枕脱位或C_2/C_3脱位）；3例患者仅因颈椎过伸造成脑干损伤致死而未合并颅骨骨折或枕颈部脱位；发现脑室内出血患者共96例，符合脑干或上颈椎损伤的共同特征；基底动脉及颈动脉破裂分别为17例和20例；共有39名遇难者血液中酒精浓度超过0.5 mg/mL；138例遇难者伤后即刻死亡，9例脑干损伤及2例上颈椎损伤患者存活时间从45 min～12 h不等。

研究表明，单侧翼状韧带的抗牵拉能力约为前交叉韧带的一半，虽然部分的枕颈部韧带抗牵拉能力较弱,但各韧带组织构成的韧带复合体为枕颈部在日常生活及轻微撞击中提供了有效保护。当外力导致主要的韧带结构同时发生损伤时,将引起枕颈部脱位等灾难性后果。其中,过伸性损伤可引起枕颈部前覆膜断裂,过屈或过度旋转可造成翼状韧带和寰枕后腹膜断裂。一般情况下,单一韧带损伤不会导致枕颈部明显不稳。既往常将"Hangman's 骨折"(枢椎椎弓根骨折)的原因归因于"绞刑样损伤",而近年来研究表明,"绞刑伤"事实上更多的导致垂直型寰枢椎脱位,且常伴头部的旋转移位(图 11-2)。因此,多种致伤因素均

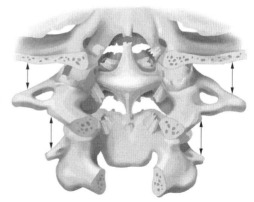

图 11-2 枕颈部韧带损伤:枕颈前膜、翼状韧带、十字韧带及后覆膜等各韧带断裂示意图

可导致枕颈交界区结构破坏,进而造成导致寰枕或寰枢脱位等严重后果[19,20]。

六、诊断

(一)临床表现

目前枕颈部损伤的诊断率不高。首先,该部位损伤发生率低,且常伴致命性神经损伤,患者死亡率极高,因此相关检查及针对该部位损伤的治疗常被临床医师忽略。其次,部分患者枕颈部移位不明显,仅少量经验丰富的脊柱外科医师可凭 X 线片进行诊断[21]。另外,患者入院后医师对其他部位明显外伤的处理及生命体征的维持过度关注,因而错过了枕颈部损伤早期诊断和治疗的窗口期,大部分患者常合并闭合性颅脑损伤,而枕颈部损伤又无明显的临床症状及阳性体征,患者头部和颈部常出现大面积肿胀,仅少量病情较轻的患者可出现枕后或颈部重度疼痛,因而被临床医师发现,这些因素交互错杂使得枕颈部损伤的早期诊断更加困难[22]。

气道破裂或颈部和颅底血管损伤可间接提示枕颈部损伤存在的可能。而神经损害表现复杂多样,患者出现截瘫、呼吸肌功能障碍、不全瘫或单一颅神经损伤等多种临床表现,例如 Bell 综合征和 Wallenberg 综合征等。除了神经损伤外,枕颈部损伤患者合并呼吸功能障碍。呼吸窘迫可由多种因素导致,如寰枕韧带损伤或椎动脉破裂导致的咽喉壁血肿、假性脊膜膨出、脑干损伤、膈肌麻痹及肺挫伤等。因此,当患者在存在呼吸功能障碍、心律失常、心脏骤停或脑干损伤性低血压时,应考虑枕颈部损伤脱位的可能性[23,24]。

(二)影像学检查

创伤性枕颈部脱位的基本影像学诊断方法为侧位 X 线检查。X 线检查是创伤生命高级支持技术(ATLS)系统中基本检查项目,是枕颈部损伤早期重要的筛查手段,若侧位片存在椎前软组织肿胀应高度怀疑颅颈部损伤的可能。

Powers 比率是判断寰枕部稳定性的测量指标之一,即枕骨大孔前缘至寰椎后弓的距

离与枕骨大孔后缘至寰椎前弓距离的比值,当该比值＞1时,提示寰枕关节脱位。该方法虽然已在临床应用多年,但仅适用于寰枕前脱位的诊断,当寰枕关节纵向分离或寰枕后脱位时,该测量方法并不适用[25]。

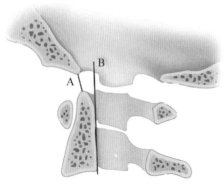

图11-3 (A)颅底-齿突间距(DBI); (B)C$_2$后缘矢状垂线(ABI: DBI至该线距离)

沃利(Wholey)法[26]测定颅底至齿突尖距离对各类枕颈部脱位均适用,但该测量方法主观因素较大,易造成测量误差,正常的儿童颅底-齿突间距(DBI)应＜10 mm,但儿童骨骼尚未发育成熟,齿突骨化不完全,因此难于精确测量。Harris通过引入颅底至C$_2$椎体后缘垂线间距(ABI),改良了该测量方法,95％的成年人ABI和DBI间距均应＜12 mm[27]。与Power比率相比,该方法的特异性及灵敏性显著提高(图11-3)。

另外,还可以辅以颅骨轴向牵引可人为造成枕颈部不稳,进而促进对枕颈部脱位进行影像学诊断,虽然目前关于牵引重量的大小意见不一,但当牵引后枕颈部间距增加超过1 mm时应考虑枕颈部不稳的可能。其中,清醒患者可通过患者主诉控制牵引重量,避免过度牵拉造成神经损伤;有意识障碍的患者应在牵引过程中配合体感诱发电位检测防止神经损伤。

据统计,单纯X线对创伤性寰枕部脱位的诊断敏感性仅0.57,而辅以多种不同的测量方法后,其诊断敏感性可提高到0.76[21],因此,CT检查正逐渐替代X线平片成为枕颈部损伤的主要检查手段[28]。包含上颈椎区域的头颅CT平扫能使枕骨下血肿清晰显像,从而间接提示枕颈部损伤的存在。枕骨大孔区域CT扫描图像还能增加枕骨髁骨折和Ⅰ型齿状突骨折的检出率。矢状位、冠状位、横断面等不同平面的CT图像有助于对枕颈部损伤的发现及诊断[29]。

当患者全身状况允许时,可行MRI检查进一步明确枕颈部损伤的存在。但患者是否能行MRI需慎重考虑,因搬运过程中颅颈交界处损伤无明确有效的外固定方式能进行保护。CT或MRI血管造影有助于血管损伤的判断。MRI可有效识别韧带损伤、髓内信号改变以及硬膜外或椎旁间隙血肿。尽管如此,枕颈部损伤的早期诊断目前仍很困难。目前已知的枕颈部损伤延迟诊断案例最长可达2年。创伤性寰枕脱位患者的预后与损伤当时神经受损的严重程度密切相关,患者大部分死于事故现场[30]。少数幸存患者神经功能可恢复正常,但大部分幸存者均残留不同程度的感觉及运动功能障碍。

七、治疗

(一)非手术治疗

对创伤性枕颈部损伤患者的初步治疗目的是尽可能为患者争取生存机会。尽管目前尚无统一的诊疗模式,但创伤高级生命支持技术(ALTS)仍是该类患者早期诊断与生命复苏的基本治疗方案。在确保重要器官功能稳定及气道通畅后，应尽可能对头部进行制动，防止脊髓进一步损伤。确诊枕颈部损伤脱位的患者，非手术治疗仅为临时处置方案，最终仍需手术进行寰枕或枕枢间融合。枕颈部创伤患者损伤区域极不稳定，有潜在分离脱位的风险，一些学者建议早期使用颈托或 Gardner-Wells 颅骨牵引器等进行外固定或牵引治疗，牵引重量建议为 1~2 kg。另一部分学者反对行牵引治疗，他们认为牵引有导致神经功能恶化的风险，有明确枕颈部纵向脱位时应尤为小心[31,32]。

目前文献中关于枕颈部损伤行牵引治疗的患者仅 20 例，其中 2 例发生了神经功能恶化。已经有人建议将 Halo-vest 作为创伤早期头颈部制动方法，但其有效性也受到了部分学者的质疑[33]。儿童或轻度寰枕脱位患者推荐采取牵引或 Halo-vest 行保守治疗，其寰枕部潜在愈合能力优于寰枢椎，采用 Halo-vest 固定并卧床休息数周，可获得满意的稳定性，但是否适用于所有患者仍存在争议[34]。另外，儿童患者骨骼发育尚未成熟，手术治疗有干扰骨化生长中心的可能，进而影响颅颈交界处的正常发育。

部分学者认为非手术治疗无法提供确切有效的稳定性，损伤部位仍有潜在不稳加重甚至脱位的可能性，因此推荐早期行手术固定融合。Van de Pol 报道了一例寰枕脱位患儿病例，该患者佩戴 Halo-vest 后损伤部位稳定性无明显改善并反复出现寰枕部脱位[33]。另外，佩戴 Halo-vest 会导致有呼吸功能障碍患者病情加重。因此，除少部分年轻患者及损伤较轻患者外，绝大多数枕颈部损伤仍需行手术治疗，非手术治疗仅能起到临时保护并稳定伤区的作用，患者恢复枕颈部稳定性唯一有效的治疗方案为融合内固定术。

（二）手术治疗

随着急诊复苏技术及枕颈部融合手术技术的进步，枕颈部损伤患者的生存率近年来已有所提高。

枕颈部固定融合术适用颅颈部损伤脱位及伴有脊髓损伤的患者，但高位截瘫或不可逆脑损伤者，手术能否延长患者生存期及改善患者生活质量，目前仍存在争议。脊柱外科医师需在保证患者生命体征平稳的前提下，评估患者行手术治疗的可能性。部分损伤较轻的患者，颅颈部稳定性尚能通过残余韧带维持，术前应仔细评估该部分患者行保守治疗的可能性。据文献报道，部分单一韧带损伤（如单侧翼韧带撕裂）经保守治疗通常可治愈，而某些韧带损伤（如齿突尖韧带断裂）保守治疗效果极差，非手术固定无法恢复该区域稳定性，并将导致上颈椎不稳甚至压迫脊髓等严重后果。迪克曼（Dickman）和德伏拉克（Dvorak）等[35,36]认为，X 线上颅底及上颈椎区域在任何方向上骨结构位移超过 1 mm 均应认为具有外科治疗指正。

颅颈交界区骨骼及神经血管解剖结构及功能极其重要，因此对外科医师的手术技术要求较高。手术的基本原则，一是对损伤区域行后路固定植骨促进融合，二是对受压神经区域进行有效减压。另外，术中需神经电生理监测和透视，必要时需要多学科联合监护治疗，因此该类手术治疗多在大型创伤诊治中心开展。

钢丝及钛缆等非固定手术方法术后需长期佩戴 Minerva 石膏或 Halo-vest 等外固定

措施保护直至植骨融合,目前其应用已逐渐减少。近20年里,内固定植入材料发展迅速,现有内固定材料能良好的为受损节段提供即刻稳定性。手术节段的选择取决于损伤部位骨结构的完整性与移位情况,治疗不应过分追求对运动节段及功能的保留,应尽早重建枕颈部损伤区域的稳定性,保障患者的生命安全。

目前已有多种后路行枕骨及寰枢椎内固定的方法,大部分方法均需要保留部分骨结构作为植骨床并植骨。极少患者可行前路手术治疗。对部分后方颅骨及颈椎骨缺损严重的患者,也可考虑行前路寰枢椎或后路寰枕关节螺钉固定。尽管众多的内固定技术理论上能有效恢复枕颈部的稳定性,但一些合并严重韧带损伤的患者,常发生内固定失败。

钉棒及枕骨板系统为目前主要的内固定方式,且固定后植骨融合率较高。术后患者可早期活动,仅需佩戴3~4个月颈托。枕骨的固定通常采用Y形或Roy Camille等形状枕骨板沿枕骨正中或两侧并辅以螺钉固定。对创伤及类风湿导致的枕颈部脱位患者,使用钉棒系统固定要明显优于钛缆等非刚性固定方法。随着对枕骨解剖结构的进一步研究,枕骨内固定产品现已逐渐成熟。仅通过内固定并不能完全保障损伤区域恢复稳定,通过植入自体骨或同种异体骨而促进损伤区植骨融合才是最终目标(图11-4)。

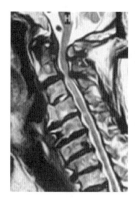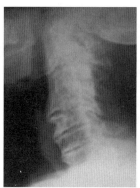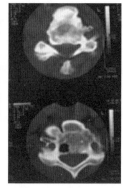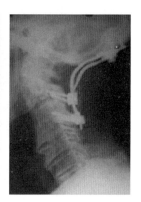

图 11-4　枕颈部植骨融合内固定术

研究表明,枕后-C_1-C_2区域行椎弓根或关节间螺钉固定等方式,其稳定性明显优于其他固定方法。生物力学测试表明,在屈曲及后伸状态下,后路枕骨板或钉棒系统稳定性优于比钛缆及前路螺钉固定;在侧曲和旋转状态下,前路固定及后路固定无明显差异,但优于钛缆等非刚性固定方法[37]。枕颈部内固定植入后应在术中及术后及时对内固定位置进行影像学评估。其基本原则是尽可能恢复枕颈部生理曲度,若矢状位序列复位不佳,将导致下颈椎代偿性前凸等不良后果,术后应定期复查,确保内固定有效直至植骨融合。

八、结果

随着复苏技术及对枕颈部损伤认识的逐步提高,近年来关于创伤性枕颈部损伤的成功救治的报道越来越多。但因为尚无统一的损伤程度评价量表,且个体损伤差异性较大,因此目前尚无法对上述文献进行系统性对照研究。

经过对 1980—2007 年的文献检索,共报道了 211 例创伤性枕颈部损伤病例,其中幸存者共 108 例(51%),长期存活的主要是儿童和年轻人。在我们最近的回顾的 196 例患者中,有 118 名幸存者。

如前所述,初次救助和患者恢复后的首要关键步骤是及时诊断,以避免继发性神经功能恶化的风险。至于采用的诊断方式,由于对损伤的定义和临床报告一致性较差,导致诊断延迟关键原因目前难以明确。至于所使用的损伤分类,Traynelis 系统是最受欢迎的,尽管该方法对神经损伤的严重程度未进行分级,并且有可能通过外固定或牵引可导致头颅移位方向发生变化。重度神经损伤仍然是许多研究所重点关注的问题,普遍认为重度神经系统缺陷预后不佳。然而,枕颈部损伤后有神经功能改善的报道也偶有发生。对文献的正式回顾未能涵盖任何比较保守和手术治疗的前瞻性随机病例,因为这些文章几乎完全由病例序列和报告组成。在没有前瞻性对照研究的情况下,诊断和治疗方法主要依赖于诊疗经验。

文献中未涉及非手术治疗的枕骨髁和 C1 侧块骨折的结果。在所有创伤性枕颈部损伤病例报告中,单独使用外固定治疗的患者中有 27% 因为神经功能恶化或未能实现稳定的骨愈合而导治疗失败。无论使用何种技术,颅骨融合手术在骨愈合和维持或提高基线神经功能状态的方面似乎都非常出色。我们仅发现一例手术后发生神经功能恶化的病例。基于这种累积病例系列的比较,我们认为在最早的临床安全时间内尽早手术恢复枕颈部稳定性是首选治疗方法。

对创伤性枕颈部损伤患者的这一系统评价确定了几个反复出现的关键点。尽管诊断技术易于使用,患有这些损伤的患者仍然会受到延迟诊断的影响。如果不及时治疗,有这些损伤的患者可能会面临严重的不良事件,如死亡或高度神经功能恶化。因为在个体化的基础上使用了非标准化的评估策略,预测 CCD 患者的稳定性仍然是一个主要挑战。神经损伤体征是多样性的并且经常容易混淆,进一步增加了延误诊断的机会。改进筛查策略,例如实施包括高危患者的枕下区域的常规颈椎螺旋 CT 是有希望的新方法。

为了加深创伤性枕颈部损伤范围的充分理解,推荐使用适当的影像序列进行 CT 扫描,包括矢状和冠状重建图像以及 MRI 检查。外科干预主要适用于伴有韧带断裂的不稳定损伤和神经损伤患者。具体的仪器技术似乎变得次要,新的内固定系统更方便手术医生使用,并具有更好的生物力学特点,允许患者早期活动。需要以比较研究的形式来进一步验证。

第二节　Ⅱ型和Ⅲ型齿突骨折的诊治

枢椎为第 2 颈椎,在上颈椎的运动和稳定中具有重要作用。枢椎的特殊解剖结构和运动学特性(寰枢椎复合体)导致其生物力学载荷变化多样。当应力较大时,会出现各种韧带和骨性结构的损伤,其中以齿状突骨折最为常见。

齿状突骨折占所有颈椎损伤的 20%。安德逊(Anderson)和德·阿龙佐(D'Alonzo)[38] 根据骨折部位(齿尖、基底部、椎体)将齿状突骨折分为三类(Ⅰ,Ⅱ 和Ⅲ)。这种分类方法已被普遍接受并用于指导治疗。Ⅰ 型齿状突骨折不会影响神经功能和脊柱稳定性,制动等保守治疗通常能获得较好效果。Ⅱ 型和Ⅲ型齿状突骨折较为严重,有许多治疗方法,其中包括:① 非手术治疗(被动):对症处理,活动限制,无支具等外部支持装备;② 非手术治疗(主动):主要是外部支持装置(例如支架、Halo 支具和/或牵引);③ 手术治疗:颈后路固定融合(使用经关节螺钉或椎板下线缆)(图 11-5)或前路固定(使用齿状突螺钉)(图 11-6)。

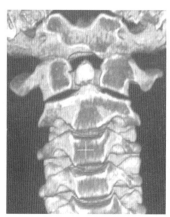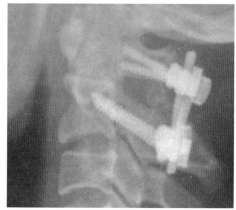

图 11-5　齿突骨折: $C_{1/2}$ 后路钉棒固定

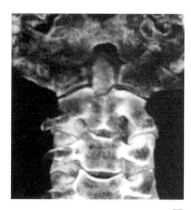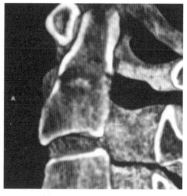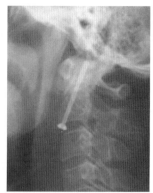

图 11-6　齿突骨折: 前路椎体钉固定

尽管在过去的几十年里,这些不同的治疗方案的优缺点已有大量文献进行讨论,但对于Ⅱ 型和Ⅲ型齿状突骨折的最佳治疗方案仍然存在争议。

在成熟的螺钉技术出现之前,大多数报道提倡使用后路骨移植椎板固定。这项技术也显示出了可观的愈合率。后路固定已经发展到 $C_1 \sim C_2$ 经关节突螺钉固定,而且这项创新也成功地扩展了后路手术的适应证,使其涵盖多种复合上颈椎损伤。然而,后路融合对颈椎活动度产生更多的限制[39,40]。

虽然临床医生对于影响结果的齿状突骨折特征(骨折类型,移位的程度/方向、角度,年龄,诊断延误和/或明确治疗)可能存在强烈的一致性,但目前的文献尚未显示这些因素可能会对治疗结果造成影响。此外,具体治疗方法的适应证仍未明确,解剖学复位和融合通常是治疗的目标,稳定性(即老年患者中的纤维性愈合)和可接受的对位(无神经或功能损害)同样是有效的。

第三节　创伤性枢椎前滑脱(Hangman's 骨折)损伤的治疗

一、流行病学

创伤性枢椎前滑脱及其他变异型的诊断和处理涉及一系列损伤相关的知识。从历史上看,这些损伤是在法庭上判以绞刑后发现的。1965 年,Schneider 等人报道了 C_2 处类似的骨损伤模式,并使用术语"Hangman's 骨折"。然而,不同于法庭绞刑过伸牵拉后的暴力分离移位和神经损伤死亡,典型的创伤性损伤后分离移位并不常见,并且大多数不伴有神经损伤。因此,大多数学者指出,创伤性枢椎前滑脱是表示这类损伤的最合适的术语。此外,鉴于报道的伤害范围广泛,大多数人都认为还存在多种损伤机制。因此,用于描述和分类这类损伤的术语存在很大差异,而对于最佳治疗技术的认识却很少[41]。

接受影像学检查的钝性创伤患者中有 $2\% \sim 3\%$ 发生颈椎损伤。从 National Emergency X-Radiography Utilization Study(NEXUS)中[42]可以获取有关颈椎损伤的最佳可用发病率数据,34 069 例钝性颈椎创伤患者中,C_2 受伤最常见的,占 23.9%。在 286 例 C_2 骨折中,齿状突骨折(32.2%)最为常见,其次是创伤性枢椎前滑脱和相关变异(20.6%)。在格林(Greene)和维威格(Vieweg)等[43]人的报道中,也可以看到 C_2 齿状突和 Hangman's 骨折的类似分布。

创伤性枢椎前滑脱通常有明显的轻微或重大伤害。闭合性头部损伤(20%~33%)和面部损伤(高达 80%)是最常见的报道。连续和不连续的脊柱损伤是很常见的(15%~40%)。

二、临床表现和诊断要点

由于已经意识到的相关头颈部损伤的高发生率,对于面部损伤(裂伤,擦伤和骨折)或闭合性头部损伤(CHI),应该高度怀疑存在颈椎损伤,特别是对于上颈椎损伤。头部损伤可能导致颈椎损伤的诊断延迟。典型的创伤性枢椎前滑脱表现为上颈部疼痛伴或不伴枕神经痛。

创伤性枢椎前滑脱合并神经功能损伤相对较少,据报道平均发生率为 13%(0~36%)。这与损伤机制相关,C_2 水平的椎管通常较宽。其他的变异型,例如 C_2 椎体后方冠状裂开伴有前滑脱,它发生相关神经损伤的风险就更高。此外,涉及 C_2~C_3 骨折脱位的关节面损伤具有完整或部分完整环的小关节也会有较高的神经损伤发生率。

创伤性枢椎前滑脱的分类是以基于普通 X 线片的损伤形态或稳定性为基础。虽然已有许多分类系统,但由埃芬迪(Effendi)等人提出以及随后莱维恩(Levine)修改的分型是最常用的。一般来说,Effendi Ⅰ型(C_2 峡部损伤)是稳定的,而Ⅲ型损伤(包括 C_2~C_3 单侧或双侧的关节脱位)是不稳定的。Ⅱ型和Ⅱa型(屈曲分离机制)伴有 C_2~C_3 椎间盘处的椎间盘韧带损伤,通常也是不稳定的。然而,它们表现出不同程度的移位和成角畸形,因此关于其稳定性和治疗的争议也最激烈。必须指出的是,这些所谓的可接受的分类系统从未被验证或评估过其可靠性。此外,此系统并没有客观地通过动态成像或磁共振成像(MRI)技术来评估不稳定性或椎间盘损伤。治疗方面,手术相对于非手术没有明显的优势。因此,不同患者特有的影响因素和外科医生的偏好选择应该在治疗决策中有重要作用。

三、早期非手术治疗

在一项广泛的定性系统评价中,Li 等[44] 报道 74% 患者为非手术治疗,其中大部分为Ⅰ型(46%)和Ⅱ型损伤(52%)。根据现有最佳证据,稳定性损伤(定义为 Effendi 或 Levine Ⅰ型;C_2 前方位移不超过 3 mm 不伴或伴有轻微屈曲-伸展位移动;MRI 上表现为正常椎间盘韧带信号)通过短时间(6 周)的硬质颈椎矫形器固定进行非手术治疗。在出院前,患者还应该佩戴硬质颈托拍摄直立位 X 线片。这些患者应在伤后 1~2 周内复查 X 线片以排除半脱位。临床和影像学评估在伤后 2 周、4 周和 6 周进行。

对于使用非手术治疗的不稳定性损伤,最好的方式是牵引复位,随后 halo 背心固定 6~12 周。根据我们的经验,大多数人需要 Halo 背心治疗 12 周。牵引通常应在监测下进行,从 4.5 kg 开始,轻微的颈椎后伸位,偶尔需要过度伸展才能达到理想的颈椎曲度。通常每次增加 2 kg 左右的重量,直至最大重量 7~9 kg。重要的是,要经常进行临床检查和侧位颈部 X 线片检查。然而,必须指出的是,大多数成功治疗Ⅱ型损伤的研究证实,在牵引 4~6 周后,以 Minerva 石膏支具或 Halo 背心坚强固定。尽管当然可以使用长时间牵引和卧床休息,但现在的患者和医疗环境不太可能接受。目前建议一旦达到复位,短期(<7 d)使用 Halo 背心制动。由于大多数这类损伤不会伴发神经损伤,减重复位通常就能达到良好的复位效果。出院前的直立位 X 线片,同时注意伤后 2 周、4 周、6 周和 12 周进行重复临床和影像学评估。在 12 周时,还应进行屈伸位 X 线片检查。如果在屈伸位 X 线片上伤势稳定,可以停止佩戴 Halo 背心,改为佩戴颈托,开始轻微的活动和肌肉训练 6 周。但是需注意,X 线片上的骨愈合通常晚于功能愈合,6 个月内可能无法清楚地看到骨桥连接。

四、手术治疗

手术治疗不稳定性损伤是Ⅲ型损伤的推荐方式,对于Ⅱ型损伤也是一种可接受的方式。一般而言,手术干预更适用于非手术治疗期间出现的渐进性平移或成角位移,当Halo背心不被接受或禁忌,或不能长时间卧床时。对于 Effendi Ⅲ型损伤,大多数学者推荐后路固定。对于Ⅱ型损伤,前路或者后路手术均有支持者。根据现有的最佳证据,没有证据证明任何一种方法优于另一种方法,因此,选择前路还是后路手术通常基于外科医生的个人偏好,并应考虑损伤和患者的特定因素。尽管有人主张通过 C_2 椎弓根/峡部固定,但不建议在存在 $C_2 \sim C_3$ 椎间盘韧带损伤的情况下使用[45]。

对于Ⅱ型损伤的手术治疗,大多数作者推荐前 $C_2 \sim C_3$ 钛板固定,这也是经验丰富的医生的偏好选择。除非患者对高位颈前路入路有相对禁忌证,如短颈或不接受吞咽困难的风险或发音相关并发症。对于前路和后路手术,在大多数情况下,通过牵引实现骨折复位。

（一）前路

前入路避免了将患者翻身俯卧位所需的时间和风险,并且避免了后路入路相关的肌肉损伤。在适当的患者中,前路手术具有良好的耐受性,对于这类损伤非常有效。患者保持仰卧位,头部固定在一个可调节头部固定器中,例如 Mayfield 牵引支架。使用高位咽后入路到达 $C_2 \sim C_3$。一旦通过术中影响确认了节段,切除椎间盘,并且通过直接平移或手法操作可以复位未被牵引和头部定位解决的任何残存的颈椎序列不齐(图 11-7)。

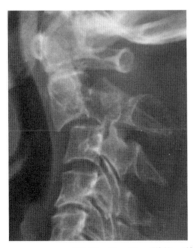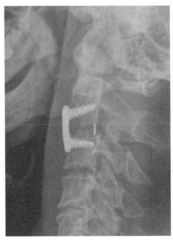

图 11-7 $C_{2/3}$ 脱位: 前路复位内固定融合术

（二）后路

所有脊柱外科医生都熟悉后路入路,后路手术有效避免与前路入路相关的潜在神经血管损伤风险。如果损伤与不可复位的 $C_1 \sim C_2$ 关节内移位或明显的台阶畸形相关,笔者更倾向于使用侧块固定术进行 $C_1 \sim C_3$ 后路固定。对于Ⅲ型损伤,峡部通常是完整的,并

且 C_2 峡部螺钉和 C_3 侧块螺钉固定便可提供坚强稳定。对于Ⅱ型损伤，峡部损伤平面变化很大，螺钉穿过骨折部位的安全通道在技术上并不总是可行的。如果需要，强烈建议术中成像。在这种情况下，固定需要扩展到 C_1，可以使用侧块固定或混合椎板下线缆技术。笔者倾向于 C_2～C_3 的前路固定，避免 C_1～C_2 融合有关的旋转运动的明显减少。局部自体移植通常足够用于 C_2～C_3 融合；然而，当融合到 C_1 时可能需要结构性自体移植物。

（三）可能并发症以及如何避免

通过仔细选择患者，尤其是老年人，患者教育和密切的临床和影像学随访，就可以避免与牵引和 Halo 背心相关的并发症。

避免神经或血管相关的并发症，关于骨折复位和内固定位置需要有关解剖学以及内固定技术的全面认识。对于 C_2～C_3 的前路手术，细致的解剖和保护舌下神经和上喉神经是至关重要的。对于那些不熟悉此方法的操作者，建议与耳鼻喉科医师合作手术。在穿过 C_2 峡部或椎弓根螺钉置入过程中，避免血管或神经损伤，充分观察 C_2 峡部/骨折线的方向，以及应用高质量的术中成像。

五、康复

相关的神经损伤需要积极和适当的神经康复。对于非手术或手术治疗，一旦损伤变得稳定（6～12 周），建议 4～6 周内轻柔的运动范围和加强肌肉等长运动。如果已经完成坚强手术固定，那么只要患者未感不适，就可以开始温和的锻炼，可以进展到更加积极的运动范围，具体措施见后章节。

参考文献

[1] Blackwood Ⅲ NJ. Atlo-occipital dislocation: a case of fracture of the atlas and axis, and forward dislocation of the occiput on the spinal column, life being maintained for thirty-four hours and forty minutes by artificial respiration, during which a laminectomy was performed upon the third cervical vertebra[J]. Ann Surg, 1908, 47: 654 - 658.

[2] Evarts CM. Traumatic occipitoatlantal dislocation: report of a case with survival[J]. J Bone Joint Surg Am, 1970, 52: 1653 - 1660.

[3] Patel JC, Tepas JJ Ⅲ, Mollitt DL, et al. Pediatric cervical spine injuries: defining the disease[J]. J Pediatr Surg, 2001, 36: 373 - 376.

[4] Cohen A, Hirsch M, Katz M, et al. Traumatic atlanto-occipital dislocation in children: review and report of five cases[J]. Pediatr Emerg Care, 1991, 7: 24 - 27.

[5] Partrick DA, Bensard DD, Moore EE, et al. Cervical spine trauma in the injured child: a tragic injury with potential for salvageable functional outcome [J]. J Pediatr Surg, 2000, 35: 1571 - 1575.

[6] Eleraky MA, Theodore N, Adams M, et al. Pediatric cervical spine injuries: report of 102 cases and review of the literature[J]. J Neurosurg, 2000, 92(1 Suppl): 12 - 17.

[7] Börm W, Kast E, Richter HP, et al. Anterior screw fixation in type Ⅱ odontoid fractures: is there a difference in outcome between age groups? [J] Neurosurgery, 2003, 52: 1089 - 1092, discussion 1092 - 1094.

［8］ Frangen TM, Zilkens C, Muhr G, et al. Odontoid fractures in the elderly: dorsal C_1/C_2 fusion is superior to halo-vest immobilization[J]. J Trauma, 2007, 63: 83 - 89.

［9］ Traynelis VC, Marano GD, Dunker RO, et al. Traumatic atlantooccipital dislocation: case report [J]. J Neurosurg, 1986, 65: 863 - 870.

［10］ Chapman JR, Bellabarba C, Newell DW, et al. Craniocervical injuries: atlanto-occipital dissociation and occipital condyle fractures[J]. Semin Spine Surg, 2001, 13: 90 - 105.

［11］ Grossman MD, Reilly PM, Gillett T, et al. National survey of the incidence of cervical spine injury and approach to cervical spine clearance in U. S. trauma centers[J]. J Trauma, 1999, 47: 684 - 690.

［12］ Bohlman HH. Acute fractures and dislocations of the cervical spine: an analysis of three hundred hospitalized patients and review of the literature [J]. J Bone Joint Surg Am, 1979, 61: 1119 - 1142.

［13］ Davis D, Bohlman H, Walker AE, et al. The pathological findings in fatal craniospinal injuries [J]. J Neurosurg, 1971, 34: 603 - 613.

［14］ Gerrelts BD, Petersen EU, Mabry J, et al. Delayed diagnosis of cervical spine injuries[J]. J Trauma, 1991, 31: 1622 - 1626.

［15］ Sun PP, Poffenbarger GJ, Durham S, et al. Spectrum of occipitoatlantoaxial injury in young children[J]. J Neurosurg, 2000, 93 (1, Suppl): 28 - 39.

［16］ Adams VI. Neck injuries, I: Occipitoatlantal dislocation: a pathologic study of twelve traffic fatalities[J]. J Forensic Sci, 1992, 37: 556 - 564.

［17］ Alker GJ Jr, Oh YS, Leslie EV. High cervical spine and craniocervical junction injuries in fatal traffic accidents: a radiological study[J]. Orthop Clin North Am, 1978, 9: 1003 - 1010.

［18］ Ohshima T, Kondo T. Forensic pathological observations on fatal injuries to the brain stem and/ or upper cervical spinal cord in traffic accidents[J]. J Clin Forensic Med, 1998, 5: 129 - 134.

［19］ Kaufman RA, Dunbar JS, Botsford JA, et al. Traumatic longitudinal atlanto-occipital distraction injuries in children[J]. AJNR Am J Neuroradiol, 1982, 3: 415 - 419.

［20］ Saeheng S, Phuenpathom N. Traumatic occipitoatlantal dislocation[J]. Surg Neurol, 2001, 55: 35 - 40, discussion 40.

［21］ Bellabarba C, Mirza SK, West GA, et al. Diagnosis and treatment of craniocervical dislocation in a series of 17 consecutive survivors during an 8-year period[J]. J Neurosurg Spine, 2006, 4: 429 - 440.

［22］ Jónsson H Jr, Bring G, Rauschning W, et al. Hidden cervical spine injuries in traffic accident victims with skull fractures[J]. J Spinal Disord, 1991, 4: 251 - 263.

［23］ Lee C, Woodring JH, Walsh JW. Carotid and vertebral artery injury in survivors of atlanto-occipital dislocation: case reports and literature review[J]. J Trauma, 1991, 31: 401 - 407.

［24］ Naso WB, Cure J, Cuddy BG. Retropharyngeal pseudomeningocele after atlanto-occipital dislocation: report of two cases [J]. Neurosurgery, 1997, 40: 1288 - 1290, discussion 1290 - 1291.

［25］ Powers B, Miller MD, Kramer RS, et al. Traumatic anterior atlanto-occipital dislocation[J]. Neurosurgery, 1979, 4: 12 - 17.

［26］ Wholey MH, Bruwer AJ, Baker HL Jr. The lateral roentgenogram of the neck: with comments on the atlanto-odontoid-basion relationship[J]. Radiology, 1958, 71: 350 - 356.

［27］ Harris JH Jr, Carson GC, Wagner LK. Radiologic diagnosis of traumatic occipitovertebral dissociation, I: Normal occipitovertebral relationships on lateral radiographs of supine subjects

[J]. AJR Am J Roentgenol, 1994, 162: 881 - 886.

[28] Blackmore CC, Mann FA, Wilson AJ. Helical CT in the primary trauma evaluation of the cervical spine: an evidence-based approach[J]. Skeletal Radiol, 2000, 29: 632 - 639.

[29] Hanson JA, Deliganis AV, Baxter AB, et al. Radiologic and clinical spectrum of occipital condyle fractures: retrospective review of 107 consecutive fractures in 95 patients[J]. AJR Am J Roentgenol, 2002, 178: 1261 - 1268.

[30] Chaljub G, Singh H, Gunito FC Jr, et al. Traumatic atlanto-occipital dislocation: MRI and CT [J]. Neuroradiology, 2001, 43: 41 - 44.

[31] Lee AS, MacLean JCB, Newton DA. Rapid traction for reduction of cervical spine dislocations [J]. J Bone Joint Surg Br, 1994, 76: 352 - 356.

[32] Steinmetz MP, Verrees M, Anderson JS, et al. Dual-strap augmentation of a halo orthosis in the treatment of atlantooccipital dislocation in infants and young children: technical note[J]. J Neurosurg, 2002, 96(3, Suppl): 346 - 349.

[33] Van de Pol GJ, Hanlo PW, Oner FC, et al. Redislocation in a halo vest of an atlanto-occipital dislocation in a child: recommendations for treatment[J]. Spine, 2005, 30: E424 - E428.

[34] Labbe JL, Leclair O, Duparc B. Traumatic atlanto-occipital dislocation with survival in children [J]. J Pediatr Orthop B, 2001, 10: 319 - 327.

[35] Dickman CA, Papadopoulos SM, Sonntag VKH, et al. Traumatic occipitoatlantal dislocations [J]. J Spinal Disord, 1993, 6: 300 - 313.

[36] Dvorak J, Panjabi M, Gerber M, et al. CT-functional diagnostics of the rotatory instability of upper cervical spine, I: An experimental study on cadavers[J]. Spine, 1987, 12: 197 - 205.

[37] Richter M, Wilke HJ, Kluger P, et al. Biomechanical evaluation of a new modular rod - screw implant system for posterior instrumentation of the occipito-cervical spine: in-vitro comparison with two established implant systems[J]. Eur Spine J, 2000, 9: 417 - 425.

[38] Anderson LD, D'Alonzo RT. Fractures of the odontoid process of the axis[J]. J Bone Joint Surg Am, 1974, 56: 1663 - 1674.

[39] Ziai WC, Hurlbert RJ. A six year review of odontoid fractures: the emerging role of surgical intervention[J]. Can J Neurol Sci, 2000, 27: 297 - 301.

[40] Cornefjord M, Henriques T, Alemany M, et al. Posterior atlanto-axial fusion with the olerud cervical fixation system for odontoid fractures and C_1 - C_2 instability in rheumatoid arthritis[J]. Eur Spine J, 2003, 12: 91 - 96.

[41] Li XF, Dai LY, Lu H, et al. A systematic review of the management of hangman's fractures[J]. Eur Spine J, 2006, 15: 257 - 269.

[42] Lowery DW, Wald MM, Browne BJ, et al; NEXUS Group. Epidemiology of cervical spine injury victims[J]. Ann Emerg Med, 2001, 38: 12 - 16.

[43] Vieweg U, Meyer B, Schramm J. Differential treatment in acute upper cervical spine injuries: a critical review of a single-institution series[J]. Surg Neurol, 2000, 54: 203 - 210, discussion 210 - 211.

[44] Li X-F, Dai L-Y, Lu H, et al. A systematic review of the management of hangman's fractures [J]. Eur Spine J, 2006, 15: 257 - 269.

[45] Duggal N, Chamberlain RH, Perez-Garza LE, et al. Hangman's fracture: a biomechanical comparison of stabilization techniques[J]. Spine, 2007, 32: 182 - 187.

第十二章　颈椎脊髓损伤术后康复前准备及措施

第一节　颈椎脊髓损伤术后康复的意义

颈椎脊髓损伤是一种严重致残的伤病，发病后造成损伤平面以下的截瘫或四肢瘫。致伤原因在国外主要是交通事故、运动损伤及工伤。而在我国重要原因则是高处坠落、外伤、车祸、体育损伤等。到目前为止各种研究和治疗方法，都未达到使脊髓的损伤效应逆转、脊髓再生、功能恢复的目的。而二次世界大战以来，康复医学的发展，康复训练技术的应用，却使脊髓损伤患者的功能障碍得到了明显的改善和代偿，使他们回归家庭，重返社会变成了现实。

脊柱骨折后脊柱稳定性受破坏，同时对脊髓产生压迫作用。外科手术治疗有助于早期恢复，重建脊柱稳定性。稳定的脊柱可保持各个椎体在生理应里面的正常关系，椎体、韧带、椎间盘和肌肉的损伤可导致稳定性的丧失，因为稳定性的丧失可引起或潜在造成的畸形、疼痛和神经功能丧失。重建脊髓稳定性将防止晚期畸形和慢性不稳定，明显缩短卧床制动时间，有利于患者早期开展康复治疗，有手术指征的患者要尽快进行解剖复位，解除脊髓压迫，并重建脊柱的稳定性。手术包括手术复位、减压及内固定。

脊髓损伤造成的截瘫目前尚不能治愈。临床上对患者治疗的目的主要是预防治疗并发症患者残存功能，以代偿其丧失的功能，提高生活自理能力，重返家庭和社会生活。严重的脊柱外伤可造成脊柱骨折或脱位。脊柱的骨折脱位可使脊髓在椎管内受到挤压或牵拉造成脊髓损伤。

术后康复能够让患者树立乐观向上、自强自立的信念，首先实现心理上的康复。通过治疗、训练，争取部分已丧失和残存的功能得到恢复，并实现功能补偿和替代。治疗、训练，防治并发症。通过辅助器具和无障碍设施的运用，实现生活自理或大部分自理，回归社会。主要是康复能使脊髓损伤患者提高生活质量，做到残而不废，提高生活自理能力，部分人回归社会，服务社会，成为社会财富创造者。其次是解放家庭，自己生活自立程度提高，大大减少对家属和护理人员的依赖。并发症发生的减少，减轻了护理人员的负担，减小了家庭的压力。再有是减少了社会的负担。凡康复取得成效的，并发症发生减少，医疗费会有大幅下降。生活自理程度提高，护理人员也随之减少或不用。部分患者从事劳动，有了工资收入，生活达到自立，这就减少了原有的社会救助、保障费用，从而节约了社会资源,减轻了社会负担。

国内外无数经验和事例证明,脊髓损伤康复,有利本人,有利家庭,有利社会。美国许多脊髓损伤患者都是一人独立生活的。唐山截瘫康复疗养院和"截瘫康复村"的患者也都做到自理生活。从1993年开始,上海市残疾人联合会与长征医院骨科合作,对一批脊髓损伤患者进行康复训练和指导,300多人不同程度地提高了生活质量。原先终日卧床、事事依赖家属和护理人员的患者,康复后自己能穿衣、洗脸、刷牙、上下轮椅、烧饭、洗衣、外出……有的还建立了美满家庭,生男育女……不少患者用大脑和双手从事劳动,服务社会;有的编织羊毛衫;有的当上家教老师;有的从事外文翻译;有的修理家电;有的成了体育明星……他们重返社会,体现了生命存在的价值[1,2]。

第二节　颈椎脊髓损伤术后康复前期准备

颈椎脊髓损伤往往是脊柱骨折和脱位所引起的严重后果。由于病情复杂,不少患者会终身残疾,更严重者可导致死亡。因此,早期正确有效的处理对颈椎脊髓损伤的患者有重要的意义。

颈椎脊髓损伤的患者往往合并有呼吸道梗阻、昏迷或重要脏器损伤,因此应对患者立即采取心肺复苏等紧急措施,维持生命体征平稳。基本情况稳定后,将患者运输至专科医院作进一步处理,搬运时要注意:搬运患者注意保持颈椎轴线稳定,动作要轻柔,协调一致,有条件可以颈托固定防止颈椎做前屈、后伸和扭转等活动,避免使脊髓损伤进一步加重。由专人固定头部,或在颈部两侧放置沙袋,保持颈部中立位,避免任意扭转。运送患者时注意保暖,但应避免使用热水袋保温以免烫伤。神志处于昏迷状态的颈椎脊髓损伤患者可保持侧卧位搬运,以免口腔分泌物阻塞呼吸道。当患者被送到急诊室后,应立即进行全身体格检查,明确有无休克、脑出血或其他重要脏器损伤等并发症,并采取相应的急救措施,待生命体征平稳后再处理颈椎脊髓损伤。如果在事故现场损伤部位未能得到确实有效的固定,在急诊室应使用颈围、枕领带或颅骨牵引进行有效制动。并尽早使用激素和脱水剂等相关药物减轻对脊髓的损害。患者生命体征稳定后,在有效的固定和正确的搬运下,行急诊X线片、CT或MRI检查,结合细致的体检,来初步了解颈部脊髓损伤的程度和节段,为进一步的处理提供依据。当颈椎脊髓损伤后出现下列指征需要立刻进行手术:① 脊髓损伤在观察治疗的过程中进行性加重;② 经X线片、MRI或CT检查可见椎管内有骨折块或椎间盘等软组织压迫脊髓;③ 不完全性截瘫,伴有严重神经根疼痛;④ 颈椎严重骨折脱位、神经损伤严重者;⑤ 有硬膜外血肿,需进行血肿清除者;⑥ 闭合复位后症状无好转,经检查椎管仍有来自后方的骨片压迫或小关节绞锁,经闭合复位失败者;⑦ 锐器或火器伤导致颈椎脊髓开放性损伤[3]。

第三节　颈椎脊髓损伤术后护理及并发症预防

1. 早期术后护理

① 脊髓损伤患者手术后由于经受创伤和手术的双重打击,因此,一定要严密观察生命体征的变化;② 脊髓损伤术后损伤平面可能上升影响呼吸或者局部血肿形成压迫气管导致窒息,脊髓周围的血肿还可以导致不完全脊髓损伤患者的神经症状加重甚至完全瘫痪,因此,要注意观察呼吸及神经症状的动态变化,一旦发生上述情况需立即手术清除血肿或进行辅助呼吸;③ 在医护人员的帮助和指导下进行轴线翻身,防止自行扭动导致意外;④ 由于患者失去保护性感觉,要防止骨突起部位压疮形成及热水袋等异常烫伤;⑤ 做好四肢关节的被动活动锻炼,防止关节僵硬及足下垂;⑥ 勤翻身拍背,防止肺部感染的发生;⑦ 做好排尿和排便的管理;⑧ 做好患者的心理护理,鼓励患者进行适当的康复锻炼。

2. 预防颈椎脊髓损伤术后急性期褥疮的发生

脊髓损伤后,由于运动功能的丧失,患者缺乏自主改变体位的能力,骶部、坐骨结节等骨突部位长期、持续受压,局部组织缺血性坏死,形成溃疡,就会发生压疮,又称褥疮。若继发感染,创面会越来越大,越来越深,有的并发骨感染(骨髓炎、化脓性关节炎)、败血症,严重的可危及生命。

要预防脊髓损伤后急性期压疮的发生首先应向患者及其家属说明压疮的危害、发生的原因和容易发生压疮的部位以及预防措施,取得他们的理解和配合。在脊髓损伤急性期:① 帮助和指导患者进行正确的翻身,既要防止翻身不当导致脊髓损伤加重,也要克服因恐惧脊髓损伤加重而不愿翻身的心理;② 上肢功能完好者在病情许可时可鼓励患者利用病床上的拉环来减轻对背部骨突部位的压力和压迫的持续时间,督促患者抬臀,使用气圈或海绵垫保护骨突部位,有条件者可使用气垫床;③ 经常更换床单,对伤口渗液、出汗多的患者使用吸水的敷料从而保持皮肤的干燥,对于尿失禁的患者如果尿液浸渍皮肤应及时拭干并更换尿布或床单;④ 病床的床头抬高不要超过 30℃,否则容易产生摩擦力和剪力以及骶部受压;⑤ 加强营养,增加蛋白质的摄入,不仅有利于压疮的预防,也会促进手术切口的愈合;⑥ 坐位时除骨突部位的器具防护外,还应定时将身体的重量从一侧移动到另一侧,一般每 15 min 1 次,从而减少压疮发生的机会;⑦ 经常观察骨突部位皮肤有无异常,一旦发现皮肤发红或表皮破溃,应避免受压并及时处理,防止压疮加深难以自行愈合[4]。

3. 防止脊髓损伤后的急性呼吸衰竭和感染

除了致伤因素在导致脊髓损伤的同时伴有气道阻塞或胸部损伤外,颈椎脊髓损伤后的急性呼吸衰竭主要与第 4 颈椎及以上平面脊髓损伤引起的膈肌等呼吸肌麻痹有关,一旦发生应立即行经鼻或口腔气管插管,用人工呼吸机辅助呼吸。如果不考虑行颈前路手术的话也可以行气管切开。而肺部感染主要与呼吸道分泌物排出不畅、插管以及长期卧床后坠积性肺炎有关,可以帮助患者多翻身拍背,鼓励患者咳嗽,并进行雾化吸入,定时更换气管导管等。对无力自行咳嗽的患者,可以每2 h帮助患者进行辅助咳嗽。

第四节　颈椎脊髓损伤患者进行康复训练要点

第4颈椎及以上平面完全性损伤会造成四肢瘫,除头部外四肢和躯干均不能活动。第5至第7颈椎损伤的患者上肢不同程度地存在障碍。对这类患者进行康复训练要点如下。

（1）进行呼吸功能训练。

（2）进行全身关节被动训练。

（3）进行被动站立训练,目的是避免骨质疏松,预防尿路感染,有利于排便。

（4）进行被动翻身和坐位训练。

（5）根据上肢功能障碍情况的不同,对肩、肘、腕及手功能进行功能训练。

（6）对第4颈椎损伤四肢瘫患者,进行口的功能训练,可训练口咬木棒操作电脑或特殊辅助器具。

（7）对手指尚有部分功能患者,佩带辅助器具(万能套箍等)进行进食、写字、打字等生活自理训练。

（8）对第5至第6颈椎损伤患者,进行乘坐轮椅和驱动操作电动轮椅的训练。

（9）第6颈椎损伤患者进行臀部减压训练(用肘勾住轮椅扶手,身向同侧倾斜,使对侧减压),坐起训练(利用床脚绳梯拉动从床上坐起)。

（10）第7颈椎损伤患者上肢功能基本正常,但手的抓握、捏拿尚有一定障碍,对他们可进行床上自己翻身、移动、坐起训练,自理生活训练,轮椅驱动训练[5]。

第五节　颈椎脊髓损伤术后心理康复

脊髓损伤发生后,对患者来讲精神打击很大。长期的瘫痪生活,病痛、经济、家庭等诸多问题又会带来沉重的压力,从而会产生消极悲观的情绪。要康复,先要进行心理康复。

首先,要正视现实,接受瘫痪的现实。许多脊髓损伤患者,特别是外伤性脊髓损伤者,从一个生龙活虎的人突然变成下肢不能动弹、终日卧床的瘫痪者,一下子是不能接受的。开始一个时期,寄希望于手术和灵丹妙药,期望能重新站起来。当这些期望破灭以后,就消极起来。我们要让患者面对瘫痪的现实,接受这个残酷的现实。同时要让患者认识到在病床上、在轮椅上也能愉快生活。通过康复治疗和训练,许多障碍是可以克服和改变的。教育患者树立信心,乐观积极,对生活充满信心。一般来说,随着时间的推移,绝大多数患者都能接受现实,正确对待。其次,对脊髓损伤这个病要有充分认识,要弄懂发病机制;弄明白为什么会有障碍,为什么会产生并发症,究竟什么是康复……认识了疾病,懂得了康复方法,"知己知彼",就会变被动为主动,积极地进行康复训练。再有,就是要有顽强的毅力和意志,认识到康复是一个长期的、艰苦的努力过程,要有信心,有恒心,有耐心,坚持不懈地去做。通过不断地调整,正确认识自己的疾病,树立了乐观、积极、顽强、自信的精神,有了健康的心理素质,做到这些就实现了心理康复。

（一）心理康复内容

脊髓损伤患者心理健康的主要内容包括心理和情绪方面的康复,性心理障碍及其调节和帮助患者协调医患、家庭和社会关系,促进其参与社会。主要的心理康复手段包括:建立心理康复系统,根据具体阶段采取针对性的心理治疗方法。通过有效的心理治疗,使患者逐渐适应生活、学习、家庭或工作的方面的变化,主动面对出现的各种困难,形成一种积极的心理调节机制,以应付可能出现的各种心理问题,保持心理健康。同时调节患者周围人员的态度,特别是患者的家属、同事或病友,使他们充分了解患者的病情情况和转归、预后等方面的情况。解除家庭及周围人群的思想压力,为患者创造一个良好的心理氛围。在此基础上让心理医生参与,指导或帮助患者摆脱消极的心理影响。

（二）心理康复措施

对不同典型阶段应采取不同的治疗措施。

（1）震惊阶段治疗措施主要是稳定患者的情绪状态,让患者从突发的心理应激反应中平静下来,主要采取情绪疏导法等。

（2）否定阶段心理干预策略主要是分析患者的心理特点,采取适当的方式,让患者了解损伤及其可能产生的后果,并由此疏导患者的认知障碍,面对伤残可能造成生活困难。

（3）抑郁或焦虑反应阶段采取一些抗抑郁或抗焦虑的心理疗法,如果患者症状较重,可用药物辅助治疗,如百忧解、帕罗西汀、多虑平等药物。当患者出现对抗情绪时,心理治疗策略在物理/作业治疗的基础上结合日常生活技能训练和职业技术训练的同时,鼓励患者树立生活的信心。经过上述阶段的心理治疗,患者会逐渐达到心理适应阶段[6,7]。

第六节　颈椎脊髓损伤术后物理治疗

物理疗法,是研究应用人工和自然的物理因子(如电、光、声、磁、热等)来防治疾病的一门学科,又称理疗,是康复医学中重要手段之一。用于康复的物理治疗可分为两大类:一是自然的物理疗法,如矿泉疗法、气候疗法、日光疗法、空气疗法、海水疗法;二是人工的物理疗法,如电疗法、光疗法、超声波疗法、磁疗法、传导热疗法、冷疗法、水疗法、生物反馈疗法等。

物理疗法在康复中有以下作用:消炎;镇痛;改善血液循环;兴奋神经和肌肉组织,增强肌肉收缩功能,防止肌肉萎缩;促进组织再生;促进瘢痕软化吸收,促进粘连松解;调节中枢神经系统及自主神经系统功能。

物理疗法在运动功能康复中,动员机体各种后备力量增强代偿功能,促进骨、关节、肌肉、周围神经系统的功能恢复和代偿。对截瘫的肢体如果长久在一个位置上不动,就会引起肌肉关节韧带的挛缩,这种情况通过适当的按摩,被动活动则可预防其发生,也可达到治疗作用。

(1)按摩目的改善局部组织的血运,增进局部代谢,使不活动而较僵硬的肌肉及韧带组织逐渐变软,并进而恢复其关节原来的活动范围,从这个目的出发,要求手法治疗应轻柔,逐日循序渐进,不可过猛以免引起组织撕裂。

(2)活动强度对关节的被动活动不可强烈,亦应循序渐进,但不是越多越好,过多的被动活动可以不知不觉中撕伤关节囊或周围组织,因截瘫患者缺少保护性疼痛反应,当一个关节达到正常时,每天该关节活动数次,每次达到该关节的活动范围为适当。痉挛患者对于痉挛性截瘫的按摩及被动运动,要特别慎重,痉挛性截瘫的肢体的皮肤及肌肉等,对刺激的反应不自主的强烈,这种患者一般不需要按摩的刺激,因其肌肉经常痉挛与松弛。如果经常处于屈曲痉挛或伸直痉挛,则需要适当地进行被动活动关节。或待其反应性痉挛暂时停止后,轻柔而持续地将该关节伸直或弯曲,达到接近正常的范围,每日数次即可,多做无益反而有牵拉撕伤组织的可能[8]。

第七节　颈椎脊髓损伤术后肢体功能康复

1. 肌肉训练

肌肉是运动的动力,不论哪个节段脊髓损伤的患者,都要重视肌肉训练。训练目的,一是防止残存的肌肉退化、萎缩,二是将萎缩的肌肉潜能挖掘出来。卧床的高位截瘫患者要加强腹肌、髂腰肌、腰背肌的训练。除颈椎损伤所致的四肢瘫患者,均要高度重视上肢训练,以自理生活、驱动轮椅、移动位置、使用拐杖。训练要点如下。

(1)被动训练,由康复师或护理人员对躯体和肢体进行被动训练。

(2)助力运动和抗阻训练,由康复师或护理人员采用循环渐进方式训练,使其肌力逐渐恢复。

(3)运用电刺激法等物理疗法或推拿方法进行训练。

2. 关节功能训练

由于肌肉的瘫痪,脊髓损伤患者失去功能的关节会造成僵直和畸形,因此要进行瘫痪部位各关节的被动活动训练,每日1～2次,每一关节要进行轴向活动若干次。进行被动活动时,要动作轻柔、缓慢、有节奏。活动范围应达到最大生理范围,但不要超过,以免拉伤肌肉和韧带。髋关节外展要限制在45°以内,以免损伤内收肌群。

3. 牵张训练

牵张训练是康复治疗过程中必须始终进行的项目。牵张训练可以帮助降低肌肉张力,对痉挛有一定的治疗作用,对稳定坐姿、乘坐使用轮椅、移位挪动都有一定作用。进行髋关节屈曲及腘绳肌牵张训练方法是:患者取平卧位,康复师面向患者侧坐,将患者一侧小腿置于自己的肩上,用手固定膝关节,用躯干的力量将肢体向患者头侧移动,使患者下肢保持直腿抬高 90°以上,抬高的程度以患者能够耐受为度,并持续 5～10 min,然后换另一侧下肢操作。这一训练经过一个阶段后,有利于患者穿裤、袜、鞋。若是长期坐位的患者未进行牵拉腘绳肌训练,会导致腰过屈,并会造成坐位不稳。

牵拉胸前肌使肩关节充分后伸,有利于进行床上运动、转移和操作轮椅。牵拉髋和踝屈肌可有助于进行站立训练和行走摆动训练。内收肌牵张的作用是避免因内收肌痉挛而造成阴部清洁困难。跟腱牵张是为了跟腱不发生挛缩,以便以后进行站立和行走训练。

4. 上肢功能训练的重要性

对四肢瘫痪或高位截瘫并伴有上肢功能障碍的患者,可以通过手术重建部分上肢功能。那么为什么要强调训练上肢功能呢? 通过锻炼,使上肢有强壮的臂力来代替丧失的部分下肢功能。臂力增强后可以自由地做以下几方面的事情。

(1) 躺在床上自己拿热水瓶倒水。

(2) 卧床者可以拉吊环抬起身体,便于别人换床单、擦身,背臀部通气减压预防压疮。

(3) 在床上支撑躯体移动和翻身。

(4) 自己刷牙、穿衣、吃饭、梳头,提高生活自理能力。

(5) 在床上支撑到轮椅。

(6) 从轮椅支撑到机动残疾车或马桶、浴池。

(7) 驱动轮椅、手摇车,发动、驾驶机动残疾车。

(8) 从事手工劳动和洗衣、烧饭等家务劳动。

(9) 依靠辅助器具进行站立或行走训练。

(10) 锻炼胸大肌,增强肺活量,增强体质。

由此可见,对脊髓损伤患者来讲有无强有力的上臂力量十分重要,因此要重视上肢的臂力锻炼。锻炼方法有拉吊环、拉拉力器、举哑铃、举沙袋摇手摇车等。

5. 体位训练

卧床的四肢瘫或高位截瘫的患者躯干和肢体保持正确体位,有助于保护呼吸道通畅和防止关节挛缩变形。肩关节应处于外展位,以减少后期发生挛缩和疼痛;腕关节可固定于功能位:腕背伸、拇指外展背伸,手指应处于微屈位,利于后期恢复抓握功能。定期处于俯卧位,可使膝关节伸展、被动锻炼。踝关节可应用足托使其处于背屈 90°。

6. 呼吸功能训练

四肢瘫和第 3 胸椎以上脊髓损伤患者都不同程度地存在着呼吸功能障碍。进行呼吸功能训练是防止呼吸道感染,避免呼吸衰竭危及生命的重要措施。

患者呼吸肌不同程度受损。训练要点如下。

（1）鼓励患者大声说话、唱歌。

（2）鼓励患者进行深呼吸。

（3）由护理人员轻轻叩击胸、背部。

（4）翻身、变动体位。

（5）给予吸氧辅助治疗。

（6）用雾化吸入方法，促进排痰。

（7）由护理人员被动运动患者手臂的伸屈，左右扩张。

（8）每天由护理人员将患者扶起呈坐位数次，同时轻叩背部，被动运动双臂，有条件的可将患者置于移动训练床，身体固定后转动床位使患者呈站位数次[3]。

7. 翻身训练

① 不用辅助用具：双上肢伸直，头、躯十协同向两侧摇摆，摆动幅度足够大时，向希望翻转的一侧用力摆动，即可达到翻身的目的；② 借助辅助用具：辅助用具可为床栏扶手等，一侧上肢固定于转向侧，另一上肢向同侧摆动，头、躯干协同摆动即可达到目的。利用床尾之绳梯从平卧位坐起，利用头上方悬吊带从平卧位坐起。

8. 轮椅及双拐训练

使用双拐步行时如何上、下斜坡，患者在斜坡上步行，最大的问题是要避免滑倒，当穿着固定踝关节的支具在斜坡上时，他的髋关节、支具都是向下倾斜的。为提高患者在坡地上的行走能力，患者应尽可能在陡的坡度上训练。

上斜坡：上斜坡时，双拐应置于双脚前方，为增大稳定性，应使身体与斜坡成一定角度，骨盆前倾，用"摆至步"而不用"摆过步"。

下斜坡：下坡时斜坡倾向使患者处于稳定，此时可采用"摆过步"。

步行就有摔倒的危险，特别是运动和感觉功能受损的患者更易摔倒，患者在练习用辅助用具和支具行走前应先学习安全地跌倒以减少损伤的危险。当用拐杖步行者摔倒时，有两件事可以做，以减少损伤的危险。第一，挪开拐杖，以免摔在拐杖上或拐杖产生过大的力量作用于上肢上；第二，当患者摔倒时应用手掌着地，上肢收于胸前，用肘和肩缓冲一下，应避免摔倒时上肢僵硬，造成摔伤。功能性步行要求患者具有取得站立的能力，下面讲的技术是从轮椅上站起，但也可用在其他的一些类似平面上，如坐便池、汽车和标准椅上。一手在扶手上，一手在拐杖上从轮椅中站起[9,10]。

第八节　脊髓损伤患者排尿障碍的发生

（一）排尿障碍发生的原因

膀胱的扩张、收缩和尿道的"关闭"、"打开"是肌肉运动的结果，而肌肉运动是受神经支配的。脊髓因伤病受损伤，控制排尿的神经通路被破坏了，大脑无法得到有尿意的信

号,也无法下达排尿的指令,逼尿肌和括约肌也都失去指挥而不听话,所以排尿就会发生各种各样的障碍

(二)排尿障碍的临床表现

主要表现有以下 3 种:

(1)尿失禁 即括约肌失控,像坏了龙头的自来水,有尿就流出来。

(2)尿潴留和残余尿 即逼尿肌不工作,无动力将尿排出,或是排不干净,总有一些残余尿液留在膀胱内。

(3)尿失禁和残余尿 较普遍存在的是尿失禁和残余尿同时存在,即当膀胱内尿多时,括约肌关不住而失禁;当膀胱内尿少时,又无动力将尿完全排干净。

(三)膀胱功能训练和重建的必要性

膀胱功能训练和重建是脊髓损伤康复的重要内容。膀胱功能存在的障碍,通过训练、治疗可以减少到最轻的程度,或建立新的功能。训练和重建就是挖掘潜在残存的功能,恢复已丧失的部分功能,用替代方法补偿丧失的功能。实践证明,经过训练绝大部分患者都有明显的改善,有的已恢复到正常的排尿功能。训练和重建膀胱功能,可以提高脊髓损伤患者的生活质量和生命质量,有着积极的意义,希望每个脊髓损伤患者,要充满信心,积极地进行锻炼。

(四)膀胱护理

脊髓损伤后,80%的患者会发生尿潴留,逼尿肌反射消失。此时必须进行间歇性导尿或留置导尿管。如果不及时处理。膀胱过度膨胀会引起逼尿肌的损伤和损害肾脏。必须进行间歇性导尿或定时开放导尿管,这样经过一个时期定时导尿排尿,形成了规律,可防止膀胱挛缩和促进膀胱功能的恢复,并有希望形成自律性膀胱(形成有规律排尿的膀胱)。这个时期还应注意防感染护理,留置导尿时每天要用消毒液清洗尿道口,要定时进行膀胱冲洗。要保证每日摄入足够量的液体,增加体内尿路冲洗力。

1. 间歇性导尿及其优点

留置持续导尿有很多缺点,容易发生尿路感染、膀胱挛缩、膀胱结石等并发症。因为细菌可以从留置的导尿管逆行进入体内;导尿管长时期与尿道接触,人体移动时会损伤尿道黏膜;导尿管和在膀胱的气囊球是一异物,长时期留置体内是一刺激,因而易并发尿路感染。另外,持续导尿,任其自流会使膀胱失去张弛,日久会使膀胱挛缩。因此,国外早已不主张多使用留置导尿,而积极推广应用间歇性导尿。

间歇性导尿就是导尿时插入导尿管,尿液排干净后即拔出导尿管,三四小时后再作导尿,每日进行 4~6 次。这一方法不仅可减少导尿管持续留在体内刺激引发的感染,还可使膀胱处于正常的有张有弛的状态,有利于膀胱恢复反射功能。间歇性导尿是脊髓损伤患者最适用的排尿方法。脊髓损伤后初期的数周,一般采用留置导尿管,以后的康复期即倡导使用间歇性导尿法。国外广泛应用间歇性导尿法,使肾功能衰竭死亡的脊髓损伤患者大大降低。

2. 间歇性清洁导尿法

由于间歇导尿每日要导尿 4～6 次,会增加医护人员工作量,患者和家属学会自行导尿会十分方便。由于对无菌要求比较低,又称为间歇性清洁导尿。具体方法是用肥皂洗净双手,用 1:500 氯己定(洗必泰)消毒液擦洗尿道口,然后将涂抹液状石蜡的导尿管轻轻插入尿道,男性要插入 20 cm 以上。插入后辅以体位变化及压迫下腹部,让尿液排干净,然后拔出导尿管。导尿管使用一次性的最好。若反复使用的需严格蒸煮消毒。

3. 间歇性导尿的常用方法

现将间歇性导尿具体操作方法介绍如下:购 10 号橡胶导尿管,在不锈钢锅内煮 20 min 消毒后将水沥干后备用,每次拟煮 5 根,1 天用量。取一消毒小碗或弯盘(用水煮高温消毒法消毒碗和弯盘),倒入少量消毒后液状石蜡(用蒸气法消毒液状石蜡),导尿管前 1/3 处浸液状石蜡后,即可插入尿道。导尿前双手用流动水和肥皂清洗,尿道口用氯己定(洗必泰)或碘尔康消毒。操作时能戴无菌手套最好,但费用太高。可让家属用手将导尿管根部高高提起,患者左手握阴茎,右手用镊子夹导尿管徐徐插入(镊子可用水煮法消毒,然后浸在药水中)。其他方法同上,但不用液状石蜡润滑。到医药商店购买牙膏型润滑液(性生活用的),将润滑液轻轻挤出涂在导尿管前 1/3 处。注意牙膏管口勿碰到导尿管。此方法比用液状石蜡更方便。也可用上海交通大学附属新华医院泌尿科自制的"丁卡因氯己定凝胶",此润滑剂更为清洁可靠。可购买一次性塑料导尿管,此管为环氧乙烷气体灭菌密封产品。使用时,剪开袋口隔着包装袋将导尿管插入尿道,一面将导尿管缓缓地插入,一面将外包装脱出。这一过程手完全碰不到导尿管,也不需要镊子、手套等器具相助,更为方便,更为清洁。此导尿管尾端还有连接长导管的接口,晚间使用时可将导尿管通向痰盂排尿,导尿管可留置一夜或几个小时[3,11]。

4. 间歇性清洁导尿在脊髓损伤患者中的应用

清洁自家导尿并非适用于任何脊髓损伤患者,对无张力膀胱或逼尿肌反射低下同时又有足够的膀胱容量者是最佳适应证,而对于低顺应性膀胱是否适合间歇导尿取决于膀胱储尿期压力的高低、有无膀胱输尿管反流和膀胱安全容量的大小。如为通过尿动力学检查显示储尿期膀胱容量超过 300 mL 时膀胱内压力达到或超过 40 cmH₂O,此时膀胱完全容量应为 300 mL 以下,这种膀胱仍可进行间歇导尿,只要保证每次导尿量不超过 300 mL 即能保证上尿路功能安全;如膀胱容量 100 mL 时膀胱内压力即超过 40 cmH₂O,这种过小的膀胱安全容量,要保证上尿路的安全,患者需要频繁导尿,显然会给患者带来很大的不便。

5. 膀胱训练过程中的监测

在脊髓损伤患者康复过程中膀胱训练也是很重要的一个环节,由于膀胱感觉的改变,患者并不能像正常人那样感觉膀胱憋尿的程度,尤其是刚刚开始间歇导尿时很难估计膀胱憋尿量,因此对患者来说如何掌握导尿时间和导尿量是一个逐渐的训练过程,再加之在脊髓损伤康复过程中,膀胱尿道的功能状态也在发生不断的变化,因此脊髓损伤患者泌尿外科方面的监测是一个相当复杂的过程。通常情况下在住院期间通过尿动力学检查了解患者的膀胱安全容量后,如果安全容量的大小适合间歇导尿,则可在一种特殊的便携式 B 超膀胱容量测定仪的监测下每天进行数次的膀胱容量测定,尽可能在接近膀胱安全容量时进行导尿,这样不但能避免不必要的感染机会,还能有效预防上尿路功能的损害。在一段时间训练后,患者一般即能掌握一定的导尿规律。在脊髓损伤最初的 1 年内,应每 3 个月复查一次尿动力学检查,此后每年最少复查一次,并根据尿动力学检查结果不断调整导尿间隔时间或导尿引流量[12]。

6. 早期尿路感染不容易发现的原因

脊髓损伤患者不容易发现早期的尿路感染症状,发现时往往已很严重,尿液中白细胞会有＋＋＋＋,或有发热、乏力等全身症状出现。这是因为脊髓损伤患者同时存在感觉障碍,排尿本身就不畅或失禁,因而早期尿路感染的尿频、尿急、尿道刺痛等症状不易觉察,等有全身症状发现时已较严重。因此,脊髓损伤患者要密切注意自己小便颜色、清晰度、气味,要定期进行尿常规、B 超、肾功能检查。一般要 2 个月作一次尿常规检查,每年进行一次 B 超和肾功能检查。以上所述的问题是脊髓损伤患者的特殊情况,医务人员在医治时要特别注意,患者自己更要了解自己的发病特点。

7. 尿路感染的处理原则

脊髓损伤患者发生尿路感染后按以下原则处理:

(1) 一般感染,首选治疗方法是大量饮水和服用抗生素或中成药,如三金片、八正散等。

(2) 急性重症感染,应大剂量使用有效抗生素治疗。

(3) 慢性感染,用中西医结合方法治疗,可采取服用扶正消炎通淋的中药与抗生素交替使用。

(4) 已造成对肾功能损害的,需要采取手术治疗的,应及时手术。

8. 尿路感染应用抗生素的注意事项

一般初发患者,症状不是很严重的,可选用诺氟沙星等一般的抗生素,不要一上来就用高级抗生素。注意要按规定用足药量,按疗程治疗,不要随便服药吃吃停停。感染严重的可静脉使用敏感的抗生素,对治疗尿路感染效果较好。使用抗生素前最好是进行中段尿培养和药敏试验,查明菌种和敏感的抗生素,对症选用,这样疗效会更佳。

如果已形成慢性尿路感染而且经久不愈的,则不要长期使用抗生素,因长期使用抗生素会产生耐药性,而且对肝肾功能有影响。这时要从病因上找原因,如解决残余尿、解决尿路梗阻问题。

慢性期若症状不严重,每晚临睡前可服一次抗生素作预防性治疗,可控制病情的发展。因为晚上睡时,尿液在膀胱中积存时间较长,细菌容易繁殖,睡前服药可起到一定的抑菌作用。女性性生活前服用一次抗生素也可起到预防尿路感染的作用。

9. 尿路感染的预防

作为一个脊髓损伤患者必须要明白为什么会发生尿路感染,首先要了解泌尿系统的结构,尿液是怎样排出的,脊髓损伤以后出现哪些障碍,排尿障碍与发生感染的关系等,这样从根本上明白病理病因后,自己可以取得防治的主动,而不要就事论事地只希望知道吃什么药,打什么针。要立足整体,采取综合方法进行预防:① 树立信心,乐观对待;② 增加营养,提高身体素质,增强免疫力;③ 多饮水,多活动,增加体内冲洗能力;④ 训练膀胱,排空小便,减少残余尿;⑤ 清洁会阴;⑥ 正确导尿,避免医源性感染,倡导间歇性导尿。

第九节　脊髓损伤的康复过程中的注意事项

用现代医学技术,使脊髓损伤残疾人最大限度地调动残存的肢体功能,来代偿已丧失的功能,消除和减轻患者功能上的障碍,帮助患者在其身体许可的范围内,最大限度地恢复其生活能力和劳动能力,重新参加社会生活,自食其力,成为一个残而不废,一个有独立生活能力的人。

(一)脊髓损伤后的患者住院期间应注意的问题

(1) 应配合医生护士工作,按照医生医嘱完成治疗任务,不要到处打听别处治疗方法和效果,提出不合理要求,使当地医生无所适从,感到失去信任,因而也就打乱了治疗程序,反而对患者不利。

(2) 给患者以精神鼓动和安慰,不能埋怨人,不能急躁,患者由于突然外伤,精神上没有任何准备,往往感到茫然,不知所措,要帮助患者安心养病,少提及预后的不良后果。

(3) 要给患者提供营养品,留置导尿的患者要多饮水,手术后的患者要加强营养和多吃水果。

(4) 如果超过一周没有大便,应通知医生给予灌肠处理,患者出汗、难受、面潮红、心跳快,应想到是大便不畅,应及时由医生护士处理,千万别大意!

(5) 要每日协助患者活动各个大小关节,保护关节正常活动范围,以利将来康复训练和完成日常生活动作。

(6) 协助护士每2 h给患者翻一次身,骨突出部分要用泡沫软垫垫起,防止压疮。如皮肤颜色异常要及时通知护士,在护士同意下给予按摩,促进皮肤血液循环。已出现压疮部位不要受压,周围要垫起,但一定不得使用圆圈形气垫,否则会阻断循环,加重病情。

(7) 定时饮水,限制入量,每小时饮水1次,每次不超过125 mL,不要一次大量饮水。有些患者一旦尿路受阻,会使膀胱短时间内扩张,是有损害的。

(二)脊髓损伤康复开始时间

脊髓损伤康复在早期即应开始。在受伤后有两种情况:一是需手术治疗,一是保守治疗(也就是不手术治疗)。只要病情稳定、无其他合并损伤,康复即应开始。当然早期活动是不允许范围太大,更不应影响手术效果。应主要是活动身体各个关节,保持关节正常活动度,每日活动 2～3 次,每个关节活动应少于 1 min。另外,在医生允许情况下,在护士指导下进行体位更换,也就是定时翻身,防止压疮,一般 2 h 1 次,突出骨部分(如肩胛骨、足跟、后背部、骶尾骨、双肢部)加软垫垫起,注意大小便排出通畅,注意体温变化,注意安慰患者,改善患者心理,有什么异常变化及时通知医生、护士,注意伙食的营养,定时饮水。如果早期康复做得好,会为今后进行全面康复训练创造良好基础[12]。

（三）脊髓损伤康复治疗的主要方法

（1）物理治疗　主要是改善全身各个关节活动和残存肌力增强训练,以及平衡协调动作和体位交换及转移动作(例如,卧位到坐位、翻身、从床到轮椅、从轮椅到厕所马桶等移动动作),以及理疗,利用水疗、光疗、生物反馈等有针对性促进康复。

（2）作业治疗　主要是日常生活动作(如衣、食、住、行的基本技巧),职业性劳动动作,工艺劳动动作(如编织等),使患者出院后能适应个人生活、家庭生活、社会生活和劳动的需要。另外,作业部门还给患者提供简单的辅助工具,以利家庭生活动作的顺利完成。

（3）心理治疗　针对心理不同阶段(如否认、愤怒、抑郁、反对独立求适应等各个阶段)的改变制订出心理治疗计划,可以进行个别和集体、家庭、行为等多种方法。

（4）康复工程　可以定做一些必要的支具来练着站立和步行,另外也可配备一些助行器等特殊工具,靠这些工具来补偿功能的不足。

（5）临床康复　用护理和药物等手段,预防各种并发症发生,亦可进行一些治疗性临床处理,减轻症状,促进功能恢复。

（6）中医康复　利用祖国传统医学,进行针灸、按摩、电针、中药离子导入等手段,促进康复,另外针对并发症治疗,亦可广泛使用中药内服、外用。

（7）营养治疗　制定合理食谱,加强营养以适应康复训练的需要[13]。

（四）患者及家属须知

（1）注意患者一般情况,如在急性期,应住医院中(一般 1～4 周内)。应观察患者呼吸情况,注意是否发烧、颤抖、出汗、烦躁不安,大小便是否通畅。如果输液,更应注意尿量是否增加,如有伤口,要注意敷料是否干燥,有无渗血、渗液,有引流要注意流液情况,有异常情况及时通知医生或护士。

（2）每 2 h 翻身 1 次,颈部受伤或手术患者要轴向翻动(即头和躯体同时翻动,不能在翻身时造成头部转动)。防止压疮,骨突起部要垫起(头后枕部、肩胛部、骶尾部、双髋部、双内外踝部、足踝部、双膝关节部),但注意不要使用圆形气垫,因为这样垫会引起静脉血流不好。骨突起部要用手轻轻按摩,有颜色改变要让医生看。

（3）近年来,我国脊髓损伤患者的数量随着交通事故、工伤等原因在不断地增加。由于目前脊髓损伤的医疗水平尚不能使损伤的脊髓运动神经得到恢复,所以绝大部分患者还是要依靠轮椅进行移动。患者需移换床、外出坐轮椅,均需 3～4 个人共同协作平抬患者(站于一侧),完成转移,如果自行转移还不会,需要有 2 个人抬患者由床边转移至轮椅。

在人手不够时也可由 1 个人按照特殊体位转移患者,即双膝抵住患者双膝,上身移至患者身后,双手拉住患者后侧腰带或裤边,上身向后用力,患者上身靠在助手上身背侧,两点一前一后(左转时,右足在前,右转时,左足在前),缓慢移动,1 个人亦可完成转移动作。当然患者不能坐位稳定则不可执行这种转移方式,在患者经过正规康复训练后,如能自行转移,亦在早期应有人保护,防止摔倒外伤。

(4)多吃营养食品和水果,注意大便情况,超过 3～7 d 无大便,要在肛门内快速注入开塞露 2 支,过于干燥要戴手套(乳胶)挖出,手要轻柔,防止肛裂,同时可口服一些蜂蜜,缓泻药(如番泻叶泡水或中药麻仁润肠丸等)。

(5)活动各个关节,尤其的瘫痪部位以下大小关节均需要活动,要轻柔,每个关节活动为每日 2 次,每次 1～2 min,要按正常关节活动范围活动。

(6)注意双下肢有无肿胀,如肿胀为深静脉血栓出血,不要在活动,要稍抬高患肢,并请医生检查。

(7)如活动后肢体肿胀,有青紫色,则有可能有肌腱裂伤或骨折出现,要停止活动,并请医生检查。

(8)要安慰患者安心养病,鼓励患者战胜残疾的信心。

(9)盖被时,足下要放一软枕,使得关节保持 90°,不要用被压足部,防止造成足下垂。

(10)患者的体位一般为侧卧、仰卧位,如果骶尾骨部有压疮,也可俯卧位。当然,患者病情稳定后也采用坐位。任何体位的变换,必须经医生护士指导过遵照执行。一般说头颈、胸、腰部不应有扭动,各种体位均应有软垫支持,并且保护骨突出部,应使姿势稳定。

(五)脊髓损伤的康复的预后

脊髓损伤康复的效果在医学上称之为"康复目标"。这个目标可因不同损伤平面所造成的残疾程度不同而有所不同。颈损伤所造成的四肢瘫康复效果比胸腰段损伤所造成的效果要差。

一般情况下,C_4 损伤的患者,基本生活要靠别人辅助,但可依靠自助具吃饭,可以靠头部控制长靠背电动轮椅。

C_5 损伤的患者,桌上的动作可自理,其他仍需别人辅助,可使用长靠背手动轮椅。

C_6 损伤的患者,日常生活动作可大部分自行完成,可水平移动,可推动手动轮椅。

C_7 损伤的患者,日常生活动作可自理,可翻身起坐,可支撑起身体做转移动作。使用手动轮椅自如。

C_8、T_1 损伤的患者,可使用长下肢支具及双拐小范围步行。

T_1、T_2 损伤的患者完全不需要别人辅助,其他情况比 T_1 更好,与 T_{11} 情况基本相似。

T_{12} 损伤的患者躯干平衡好,用长支具、双拐可步行、上下楼梯。

L_1 损伤的患者基本同 T_{12},但骨盆可上提。

L_2 损伤的患者可用支具完成实用性步行。

L_4、S_1损伤的患者可用短下肢支具步行。

至于训练多长时间才可达到上述目标,如果在康复专科医院,颈部损伤约需要8～12个月,胸腰段约需4～6个月。当然达到上述目标,也可在医生指导下在社区或家中完成,时间也相对长一些。一般情况下,年轻体力好的训练时间相对短,年老体弱患者训练时间相对延长。除体能训练外,尚需花一定费用来配备支具和轮椅,否则很难达到上述目标[14]。

有人问脊髓损伤康复需要多少时间,我们的回答是必须长期进行。脊髓损伤的康复不是单纯、单项的治疗,它是运用综合手段进行功能替代、功能补偿的过程,需要长期进行。具体说是因为以下几种原因。

(1) 某些功能经过一个时期的训练,得到了恢复,得到了补偿。但随着年龄的增长或体质的变化,机体免疫力的下降,一些器官的老化,又会出现新的障碍,或是恢复的功能又有减退,因此又要进行新的训练或治疗。例如,上肢经过训练,臂力增强了,有了代偿作用,但年龄增大后会出现肌肉劳损、退行性病变,或发生肩周炎、腱鞘炎等症,影响了上肢的功能,因此又要进行新的治疗和训练。

(2) 由于脊髓神经损伤的根本原因没有解决,并发症始终会发生,患者要终身小心预防。并发症治好后,仍会有可能再发生。许多患者一生就是在与并发症做斗争,发生→治愈→再发生→再治愈→再预防……并发症发生在初期要积极治疗,做到早期控制。如果发展到后期,治疗就较为困难。

(3) 辅助器具往往要终身使用,对辅助器具也要经常地维修、调换、更新。而先进的辅助器具又会不断出现,患者又要接受使用、更换。

(4) 脊髓损伤康复是一项新的课题,特别是在我国这方面的研究还刚刚开始,医生在这方面经验还不够丰富,许多项目还在研究、探索,经验在不断积累。一些新的治疗和康复方法不断被发现,因而患者还要接受新的治疗和训练。

(5) 患者本人对自己疾病及康复也有一个认识过程。许多人经过多次尝试,反复摸索,才能掌握、积累训练经验、代偿方法以及并发症防治措施。一些截瘫10年、20年的患者和家属,都有丰富的康复经验,时间越长,经验越丰富。

鉴于以上分析,脊髓损伤康复必须长期坚持,对此患者和家属要有充分的认识,进行持久的努力。坚持下去,必有成效,时间越长,成效越大。有些患者训练了一个时期,看到效果不大,或是感到太辛苦,结果放弃了训练,是很可惜的[15,16]。

第十节　高压氧治疗

高压氧的治疗作用一般在脊髓损伤的早期,随着时间的推移其疗效逐渐变弱,只要患者生命体征平稳且无意识障碍,一般建议脊髓损伤后越早介入越好,疗程在60次左右,一般为每天一次,如病情逐渐减轻可继续治疗,如连续 30～60 次效果不明显,不建议继续进行治疗,尽管长期的高压氧治疗未见明确的风险。因为高压氧并不能促进神经细胞的再生,而是保护并挽救那些缺血缺氧而濒临死亡的细胞,通过挽救这些受损的细胞而尽量保存受损细胞的功能,因此只有不完全性脊髓损伤的患者疗效显著,而完全性损伤的患者疗效则较差。因此,要把高压氧与手术治疗、药物治疗、康复治疗等其他有效治疗结合起来,才能获得更好的疗效。但其他的治疗(神经营养药和促神经生长药等)和康复措施(电疗、针灸等)如果较长时间(3～6 个月)没见明显效果也不建议继续治疗,毕竟神经的恢复生长是当前世界性难题。

注意事项:

第一,注意高压氧治疗前患者的心理调节。脊髓损伤患者在第一次进行高压氧治疗的时候可能会对此治疗方法抱有怀疑的态度,所以要事先使其做好心理准备,解除患者的紧张情绪,使患者更加好的配合治疗。另外,高压氧治疗的时候有一些不良反应,如氧气中毒而引起咳嗽、头晕等,中耳气压伤而引起的耳鸣、恶心等,这些都应该在治疗前知会患者。

第二,注意高压氧治疗前的相关准备工作。在进行高压氧治疗前,患者必须进行详细的身体检查,排除在脊髓损伤时对胸部也造成损伤,出现气胸,影响治疗,同时高血压、感冒发烧的患者也是不适宜高压氧治疗的。还有医生在进行治疗前要教会患者使用高压氧舱里面的开关,同时告知相关的注意事项。

第三,高压氧治疗。治疗前把患者安全移至高压氧舱里面,注意要正确搬运移动脊髓损伤患者,避免引起脊髓的二次损伤。治疗时候的压力是 1 500～1 875 mmHg,面罩吸氧,先吸氧 20 min,再休息 10 min,然后再吸氧 20 min。治疗的患者是每日 1 次,10 次为 1 个疗程,医生根据患者的实际情况可进行多个疗程的治疗[3,17,18]。

最后,现今在临床上对脊髓损伤术后的治疗常用的是高压氧治疗,这是一种有效并且安全的方法,它能够取得良好的治疗效果,显著的改善患者的生活质量,因此患者要重视自身的疾病,积极地进行治疗。

参考文献

[1] Harvey L A. Physiotherapy rehabilitation for people with spinal cord injuries[J]. J Physiother, 2016,62(1): 4 - 11.

[2] Evans N, Wingo B, Sasso E, et al. Exercise recommendations and considerations for persons with spinal cord injury[J]. Arch Phys Med Rehabil, 2015,96(9): 1749 - 1750.

[3] 侯春林,范肇鹏. 脊髓损伤康复指南[M]. 上海:上海科学技术出版社,2006.

[4] 王鑫钰,陶蕾,崔镇海,等. 骨科康复护理在脊柱脊髓损伤术后的应用[J]. 长春中医药大学学报, 2017(01): 130 - 132.

[5] Krause J S, Edles P A. Injury perceptions, hope for recovery, and psychological status after spinal cord injury[J]. Rehabil Psychol, 2014,59(2): 176 - 182.

[6] 李娜,翁迪华,何新荣. 脊髓损伤患者的术后康复护理效果[J]. 吉林医学,2015(03): 561 - 562.

［7］ 张凯,贾水淼,王明君,等.脊髓损伤患者的术后康复[J].中医正骨,2008,20(6)：35-36.

［8］ 南登昆.实用康复医学[M].北京：人民卫生出版社,2009.

［9］ Cardenas D D, Dalal K. Spinal cord injury rehabilitation[J]. Phys Med Rehabil Clin N Am, 2014,25(3)：105-106.

［10］ 李丽.康复治疗对脊髓损伤患者术后疗效的影响[J].中华物理医学与康复杂志,2004,26(4)：225-226.DOI：10.3760/j：issn：0254-1424.2004.04.025.

［11］ Sandrow-Feinberg H R, Houle J D. Exercise after spinal cord injury as an agent for neuroprotection, regeneration and rehabilitation[J]. Brain Res, 2015,1619：12-21.

［13］ Hou J, Nelson R, Nissim N, et al. Effect of combined treadmill training and magnetic stimulation on spasticity and gait impairments after cervical spinal cord injury[J]. J Neurotrauma, 2014,31 (12)：1088-1106.

［14］ Wirz M, Dietz V. Recovery of sensorimotor function and activities of daily living after cervical spinal cord injury：the influence of age[J]. J Neurotrauma, 2015,32(3)：194-199.

［15］ 张丽华,李丽,樊帆,等.创伤性脊髓损伤患者术后肢体功能康复训练方案的构建与应用[J].解放军护理杂志,2013(15)：40-42.

［16］ Lu X, Battistuzzo C R, Zoghi M, et al. Effects of training on upper limb function after cervical spinal cord injury：a systematic review[J]. Clin Rehabil, 2015,29(1)：3-13.

［17］ 孙文志,鲁世保.高压氧治疗脊髓损伤机制的研究进展[J].中国脊柱脊髓杂志 2014,24(12)：1116-1119.

［18］ 刘明,孙永明,苏朋,等.高压氧综合治疗脊髓损伤的疗效分析[J].中国现代医学杂志,2011,21 (36)：4568-4570.